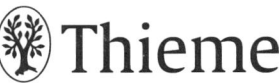

Praxisbuch Wirbelsäulenschmerz

Herausgegeben von

Joachim Meyer-Holz
Arne Ernst

Mit Beiträgen von

Volker Brüggemann
Wolfram Cramer
Frederik Deemter
Arne Ernst
Ina Hamann
Kai U. Hopp
Simon Hutter
Kerstin Jansen
Joachim Meyer-Holz
Mathias Niedhammer
Edgar Weller
Jan Wolters

70 Abbildungen
17 Tabellen

Georg Thieme Verlag
Stuttgart · New York

Bibliographische Information
Der Deutschen Bibliothek

Die Deutsche Bibliothek verzeichnet
diese Publikation in der Deutschen
Nationalbibliographie;
detaillierte bibliographische Daten
sind im Internet über
http://dnb.ddb.de abrufbar.

Aktuelle Informationen finden Sie unter
http://www.thieme.de/detailseiten/
3131292113.html

© 2006 Georg Thieme Verlag KG
Rüdigerstraße 14
D-70469 Stuttgart
Telefon: + 49/(0)711/8931-0
Unsere Homepage: http://www.thieme.de

Printed in Germany

Zeichnungen: Joachim Hormann, Stuttgart
Fotos auf S. 12, 17, 19, 21, 66 f, 76 f, 79 ff:
   Thomas Fels, Oldenburg
Umschlaggestaltung: Thieme Verlagsgruppe
Umschlaggrafik: Martina Berge, Erbach
Satz: Sommer Druck, 91555 Feuchtwangen
   gesetzt in 3B2
Druck: Druckhaus Götz, Ludwigsburg

ISBN 3-13-129211-3   1 2 3 4 5 6

Wichtiger Hinweis: Wie jede Wissenschaft ist
die Medizin ständigen Entwicklungen unter-
worfen. Forschung und klinische Erfahrung er-
weitern unsere Erkenntnisse, insbesondere
was Behandlung und medikamentöse Therapie
anbelangt. Soweit in diesem Werk eine Dosierung oder eine Applikation erwähnt wird, darf
der Leser zwar darauf vertrauen, dass Autoren,
Herausgeber und Verlag große Sorgfalt darauf
verwandt haben, dass diese Angabe **dem Wis-
sensstand bei Fertigstellung des Werkes** entspricht.

Für Angaben über Dosierungsanweisungen
und Applikationsformen kann vom Verlag jedoch keine Gewähr übernommen werden.
Jeder Benutzer ist angehalten, durch sorgfältige Prüfung der Beipackzettel der verwendeten Präparate und gegebenenfalls nach Konsultation eines Spezialisten festzustellen, ob die
dort gegebene Empfehlung für Dosierungen
oder die Beachtung von Kontraindikationen gegenüber der Angabe in diesem Buch abweicht.
Eine solche Prüfung ist besonders wichtig bei
selten verwendeten Präparaten oder solchen,
die neu auf den Markt gebracht worden sind.
**Jede Dosierung oder Applikation erfolgt auf
eigene Gefahr des Benutzers.** Autoren und
Verlag appellieren an jeden Benutzer, ihm etwa
auffallende Ungenauigkeiten dem Verlag mitzuteilen.

Vorwort

Das vorliegende Buch wendet sich an alle, die mit der Behandlung vertebragener Funktionsstörungen und Schmerzen zu tun haben. Es entstand aus der interdisziplinären Zusammenarbeit und soll eine leicht zu handhabende Hilfe für die tägliche Arbeit sein.

Wir empfehlen eine systematische Diagnostik und bevorzugen wissenschaftlich vertretbare Therapieverfahren. Dabei spielen Physiotherapie und manuelle Medizin eine wichtige Rolle, ebenso die interventionellen Maßnahmen und die orthopädietechnische Versorgung. Alle Themen wurden von erfahrenen Berufspraktikern bearbeitet. Aus der Fülle der Literatur haben wir einen Handapparat zusammengestellt, in dem sich auf die meisten Fragen aus der Praxis eine Antwort finden lässt.

Die Gestaltung des Kapitels über die Krankheitsbilder orientiert sich der Übersicht halber an den Fragen:

- Was ist es?
- Wie stellt man es fest?
- Wie wird es behandelt?

Allerdings wollten wir nicht nur ein „Kochbuch" schreiben, sondern wir möchten einen vernünftigen Einstieg in die jeweilige Problematik bieten und die Leser anregen, sich vertiefend damit zu befassen.

In diesem kleinen Buch steckt viel Arbeit. Wir danken allen sehr herzlich, die uns dabei geholfen haben. Für Kritik und Anregungen sind wir stets offen.

Herbst 2005   Joachim Meyer-Holz
      Arne Ernst

Anschriften

Brüggemann, Volker
Stau 29
26122 Oldenburg

Cramer, Wolfram, Dr. med.
Friederikenstift
Neurochirurgische Klinik
Humboldtstr. 5
30169 Hannover

Deemter, Frederik
Physionetzwerk – Rückentriathlon
Barjenbruch 3
27243 Harpstedt

Ernst, Arne, Prof. Dr. med.
Unfallkrankenhaus Berlin
HNO-Klinik
Warener Str. 7
12683 Berlin

Hamann, Ina
Karl-Marx-Str. 14
15378 Hennickendorf

Hopp, Kai U., Prof. Dr. jur. Dipl.-Kfm.
Wandscher & Partner
Rechtsanwälte und Notare
Ammerländer Heerstr. 231
26129 Oldenburg

Hutter, Simon
Lange Str. 18
26160 Bad Zwischenahn

Jansen, Kerstin
Wandscher & Partner
Rechtsanwälte und Notare
Ammerländer Heerstr. 231
26129 Oldenburg

Meyer-Holz, Joachim,
Prof. Dr. phil. Dr. med.
Staulinie 18
26122 Oldenburg

Niedhammer, Mathias, Dr. med.
Stau 1
26122 Oldenburg

Weller, Edgar, Dr. med.
Wurzener Str. 4
01127 Dresden

Wolters, Jan,
Scheunebergstr. 18
27749 Delmenhorst

Inhaltsverzeichnis

1 Diagnostik

1.1 Ohne Diagnose keine Therapie

Joachim Meyer-Holz

Begriffe wie „HWS-Syndrom" oder „LWS-Syndrom" werden häufig verwendet, um vertebragene Krankheitsbilder zu bezeichnen. Gleichwohl kann man wenig damit anfangen, denn sie sagen über den medizinischen Sachverhalt nichts aus. In der täglichen Arbeit wird über den Begriff der Diagnose kaum nachgedacht. Selbst Sackett et al. (2000), die Protagonisten der evidenzbasierten Medizin, befassen sich in ihrem berühmten Buch „Evidence-based Medicin, How to Practice and Teach EBM" lediglich mit diagnostischen Tests, nicht mit der Diagnose selbst. Eine Definition des Begriffs „Diagnose" könnte beispielsweise lauten: „Die medizinische Diagnose bezeichnet einen regelwidrigen Körper- oder Geisteszustand, der als Krankheit angesehen wird. Sie ist die Bezeichnung dessen, woran der Patient nach Ansicht des Untersuchers leidet" (Meyer-Holz 2004).

Das Problem der Begrifflichkeit stellt sich auf mehreren Ebenen: Die Diagnose ermöglicht es, das Krankheitsgeschehen systematisch einzuordnen, um eine rationelle Therapie planen und eine begründete Prognose stellen zu können. Das gelingt immer dann unvollständig, wenn die begriffliche Abstraktion den konkreten Sachverhalt nicht widerspiegelt. Hier muss kritisch angemerkt werden, dass die individuelle Situation des Hilfe suchenden Patienten auch deshalb oft mangelhaft abgebildet wird, weil die in der klinischen Medizin üblichen Diagnosen vorzugsweise Schäden an anatomischen Strukturen oder organische Dysfunktionen bezeichnen. In das therapeutische Handeln müssen jedoch alle Belange des Patienten einbezogen werden, auch wenn sie von einer solchen Diagnose nicht erfasst sind. Das geschieht meistens intuitiv. Wieland meint in seiner philosophischen Auseinandersetzung mit dem Begriff Diagnose sogar, „dass im Alltag des Allgemeinpraktikers die vollständige, lege artis gestellte Diagnose die große Ausnahme darstellt; gerade die erfolgreiche Arbeit des Praktikers spielt sich auf einer Ebene ab, auf der die herkömmlichen Diagnosebegriffe kaum anwendbar sind" (Wieland 1975).

Die Schwierigkeit, Diagnosen in Behandlungen umzusetzen, hat in der Physiotherapie zur Entwicklung eines neuen Denkmodells (Hüter-Becker 2002) geführt („Alltagsfunktion ist unser höchstes Ziel"), das sich an der ICF (International Classification of Functioning, Disability and Health) orientiert. Dieses 2002 von der Weltgesundheitsorganisation (WHO) implementierte Diagnosesystem (Tab. 1.1) berücksichtigt die Körperstrukturen, die Körperfunktionen, die Aktivitäten und die Partizipation des Patienten ebenso wie persönliche Faktoren und Umweltfaktoren, die seine Situation beeinflussen.

Tabelle 1.1 ICF-Systematik

	Teil 1: Funktionsfähigkeit und Behinderung		Teil 2: Kontextfaktoren	
Komponenten	Körperfunktionen, Körperstrukturen	Aktivitäten und Partizipation (Teilhabe)	Umweltfaktoren	personbezogene Faktoren
Domänen	Körperfunktionen, Körperstrukturen	Lebensbereiche (Aufgaben, Handlungen)	äußere Einflüsse auf Funktionsfähigkeit und Behinderung	innere Einflüsse auf Funktionsfähigkeit und Behinderung
Konstrukte	Veränderung in Körperfunktionen (physiologisch) Veränderung in Körperstrukturen (anatomisch)	Leistungsfähigkeit (Durchführung von Aufgaben in einer standardisierten Umwelt) Leistung (Durchführung von Aufgaben in der gegenwärtigen, tatsächlichen Umwelt)	fördernde oder beeinträchtigende Einflüsse von Merkmalen der materiellen, sozialen und einstellungsbezogenen Welt	Einflüsse von Merkmalen der Person
Positiver Aspekt	funktionale und strukturelle Integrität	Aktivitäten Partizipation (Teilhabe)	positiv wirkende Faktoren	nicht anwendbar
	Funktionsfähigkeit			
Negativer Aspekt	Schädigung	Beeinträchtigung der Aktivität Beeinträchtigung der Partizipation (Teilhabe)	negativ wirkende Faktoren (Barrieren, Hindernisse)	nicht anwendbar
	Behinderung			

Mit der ICF wird eine für deutsche Verhältnisse neue Sichtweise eingeführt: Der Patient wird in seiner tatsächlichen Lebenssituation betrachtet. Das ist bisher nicht so, wie sich an zwei Beispielen zeigen lässt:

Fallbeispiel

Einer langjährig an Sklerodermie erkrankten Patientin wurde von der Krankenkasse die Fußpflege nicht als medizinische Maßnahme genehmigt, obwohl sie mit ihren veränderten Fingern keine Schere betätigen kann und wegen der Bewegungseinschränkung ihrer Wirbelsäule nicht an die Füße herankommt.
Im Schwerbehindertenrecht kommt es für die Feststellung einer Gehbehinderung „nicht auf die konkreten örtlichen Verhältnisse des Einzelfalles an" (Anhaltspunkte 2004: 137).

Diagnosen sind unverzichtbare Hilfsmittel der Kommunikation. An erster Stelle will der Patient wissen, worunter er leidet. Die vom Arzt mitgeteilte Diagnose liefert ihm eine Begründung für seine Beschwerden und muss auch eine prognostische Einschätzung ermöglichen. Es nützt nichts, dem Patienten eine Leerformel als Diagnose mitzuteilen. Das hilft ihm nicht, sondern es verunsichert ihn:

 Die Diagnose „Bandscheibenvorfall L5/S1" kann den Patienten erheblich ängstigen, obwohl sie medizinisch nichtssagend ist.

Der Patient sollte erfahren, was sich in seinem Körper abspielt und was das für ihn bedeutet. Es kommt darauf an, den jeweiligen Sachverhalt laienverständlich so zu erklären, dass der Patient seine Situation einschätzen und möglichst frei von Furcht damit umgehen kann.

Diagnosen dienen ebenso der Kommunikation unter Fachleuten. Dabei können gravierende Fehler auftreten, wenn keine Einigkeit über den Bedeutungsinhalt von Begriffen und über die Art, wie sie kommuniziert werden, herrscht. Auch dazu ein Beispiel:

Fallbeispiel

Eine Krankengymnastin kam mit ihrem Säugling in die orthopädische Sprechstunde und war besorgt, das Kind könne eine Störung der motorischen Entwicklung aufgrund einer hochzervikalen Blockierung haben. Nach ihren Beobachtungen gefragt gab sie an: „Er ist oben herum so fest."

Die Kommunikation muss allgemein akzeptierten Regeln folgen und es müssen Begriffe benutzt werden, deren Bedeutung zumindest unter den an einem Fall Beteiligten klar definiert ist. Das kann schwierig werden, wenn man über

Sachverhalte spricht, die noch nicht ausreichend geklärt und deshalb auch noch nicht allgemein verbindlich beschrieben sind. Es sollten dann nicht unter der Annahme, es herrsche Übereinstimmung, Umschreibungen benutzt werden, deren Bedeutungsinhalt erst erschlossen werden muss. Nur eine klare Sprache übermittelt eine Botschaft, die nicht missverstanden werden kann. Wenn man Physiotherapie verordnet, sollte die Diagnose also nicht „Bandscheibenvorfall L5/S1" lauten, sondern auf dem Verordnungsblatt könnte stehen: „Sensible Nervenwurzelreizung S1 li. bei Bandscheibenvorfall L5/S1 links, kernspintomografisch mit Wurzelkontakt."

Ein weiterer Aspekt soll nur kurz aufgegriffen werden: Der diagnostische Prozess läuft nach bestimmten, zwischen den Teilnehmern vereinbarten Regeln ab, er ist in unterschiedlichen Kulturen verschieden organisiert (Levi-Strauss 1973). Zur Beschreibung seiner Voraussetzungen und zur Bewertung seiner Ergebnisse werden Paradigmata verwendet, die aus ihrem soziokulturellen Kontext heraus verstanden werden müssen. Dieser kann auch innerhalb einer Gesellschaft gruppenspezifisch und schichtspezifisch sehr verschieden sein. Daraus erwächst mehr als nur ein Kommunikationsproblem. Für ausschließlich naturwissenschaftlich ausgebildete Ärzte ist schwer zu verstehen, warum sich viele Patienten zu paramedizinischen Systemen hinwenden, die abwegige Erklärungsmuster für Gesundheit und Krankheit liefern. Dabei wird es immer dann zu Konflikten kommen, wenn der Patient eine ihm vorgeschlagene wissenschaftlich begründete Therapie ablehnt, weil der Heilkundige seines Vertrauens ein anderes Verhalten von ihm verlangt. Hier kommt es darauf an, die persönliche Freiheit des Patienten zu respektieren und ihm dennoch verständlich darzulegen, warum er sich auf einem Irrweg befindet. Wenn er diesen weiter verfolgen möchte, ist das seine von ihm selber zu verantwortende freie Entscheidung. Ein besonderes ethisches und auch juristisches Problem entsteht immer dann, wenn Eltern vernunftwidrige Entscheidungen zu Lasten eines Kindes treffen.

1.2 Anamnese, Verlaufsbeurteilung und Reevaluation

Joachim Meyer-Holz

Der diagnostische Prozess beginnt schon vor der Anamnese und endet erst mit dem Abschluss der Behandlung. Während des ganzen Prozesses sollte das jeweils erreichte Ergebnis dem Prinzip des wissenschaftlichen Zweifels unterliegen. Eine Diagnose ist nicht mehr, aber auch nicht weniger als ein theoretisches Konstrukt, aus dem wir die Begründung für unser therapeutisches Handeln herleiten.

Die erste Begegnung mit dem Patienten prägt das Bild, das wir uns von ihm machen, ganz wesentlich. Durch seine Körperhaltung, Gestik, Mimik, Kleidung und die einleitenden spontanen Äußerungen stellt der Patient sich selbst dar, und nur vor diesem Hintergrund können die Informationen bewertet werden, die man im Anamnesegespräch abfragt. Gute standardisierte Assessment-Instrumente sind Gold wert, wenn es um die Dokumentation und Evaluation eines Behandlungsverlaufes geht. Der persönliche Einsatz wird durch sie nicht überflüssig.

Viele Diagnosen können schon aus einer gut erhobenen Anamnese gestellt werden, wenn man pathogenetische Gesetzmäßigkeiten wie Altersverteilung, typisches Beschwerdebild und den charakteristischen Verlauf von Krankheiten beachtet. Auch unter den engen Zeitvorgaben der Praxis sollte das Anamnesegespräch so geführt werden, dass der Patient alles mitteilen kann, was ihm bezüglich seiner Erkrankung wichtig erscheint. Um die körperliche Untersuchung vorzubereiten, wird es strukturiert durch die Fragen:

- Wo sitzt der Schmerz, von wo geht er aus, wo zieht er hin?
- Welchen Charakter hat der Schmerz? Bestehen Empfindungsstörungen?
- Welche Funktionen sind gestört? Darunter sind nicht nur Bewegungsstörungen zu verstehen, sondern z. B. auch nächtliches Erwachen wegen Kreuzschmerzen.
- Unter welchen Umständen ist der Schmerz aufgetreten, wie lange besteht er schon, hat er sich verändert? Kann man ihn provozieren?
- Gibt es Ergebnisse irgend einer Vordiagnostik, auf die man zurückgreifen kann?
- Welche (Selbst-)Behandlungsmaßnahmen sind schon erfolgt und welche Wirkung hatten sie?

Die Alltagserfahrung zeigt, dass längst nicht jede Therapie zu dem gewünschten Ergebnis führt, obwohl eine gut abgesicherte Diagnose gestellt wurde und man sich für eine wissenschaftlich vertretbare Therapie entschieden hat. Das kann mehrere Gründe haben:

- Die Patienten-Compliance war mangelhaft.
- Die Therapie wurde handwerklich nicht gut durchgeführt.
- Das Therapieprinzip war richtig, aber es wurden zu seiner Umsetzung weniger geeignete Verfahren gewählt.
- Die Therapie passte nicht zur Diagnose.
- Die Diagnose war falsch.

Die möglichen Gründe für das Therapieversagen sind in der Reihenfolge aufgeführt, wie sie erfahrungsgemäß verdachtsweise genannt werden. An die Möglichkeit, eine Fehldiagnose gestellt zu haben, denkt man wohl meistens zuletzt.

Waddell (2004) weist darauf hin, dass es die Basics sind, an deren Nichtbeachtung manche Therapien scheitern. In der Praxis heißt das:

- Wenn die Diagnose stimmt, muss die Erkrankung ihren typischen Verlauf nehmen.
- Sie muss auf eine geeignete Therapie ansprechen.
- Die Wirkung der Therapie muss in angemessener Zeit sichtbar werden.

Daraus folgt die Verpflichtung, den Behandlungsverlauf zu überwachen, um an bestimmten Punkten inne zu halten und darüber nachzudenken, ob der beobachtete Verlauf mit dem übereinstimmt, der bei vernünftiger Einschätzung der Lage zu erwarten wäre. Ist das nicht der Fall, hat es keinen Sinn, die Therapie fortzusetzen und zu hoffen, der Erfolg werde noch eintreten. Stattdessen muss systematisch geprüft werden, welcher der oben genannten Gründe dafür verantwortlich ist, dass die Therapie nicht hilft.

Dabei kann es sinnvoll sein, den ganzen Fall noch einmal neu aufzurollen und die Qualität der Diagnostik zu überprüfen. Wenn man zu keinem abweichenden Ergebnis kommt, ist eine externe Überprüfung durch Einholen einer zweiten Meinung notwendig. Das Ergebnis kann zu einer Neuausrichtung der Therapie führen (s. folgendes Fallbeispiel).

> **Fallbeispiel**
>
> Ein 15-jähriger schlanker Junge klagt über Knieschmerzen rechts mehr als links, die seit längerer Zeit sowohl bei als auch nach sportlicher Belastung auftreten. Der Lokalbefund bietet einen unspezifischen peripatellaren Schmerz und ein positives Zohlen-Zeichen. Die Röntgenbilder und das MRT des rechten Kniegelenkes zeigen einen flachen osteochondrotischen Herd in der Patellarückfläche nahe dem distalen Patellapol. Es werden die Diagnosen „Chondropathia patellae", „Osteochondrosis dissecans" und „Osteopathia patellae Larsen-Johansen" diskutiert. Der Junge bekommt Sportverbot, muss eine Kniebandage tragen und soll Krankengymnastik durchführen.
>
> Bei der externen Reevaluierung wird zunächst bemängelt, dass nur lokal die Knie untersucht wurden. Weiterhin zeigt sich, dass der Röntgenbefund weder mit der Diagnose einer Osteopathia patellae Larsen-Johanson noch mit einer Osteochondrosis dissecans vereinbar ist. Es verwundert, warum bei diesen relativ schwer wiegenden Diagnosen nur ein Knie geröntgt wurde, obwohl beide schmerzhaft sind. Die nicht auf den Lokalbefund begrenzte klinische Untersuchung zeigt eine erhebliche muskuläre Dysbalance mit Bewegungseinschränkung der Lendenwirbelsäule und der Hüften. Die ventrale Oberschenkelmuskulatur ist unphysiologisch verstärkt tonisiert. Es handelt sich eher um eine Funktionsstörung der Becken-Bein-Muskulatur, die zu den Kniebeschwerden führt, wobei das Knie als Erfolgsorgan und nicht als Verursacher der Schmerzen zu betrachten ist. Angemessen ist weitere Diagnostik des Lenden-Becken-Hüftgürtels und der Beine, die zu einer Änderung der Therapie führen wird.

1.3 Klinische Untersuchung

Joachim Meyer-Holz

Voraussetzungen

Die Untersuchung muss unter Sprechstundenbedingungen schnell und sicher zu reproduzierbaren Ergebnissen führen und dabei alle wesentlichen Aspekte erfassen. Die wichtigsten organisatorischen, räumlichen und apparativen Voraussetzungen sind:

- ein gleichbleibender, zielgerichtet strukturierter Ablauf der Untersuchung;
- ein möglichst großes Untersuchungszimmer, in dem der Patient in Schuhen wie auch barfüßig hin und her gehen kann, um Schrittlänge und Schrittabwicklung zu beurteilen;
- eine von allen Seiten frei zugängliche Untersuchungsliege, deren Kopfteil einen Gesichtsausschnitt haben soll, damit die Wirbelsäule in entspannter Bauchlage untersucht werden kann, ohne dass der Patient den Kopf zur Seite drehen muss;
- eine höhenverstellbare Liege erleichtert die Durchführung von Verkürzungstests der am Becken ansetzenden Muskulatur;
- Unterlegbrettchen von 0,5 cm, 1 cm, 2 cm und 3 cm Dicke dienen zum Ausmessen einer Beinlängendifferenz am stehenden Patienten.

Außer einem Reflexhammer mit Nadel und Bürste, einem Winkelmesser und einem Maßband werden keine weiteren technischen Hilfsmittel benötigt. Wenn man einen Zweiwaagentest durchführen will, um sich über eine nichtseitengleiche Belastung des Beckens und der Beine zu orientieren, reichen dafür zwei einfache Personenwaagen

Klinische Untersuchung in 10 Schritten

Schritt 1: Gangbild

Man beobachtet zunächst das Bewegungsverhalten des Patienten, insbesondere wird das Gangbild analysiert (Abb. 1.1). Schmerzbedingte Schonhaltungen der Wirbelsäule fallen meistens sofort auf; aus dem Gangbild ergeben sich wichtige Hinweise auf koordinative Störungen oder auf Dysfunktionen großer Gelenke. Auffällig sind in erster Linie:

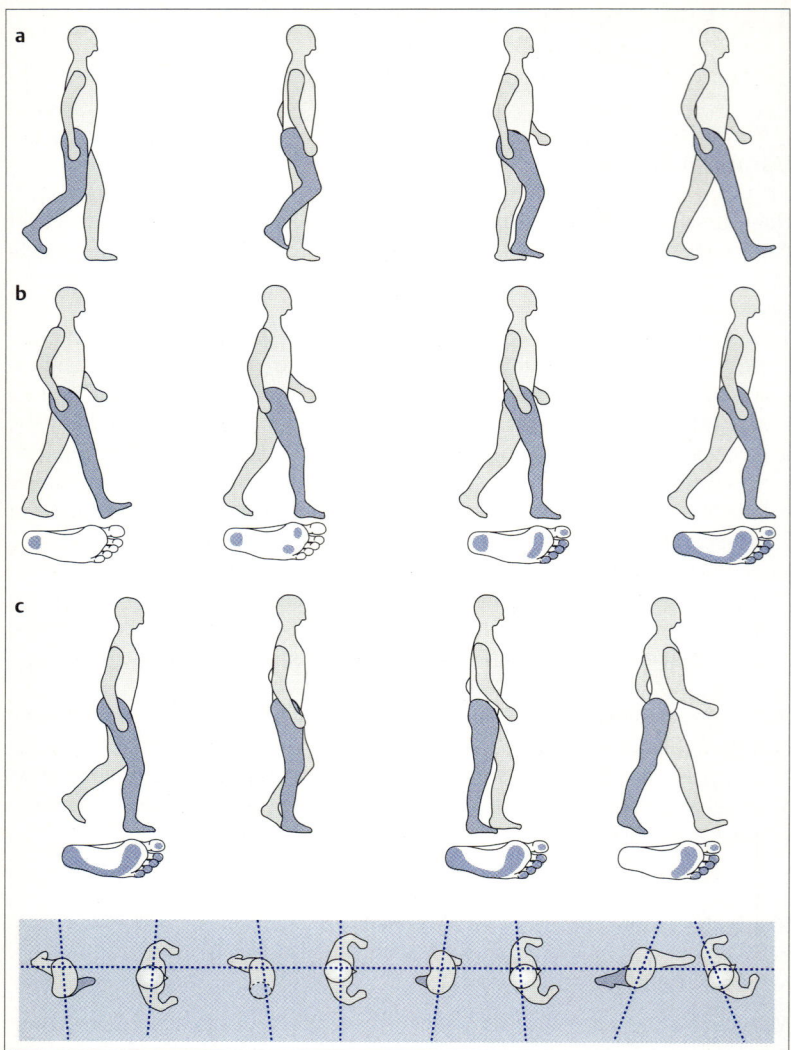

Abb. 1.**1a – c** Gangbild nach Rauber u. Kopsch. **a** Schwungphase des rechten Beines (Schwungbein blau), monopodale Abstützphase auf der Gegenseite durch das linke Bein. **b** Bipodale Abstützphase. Links im Bild Aufsetzen der Ferse des Schwungbeins, rechts im Bild voller Sohlenkontakt. **c** Monopodale Standphase des rechten Beines. Am Ende der Phase: Abstoßen des Vorfußes auf der Standbeinseite und Aufsetzen der Ferse der Gegenseite.

- Steifhaltung des Rumpfes und mangelndes Mitschwingen der Arme bei schmerzhaften Wirbelsäulenerkrankungen;
- kleinschrittiger Gang bei Koxarthrose;
- nichtseitengleiche Schrittlänge bei einseitiger Bewegungseinschränkung von Hüfte oder Knie oder bei mangelnder Abrollung eines Fußes („unrunder Gang");
- Verkürzungshinken bei nicht ausgeglichener anatomischer Beinlängendifferenz;
- Trendelenburg-Hinken mit Absinken des Beckens zur nichtbelasteten Seite bei Insuffizienz der Glutäalmuskulatur auf der Seite des belasteten Beins;
- Schonhinken zur Schmerzvermeidung;
- typische Gangstörungen bei Lähmungen, z. B. Steppergang bei Peronäusparese.

In diesem Zusammenhang werden eventuell benutzte orthopädische Hilfsmittel – Gehhilfen, Bandagen, Einlagen, Schuhzurichtungen – überprüft (Abb. 1.2). Auch ein kurzer Blick auf die Schuhe ist aufschlussreich: Der Abrieb der Laufsohle gibt Auskunft über ungleiche Belastungsmuster beim Gehen; auf der Innensohle zeigen die Verteilung der Schweißspuren und die abgescheuerte Stelle unter der Ferse den Zustand des Quergewölbes und (im Seitenvergleich) die Rückfußbelastung an. Auch an Einlagen ist das Belastungsmuster gut zu erkennen. Bewegungs- und Belastungsasymmetrien der unteren Extremitäten können über die jeweiligen Muskelketten zu Schmerzen im Beckengürtel und zu Wirbelsäulenbeschwerden führen.

Bei der Beurteilung des Stehens und Gehens sollte man berücksichtigen, dass es eine völlige Symmetrie nicht gibt. Jeder Mensch ist auf seine Weise etwas asymmetrisch, auch in seinen rhythmischen Bewegungen. Dies ist so charakteristisch, dass man vertraute Personen am Gang erkennt. Nur Abweichungen im Bereich des offensichtlichen Missverhältnisses sind pathologisch.

Schritt 2: Inspektion des Rumpfes

Zur Untersuchung von Statik und Funktion der Wirbelsäule steht der bis auf die Unterhose entkleidete Patient barfüßig in lockerer Körperhaltung frei im Raum. Man betrachtet ihn zunächst von allen Seiten und orientiert sich über Körperbautyp, Proportionen und Extremitätenfehlstellungen. Dabei dürfen typische Hinweise auf innere Krankheiten – z. B. Leber-Haut-Zeichen – nicht übersehen werden.

◄ Gegenläufige Bewegungen von Becken und Schulter (aus: Rauber A, Kopsch F. Anatomie des Menschen. Bd. 1. 3. Aufl. Stuttgart: Thieme; 2003: 647).

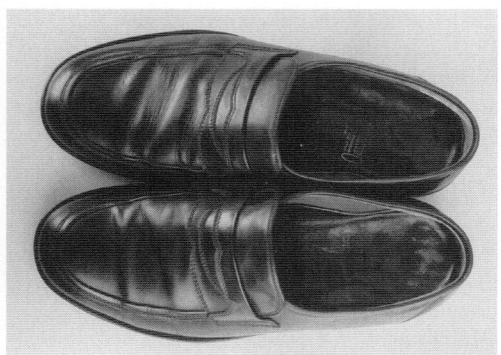

Abb. 1.**2a –c**
a –b Vermehrte Rückfußbelastung links.
c Vermehrte Vorfuß-
belastung rechts.

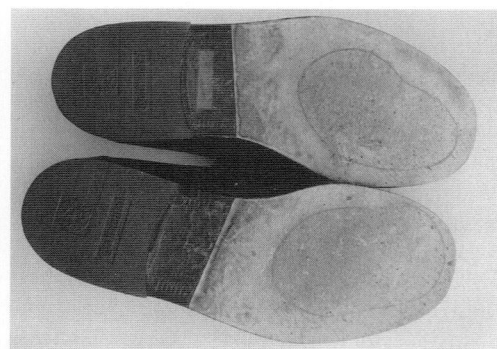

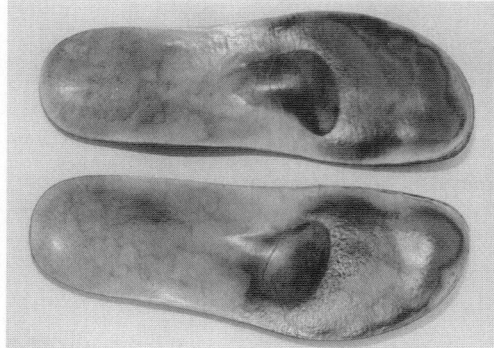

Anschließend wird der Wirbelsäulenverlauf in der Ansicht von hinten und von seitlich beurteilt:

- Von hinten gesehen soll die Wirbelsäule bei Beckengeradstand und Schultergleichstand annähernd gerade aufgebaut sein. Bei Menschen in der zweiten Lebenshälfte, insbesondere bei körperlich Arbeitenden, hängt die Schulterkulisse etwas zur Seite der Arbeitshand und der Schultergürtel kann gegenüber dem Becken etwas torquiert sein.
- In Seitsicht achtet man auf den Verlauf der physiologischen Schwingungen und auf die Stellung des Beckens. Eine vermehrte ventrale Beckenkippung führt zur Verlagerung des Rumpflotes nach ventral, wenn sie nicht durch eine lumbale Hyperlordose und eine ebenfalls vermehrte Dorsalkyphose statisch kompensiert wird.

Wichtig ist, ob die Wirbelsäule insgesamt im Lot steht oder ob ein Rumpfüberhang zu erkennen ist. Statisch ausgeglichen ist die Wirbelsäule, wenn in der Ansicht von hinten das von der Protuberantia occipitalis externa gefällte Lot durch die Rima ani und mittig zwischen den medialen Kondylen der Knie sowie den Innenknöcheln verlaufend den Boden erreicht und wenn in Seitsicht das von der Mastoidspitze auf den Boden gefällte Rumpflot ungefähr durch das Promontorium verläuft. Das gilt auch, wenn eine Skoliose vorliegt.

Bei Frauen mit Makromastie und Mastoptose kommt es oft zu einer Rundrückenbildung im Sinne einer vermehrten Dorsalkyphose mit protrahierten Schultern und verkürztem M. pectoralis. Durch die kompensatorische Hyperlordosierung der Halswirbelsäule (HWS) bzw. die Reklinationshaltung des Kopfes können Nackenbeschwerden mit Ausstrahlung in den Hinterkopf verursacht werden.

 Eine vermehrte und dabei fixierte oder teilfixierte Dorsalkyphose kann bei jungen Erwachsenen auf einen abgelaufenen Morbus Scheuermann hinweisen.

Kurzbogige, gibbusartig vermehrte Kyphosen alter Menschen können Folge einer stattgehabten Wirbelkörperkompressionsfraktur oder einer keilförmigen Sinterung sein. Sie sind besonders bei älteren Osteoporosepatientinnen ausgeprägt und gehen dann oft mit dem typischen Tannenbaum-Phänomen der für den geschrumpften Rumpf zu groß gewordenen Haut einher.

Bei der Untersuchung von Kindern und Jugendlichen ist das Hauptaugenmerk ist auf die Entdeckung einer Skoliose zu legen. Deren wichtigste Kriterien sind die Seitausbiegung der Wirbelsäule und die Torsion der Wirbelkörper mit Versetzung der Dornfortsätze zur konkaven Seite, wodurch ein fast

11

gerader Aufbau der Wirbelsäule vorgetäuscht werden kann. Die auffälligen klinischen Merkmale sind die Asymmetrie der Taillenkontur, die Rumpffaltenasymmetrie, die Abflachung der physiologischen Wirbelsäulenschwingungen in Seitsicht und die asymmetrische Ausprägung der Rückenweichteile aufgrund der Wirbelkörpertorsion. Es findet sich im thorakalen Abschnitt durch den asymmetrischen Abgang der Rippen ein **Rippenbuckel** und im lumbalen Abschnitt ein **Lendenwulst** jeweils auf der Konvexseite der Verbiegung (Abb. 1.**3**). Beide sind oft am stehenden Patienten kaum erkennbar, treten jedoch bei der Rumpfbeuge und bei tangentialer Betrachtung des Rückenprofils deutlicher hervor.

Schritt 3: Orientierende Funktionsprüfung

Die Funktionsprüfung der Wirbelsäule beginnt mit den einfachsten Tests: Zum Ausschluss von Paresen der Fußheber- oder Fußsenker dient die Prüfung des Zehenstandes und des Fersenstandes. Der Hockversuch lässt Paresen der Hüft- und Kniestrecker ebenso erkennbar werden wie grobe mechanische Stö-

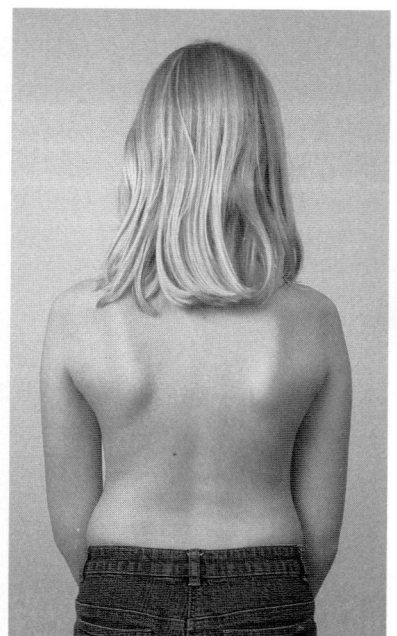

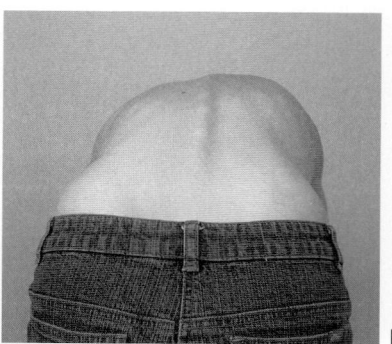

b

Abb. 1.**3a,b** Thorakalskoliose mit Rippenbuckel (Fotos: Thomas Fels).

a

rungen dieser Gelenke. Besteht eine Verkürzung der Wadenmuskulatur, wird beim Hockversuch die Ferse zu früh vom Boden abgehoben.

Schritt 4: Beckenstellung und Beinlängendifferenz

Der Untersucher tritt hinter den Patienten und beurteilt zunächst die Stellung des Beckens und damit auch die Beinlänge im Stehen. Die Beine sind gleich lang, wenn bei seitengleicher Belastung das Becken waagerecht steht. Diese Angabe bezieht sich allerdings nicht auf die in der Flanke des Patienten je nach Adipositas mehr oder weniger unsicher tastbaren Beckenschaufeln, sondern auf die Kreuzbeinregion, die als Basis der Wirbelsäule entscheidend wichtig ist. Im Idealfall sind die posterioren Spinae und die großen Trochanteren jeweils auf gleicher Höhe tastbar, die Michaelis-Raute ist symmetrisch, die Rima ani steht senkrecht und die queren Gesäßfalten sind auf ungefähr gleicher Höhe angeordnet.

Zeigt sich ein Beckenschiefstand, werden auf der tiefer stehenden Seite Ausgleichsbrettchen unter den Fuß gelegt, bis der Beckengeradstand erreicht ist. Dabei sollte sich der Untersucher in erster Linie auf seinen Tastsinn und sein Augenmaß verlassen Die zum Ausmessen des Standes der Beckenkämme angebotenen „Beckenwaagen" – es handelt sich um Wasserwaagen mit beweglichen Seitenteilen – sind nicht zu empfehlen, da sie Fehlermöglichkeiten beim Anlegen bieten und keine Information über die räumliche Stellung der Beckenschaufeln liefern. Diese kann zwar vom Geübten ertastet werden, einen vermuteten regelwidrigen Befund sollte man aber durch eine Beckenübersichtsaufnahme im Stehen verifizieren.

Es sind anatomische und funktionelle Ursachen des **Beckenschiefstandes** zu unterscheiden.

- Anatomische Beinlängendifferenz
  - Diese kann bei Kindern durch die unterschiedliche Stellung der Schenkelhälse bei einseitiger Coxa valga bedingt sein, die zu einer relativen Beinverlängerung auf der valgischen Seite führt. Oft liegt dann eine Coxa valga antetorta vor, die an der vermehrten Innenrotationsfähigkeit der betroffenen Hüfte zu erkennen ist. Um das Entstehen einer statischen Skoliose zu vermeiden, muss ein Verkürzungsausgleich durch Schuherhöhung vorgenommen werden.
  - Seltene kongenitale Erkrankungen wie das Wiedemann-Beckwith-Syndrom (Abb. 1.4) gehen mit einer Hemihypertrophie und deshalb mit einer Beinlängendifferenz einher. Allerdings ist dann das Bein auch insgesamt dicker.
  - Eine Beinlängendifferenz ist bei älteren Menschen oft durch eine einseitige Koxarthrose bedingt. Diese führt durch den Verlust des Gelenkknorpels und durch die Deformierung zunächst zu einer Beinverkürzung. Nach Versor-

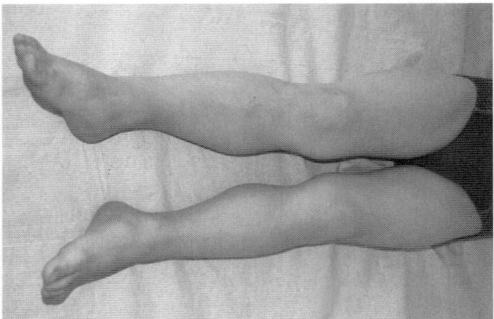

Abb. 1.**4** Beinlängendifferenz bei Wiedemann-Beckwith-Syndrom.

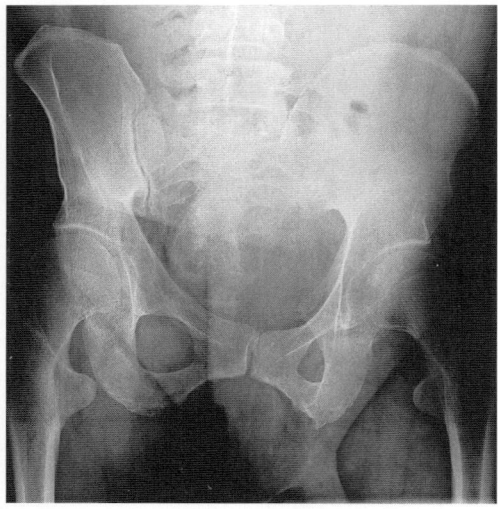

Abb. 1.**5** Verformung des Beckens infolge einer Beinlängendifferenz durch Beckenverwringung. Es handelt sich hier um einen erwachsenen, jetzt mit Botulinumtoxin behandelten gehfähigen Tetraplegiker.

gung mit einer Hüfttotalendoprothese ist das operierte Bein meistens um 1 – 1,5 cm länger als vorher. Die Beinlängendifferenz sollte erst endgültig ausgemessen werden, wenn der Patient unter Vollbelastung normal geht. Bis dahin kann man einen approximativen Verkürzungsausgleich geben.

- Funktionelle Beinlängendifferenz
  - Sie ergibt sich bei seitengleicher Länge der knöchernen Strukturen aus der relativen Verkürzung eines Beins durch Beugekontrakturen von Hüfte oder Knie. Wenn sie bei jungen Menschen langjährig besteht, kann sie zu einer irreversiblen Verformung des Beckens im Sinne einer Anpassungsreaktion führen (Abb. 1.**5**).

■ Variable Beinlängendifferenz
- Sie entsteht durch eine funktionelle Beckenverwringung. Damit ist eine durch Muskelzug seitendifferente räumliche Stellung der Beckenschaufeln gemeint, aus der unterschiedliche Drehpunkt der Hüftgelenke resultieren. Bei der Untersuchung im Stehen hat man den Eindruck einer Beinlängendifferenz, wobei die Beckenkämme in unterschiedlicher posterior-anteriorer Stellung zu palpieren sind. Auch in flacher Rückenlage besteht eine Beinlängendifferenz. Sie ändert sich, wenn der Patient sich aus flacher Rückenlage aufrichtet. Dabei soll der Untersucher am Fußende der Liege stehen und mit beiden Händen die Sprunggelenke des Patienten locker halten. Der Patient soll sich nicht mit den Händen abstützen, damit die Bewegung allein aus dem Rumpf und dem Becken kommt.

Jeder Befund einer variablen Beinlängendifferenz bei Kindern muss von einem manualtherapeutisch erfahrenen Orthopäden abgeklärt werden. Es geht darum, eine Fehlbildung oder Erkrankung der Hüftgelenke auszuschließen und eine geeignete Behandlung einzuleiten. Variable Beinlängendifferenzen von Kindern können durch manuelle Therapie und Krankengymnastik behoben werden, eine Schuherhöhung zum Beinlängenausgleich ist kontraindiziert.

Schritt 5: Beweglichkeitsprüfung

Die Beweglichkeit der Wirbelsäule wird zunächst global geprüft, danach abschnittsweise und schließlich segmental unter Einbeziehung der Komplexbewegungen, wenn der Untersucher die dazu erforderliche manualmedizinische Technik beherrscht.

Die globale Prüfung erfolgt aus dem Stand heraus zunächst durch eine vollständige Rumpfbeuge, indem der Kopf nach vorn geneigt und dann nacheinander Brustwirbelsäule (BWS) und Lendenwirbelsäule (LWS) mit einer abrollenden Vorwärtsbewegung gerundet werden. Dabei sollen sich die Dornfortsätze der Wirbelsäule gleichmäßig entfalten; auf hypomobile Zonen in den Übergangsregionen der Wirbelsäulenabschnitte ist besonders zu achten. Die globale Beweglichkeitsprüfung erfasst auch die ischiokrurale Muskulatur und einen Teil der Hüftgelenksfunktion. Bei normaler Gesamtbeweglichkeit muss der Patient mit den ausgestreckten Fingerspitzen fast den Fußboden berühren können. In gleicher Weise wird die Seitneigung nach rechts und links durchgeführt. Dabei sollen die Spitzen der ausgestreckten Finger mindestens den lateralen Kniegelenkspalt erreichen. Zur Prüfung der Rumpfrotation muss das Becken verriegelt werden, z.B. durch breitbeiniges Sitzen rittlings auf dem Ende der Untersuchungsliege.

Bei den Beweglichkeitsprüfungen im Stand sollte der Untersucher seine Hände locker von hinten auf die Beckenkämme des Patienten legen, um zu frühe und evtl. auch asymmetrische Mitbewegungen des Beckens zu ertasten.

Diese Ausgangsstellung ermöglicht es auch, das Vorlaufphänomen der Iliosakralgelenke zu prüfen und zusätzlich den Spine-Test durchzuführen. Es handelt sich dabei um orientierende Tests, mit denen man sich einen Eindruck von der Motilität der Iliosakralgelenke verschaffen kann.

Bei der Prüfung des **Vorlaufphänomens** vergleicht man das Gleitverhalten der Iliosakralgelenke (Abb. 1.**6**). Dazu legt der hinter dem Patienten stehende Untersucher seine Hände jeweils mit der Radialseite des Zeigefingers auf die Crista iliaca und mit der Daumenkuppe auf die Spina iliaca posterior superior. Er übt dabei einen seitengleich geringen Druck aus. Der Patient beugt nun aus aufrechter Haltung heraus den Rumpf. Auf der Seite einer hypomobilen Funktionsstörung des Iliosakralgelenkes wird die Spina iliaca – und mit ihr der aufgelegte Daumen – nach kranial gezogen.

Der **Spine-Test** wird aus der gleichen Ausgangsstellung durchgeführt und funktioniert nach dem gleichen Prinzip, allerdings wird hier nicht unmittelbar die Motilität beider Iliosakralgelenke verglichen, sondern man beurteilt die Stellungsänderung jeweils eines Os ilium zum Os sacrum. Der hinter dem Patienten stehende Untersucher hat eine Hand in der oben beschriebenen Weise auf den Beckenkamm gelegt und markiert mit dem Daumen die Spina iliaca posterior superior. Mit dem Daumen der anderen Hand markiert er einen Punkt auf gleicher Höhe in der Mittellinie des Os sacrum. Im Gegensatz zum Spine-Test beugt jetzt der Patient nicht den Rumpf, sondern er bleibt aufgerichtet stehen und beugt auf der zu untersuchenden Seite die Hüfte und das Knie. Um eine Ausweichbewegung zu verhindern, stellt er unter mehr als rechtwinkliger Beugung von Hüfte und Knie den Fuß orthograd auf einen Hocker. Anschließend wird die Untersuchung spiegelbildlich auf der Gegenseite durchgeführt. Auf der im Iliosakralgelenk hypomobilen Seite wandert die Spina iliaca posterior superior nicht nach kaudal.

Schritt 6: Segmentale manualmedizinische Untersuchung

Es schließt sich die segmentale Prüfung nach manualmedizinischen Kriterien an, die den Vorgaben der DGMM-Schulen folgt. Orientierende Tests können – wie oben gezeigt – schon in den allgemeinen Untersuchungsgang eingebaut werden. Für die je nach Wirbelsäulenabschnitt im Stehen, Sitzen oder Liegen durchzuführenden differenzierten Untersuchungen finden sich einfach nachzuvollziehende Vorschläge der Autoren in den Kapiteln über die Wirbelsäulenabschnitte. Wir möchten auch auf die einschlägigen Lehrbücher der Schu-

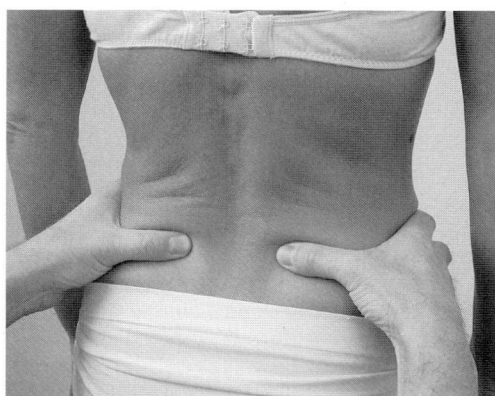

a

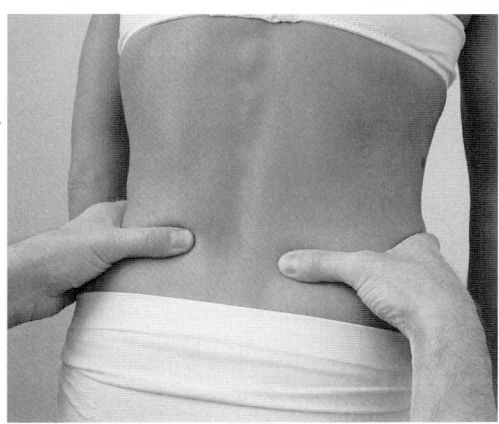

b

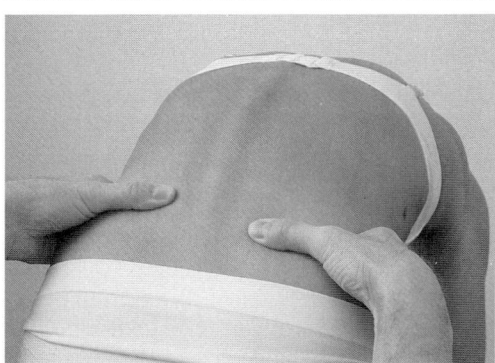

c

Abb. 1.**6a – c** Prüfung des Vorlaufphänomen (Erläuterungen s. Text; Fotos: Thomas Fels).

len verweisen (MWE: Heimann 2001, FAC: Frisch 2001, ÄMM: Sachse u. Schildt-Rudloff 2000).

Bei Tonusstörungen der Rumpfmuskulatur, Fehlhaltungen und Bewegungseinschränkungen der Wirbelsäule sollte stets nach Funktionsstörungen der Kopfgelenke und der Iliosakralgelenke gesucht werden. Oft sind auch Verkettungsyndrome mit Störungen des thorakolumbalen Überganges zu beobachten.

 Das gilt insbesondere bei Wirbelsäulenverbiegungen von Kindern. Hier muss herausgefunden werden, ob es sich um eine reversible Skoliosierung aufgrund einer hypomobilen Funktionsstörung handelt oder ob eine Skoliose als strukturelle Störung des Achsenorgans vorliegt. Weiterführende Untersuchungen einschließlich Röntgen sind unerlässlich.

Schritt 7: Untersuchung in Bauchlage

Der Patient legt sich bäuchlings auf die Untersuchungsliege. Man prüft zunächst im Seitenvergleich paravertebral in kraniokaudaler Richtung sich voranarbeitend die **Kibler-Falte** (Abb. 1.7). Dabei weist eine segmentbezogene Vermehrung des Hautturgors auf eine Störung hin. Mit flächig aufgelegten Händen schiebt man die Haut vorsichtig so weit zusammen, dass der Verlauf der Hautfältelung erkennbar wird: Sie ist leicht schräg zur Wirbelsäule gerichtet. Nun wird zwischen Daumen, Zeige- und Mittelfinger eine Hautfalte parallel zur Hautfältelung angehoben und mit einer rollenden Bewegung vorangeschoben. Kommt man in das einer segmentalen Störung zuzuordnende Areal, spürt man deutlich die Konsistenzvermehrung der dann schlechter rollbaren Hautfalte und die Schmerzreaktion des Patienten. Allerdings ist auf diese Weise nur eine ungefähre Zuordnung der Segmenthöhe der Störung möglich. Dermatom, Myotom und Sklerotom sind nicht deckungsgleich angeordnet. Erst durch die Kombination mehrerer manueller Untersuchungsbefunde gelingt die Lokalisation der Störung.

Anschließend betastet man die Rückenmuskulatur von kranial nach kaudal längs und quer zu ihrer Verlaufsrichtung. Dazu legt man die Fingerbeeren vollflächig mit geringem Druck auf und erspürt zunächst die Konsistenz des Gewebes, in das man sich dann „hineintastet", um Tonusasymmetrien, Verspannungen und lokale Gewebsverquellungen (Myogelosen) aufzufinden. Ungeduldiges Zupacken oder Bohren mit den Fingerkuppen führt zu vermehrter Abwehrspannung und beeinträchtigt das Untersuchungsergebnis.

In gleicher Weise wird die Muskulatur des Schulter-Nacken-Gürtels betastet, wobei – deshalb ist die Lagerung des Gesichts im Ausschnitt der Liege wichtig – nach Unterschieden im Spannungszustand der seitlichen Halsmus-

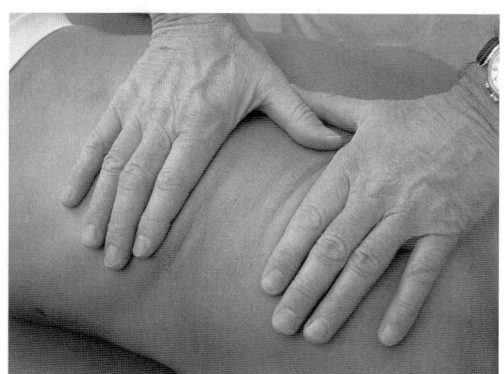

Abb. 1.**7a,b** Prüfung der Kibler-Falte (Erläuterungen s. Text; Fotos: Thomas Fels).

a

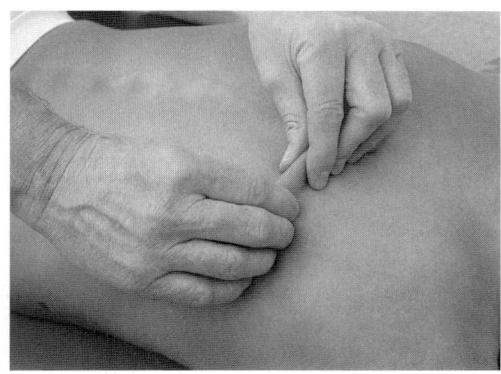

b

kulatur, Verspannungen im Trapezius und Druckschmerz am Levator-scapua-le-Ansatz gesucht wird. Hat man die segmentale Prüfung der HWS am sitzenden Patienten durchgeführt, so wurde auch dabei die Muskulatur palpiert und man kann nun die Befunde vergleichen. Lokale Tonusstörungen der Muskulatur sind am entspannt liegenden Patienten deutlicher zu tasten.

Auch der Übergang zur seitlichen Bauchwand, die lumbosakrale Übergangsregion und die dorsale Beckenringmuskulatur liefern wichtige Tastbefunde. Man sucht nach druckschmerzhaften Verspannungen im Rand des M. quadratus lumborum, nach druckschmerzhaften Triggerpunkten im Iliolumbalwinkel, in der Glutäalmuskulatur, über dem M. piriformis und über den großen Trochanteren. Die Iliosakralgelenke werden betastet und das Zeichen nach Menell geprüft. Der dorsoventrale Durchfederungs- und Verschiebeschmerz des lumbosakralen Überganges sowie der Facettenkompressionsschmerz werden getestet. Die Einzelheiten sind in den Kapiteln über die Wirbelsäulenabschnitte und die Erkrankungen beschrieben.

Schritt 8: Untersuchung in Rückenlage

Der Patient dreht sich nun auf den Rücken, wobei man aus der Beobachtung des Bewegungsablaufes (vermeidet er eine schraubenförmige Bewegung?) Rückschlüsse auf die Schmerzhaftigkeit einer Funktionsstörung ziehen kann.

Die Palpation des Beckenringes wird vervollständigt: Leistendruckschmerz, Druckschmerz über den Spinasehnen, über den Adduktorenansätzen und über dem Trochanter maior können auf eine Hüftgelenkserkrankung hinweisen, die von einer Funktionsstörung der unteren LWS und des lumbosakralen Überganges abzugrenzen ist.

Eine Iliosakralgelenksblockierung, auf die man durch das Vorlaufphänomen und den Spine-Test am stehenden Patienten aufmerksam wurde, kann anhand des Patrick-Zeichens weiter untersucht werden (Abb. 1.**8**). Dazu fixiert der neben dem Patienten stehende Untersucher mit einer Hand das Becken des Patienten bei gestrecktem Bein auf der nicht zu testenden Seite. Er bringt mit der anderen Hand das zu untersuchende Bein soweit in Hüft- und Kniebeugung, dass der Fuß locker medial eng an das Knie gestellt werden kann. Nun führt er passiv das Knie in Abduktion. Bewegungsumfang, Muskelspannung, Endgefühl und Schmerzangabe werden im Seitenvergleich geprüft. Um die Situation insgesamt zu bewerten, muss man den Bewegungsbefund der Hüftgelenke erheben, denn auch eine Koxarthrose kann eine Bewegungseinschränkung ähnlich dem Patrick-Zeichen verursachen. Allerdings ist dann das Endgefühl anders, bei fortgeschrittenen Arthrosen spürt man einen harten Anschlag (Kap. 2.2, S. 63).

Schritt 9: Muskelfunktionstests

Wenn die Wirbelsäulenfunktionsprüfung im Stehen bereits Muskelverkürzungen erkennen ließ, werden diese am liegenden bzw. sitzenden Patienten genauer untersucht.

Die größte klinische Bedeutung haben Muskelverkürzungen im Beckengürtel. Vorzugsweise findet man sie bei pseudoradikulären Lumbalsyndromen als Ausdruck einer chronischen Funktionsstörung des Lenden-Becken-Hüftgürtels. Dabei liegt ein auf pathologischem Niveau stabiler Zustand vor, wenn sich die Verkürzungen der ventral und dorsal am Beckenring ansetzenden Muskulatur ausgleichen und im lumbosakralen Übergang wie in den Hüftgelenken nur einen reduzierten Bewegungsumfang freigeben.

Abb. 1.**8a,b** Patrick-Zeichen
(Fotos: Thomas Fels).

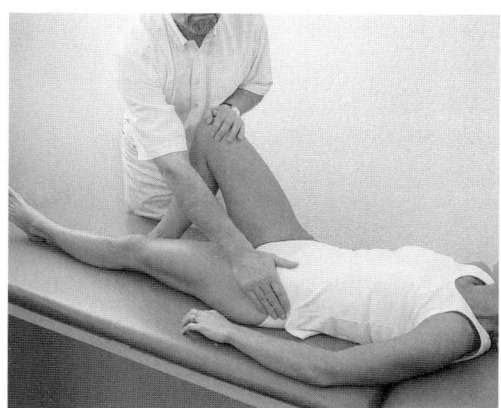

a

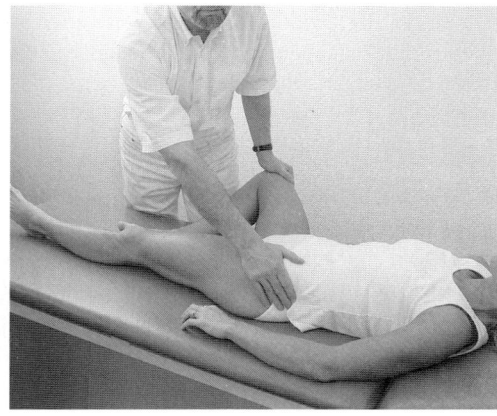

b

Hüftbeuger. Dazu gehören:

- M. iliopsoas,
- M. rectus femoris,
- M. tensor fasciae latae,
- Adduktoren.

Zur *orientierenden Testung* der ventral am Beckenring entspringenden Muskulatur liegt der Patient auf dem Bauch und hat die Beine gestreckt, die Füße hängen über das Ende der Untersuchungsliege. Die Hände des Untersuchers umgreifen die Beckenschaufeln des Untersuchten von dorsal und drücken sie auf die Unterlage.

- Bei einer Verkürzung des Iliopsoas spürt man dabei eine nicht zu überwindende Hüftbeugung.
- Wird aus der oben beschriebenen Lage heraus das Knie passiv gebeugt, kommt es bei verkürztem Rectus femoris (zweigelenkiger Muskel) zur Hüftbeugung und zur kompensatorischen Vertiefung der Lendenlordose.

Zur *eingehenden Prüfung* legt sich der Patient mit dem Rücken so auf die Untersuchungsliege, dass beide Beine ganz über das Ende der Liege hinausragen. Die Liege schließt mit den Gesäßfalten ab. Der Patient winkelt das nicht zu untersuchende Bein an, umfasst das Kniegelenk mit beiden Händen und zieht den Oberschenkel an den Körper, sodass die Lendenlordose vollständig ausgeglichen wird. Der Oberschenkel des zu untersuchenden Beines soll in Verlängerung der Rumpfachse waagerecht über das Ende der Untersuchungsliege hinaus und der Unterschenkel rechtwinklig nach unten hängen. Bei der Funktionsprüfung drückt der Untersucher leicht auf den über die Liege hinausragenden Oberschenkel und bringt ihn knapp unter die Horizontale. Auf diese Weise erreicht man eine leichte Überstreckung im Hüftgelenk. Auch wird das Knie passiv weiter als bis 90° gebeugt. Bei Muskelverkürzungen zeigt sich Folgendes:

- Ist der Iliopsoas verkürzt, erreicht das frei hängende Bein schon bei der Lagerung nicht die 0-Grad-Stellung in der Hüfte, sondern es bleibt eine leichte Hüftbeugung bestehen. Bei dem Testmanöver kann die Hüfte nur scheinbar überstreckt werden, indem es zu einer Lordosierung der LWS kommt.
- Bei einer Verkürzung des Rectus femoris erreicht der frei hängende Unterschenkel keine Beugung um 90° im Kniegelenk, sondern bleibt in einer leichten Streckhaltung. Die passive Kniebeugung auf mehr als 90° führt ebenfalls zu einer vermehrten Lordosierung der LWS.
- Begibt sich der Oberschenkel bei den Testmanövern in eine leichte Abduktionshaltung, ist der Tensor fasciae latae verkürzt.

Die Adduktoren werden in Rückenlage des Patienten geprüft. Dabei ist das nicht zu untersuchende Bein im Hüftgelenk leicht abduziert (ca. 15°). Der Untersucher fixiert mit einer Hand das Becken des Untersuchten über den Beckenkamm und tastet dabei die Bewegung der Trochanterspitze. Mit seinem anderen Arm bewegt er das zu untersuchende Bein, das im Kniegelenk gestreckt gehalten werden muss.

Zunächst werden die eingelenkigen – kurzen – Adduktoren geprüft, indem das gestreckte Bein bis zum Ende der Bewegungsmöglichkeit passiv abduziert und dabei das Bewegungsausmaß beurteilt wird. Aus dieser Stellung heraus werden die langen – zweigelenkigen – Adduktoren geprüft, indem das Bein in der Hüfte weiterhin gestreckt gehalten, jedoch im Kniegelenk leicht gebeugt wird.

- Sind nur die kurzen Oberschenkeladduktoren verkürzt, kann bei diesem Manöver eine weitere Zunahme der Abduktion erreicht werden.
- Sind auch die langen Adduktoren verkürzt, ist bei gebeugtem Knie keine weitere Abduktion möglich.

Ischiokrurale Muskulatur. Zur orientierenden Testung liegt der Untersuchte flach auf dem Rücken. Er wird aufgefordert, eine senkrechte Sitzposition mit ca. 90 ° Hüftbeugung einzunehmen, ohne dabei die Knie anzuwinkeln. Dies gelingt schlecht, wenn die Ischiokruralen verkürzt sind.

Die eingehende Prüfung erfolgt in Rückenlage des Patienten. Dieser hat die Lendenlordose ausgeglichen, indem er das nicht zu untersuchende Bein in Hüfte und Knie gebeugt und den Fuß vollflächig aufgesetzt hat. Das zu untersuchende Bein wird in Neutralstellung gestreckt auf der Liege gehalten. Der Untersucher steht auf der Seite des zu untersuchenden Beins, fixiert mit einer Hand das Becken des Patienten und hält mit seinem anderen Arm das zu untersuchende Bein so, dass dieses während des Prüfvorganges nicht rotiert werden kann. Dann beugt er das im Knie gestreckte Bein des Patienten im Hüftgelenk, bis er die beginnende Mitbewegung des Beckens spürt.

- Setzt diese bei Erwachsenen unterhalb von 80 ° ein, sind die Ischiokruralen verkürzt.
- Der Test muss bei stärkeren Muskelverkürzungen häufig abgebrochen werden, weil der Patient einen ziehenden Schmerz auf der Oberschenkelrückseite angibt. Das Auftreten dieses Schmerzes wird als Pseudolasegue bezeichnet – es handelt sich dabei nicht um einen Nervendehnungsschmerz.

Musculus piriformis. Bei chronischen Funktionsstörungen der LWS und bei Koxarthrosen besteht oft eine Verkürzung des M. piriformis, die Trochanterschmerzen und ischiasartige Beschwerden verursacht. Um sie zuordnen zu können, müssen weitere charakteristische Symptome beachtet werden: Patienten mit einer Koxarthrose klagen meistens über Knieschmerzen. Es handelt sich dabei um Schmerzen, die von der Hüfte über den Quadrizeps auf das Knie projiziert werden. Zur Koxarthrose gehört auch ein Leistendruckschmerz, den man bei leicht gebeugter und außenrotierter Hüfte in der Delle zwischen dem Rektus und den Adduktoren auslösen kann.

Der M. piriformis ist schwer zu testen. Eine orientierende Untersuchung kann durch Palpation des Muskels durchgeführt werden. Hierzu liegt der Patient in flacher Bauchlage auf der Untersuchungsliege, die Füße hängen über den Rand der Liege hinaus, sodass die Knie gestreckt sind.

Der Untersucher tastet mit einer Hand den Muskel tief in der Gesäßmuskulatur zwischen der hinteren oberen Darmbeinspitze und dem Tuber ischiadicum in kaudaler und medialer Richtung. Mit seiner anderen Hand beugt er das Bein des Untersuchten im Kniegelenk auf 90 ° und führt über diesen Hebel leichte Rotationsbewegungen in der Hüfte durch. Hierbei spürt er mit der tastenden Hand die rollende Bewegung des M. piriformis. Wenn die Muskelfunktion gestört ist, gibt der Patient dabei Druckschmerzen an.

Bei einer weiteren Testung liegt der Patient flach auf dem Rücken und hält das nicht untersuchte Bein gestreckt. Der Untersucher ergreift mit beiden Armen das zu untersuchende Bein, beugt es in der Hüfte bis ca. 60 Grad und im Knie bis zur waagerechten Einstellung des Unterschenkels. Er fixiert dabei das Becken des Untersuchten durch leichten Druck in Richtung der Längsachse des Oberschenkels. Nun führt er eine Innenrotation im Hüftgelenk durch und adduziert dabei das untersuchte Bein maximal. Hierbei kann das Ausmaß der möglichen Innenrotation in Adduktion sowie die dabei auftretende Muskelspannung bewertet werden. Außerdem gibt der Patient möglicherweise Schmerzen an.

Schritt 10: Orientierende neurologische Untersuchung

Zur orthopädischen Untersuchung der Wirbelsäule gehört die Prüfung der Nervendehnungszeichen (Lasegue, Bragard, Kernig-Versuch, Femoralisdehnungsschmerz), der Muskeleigenreflexe, der dermatombezogenen Sensibilität sowie der Kraftentfaltung der Kennmuskeln. Wenn es um eine Erkrankung der HWS geht, werden Provokationstests zum Aufdecken radikulärer Störungen oder einer Myelonkompression durchgeführt. Nähere Angaben hierzu finden sich in Kap. 1.6

1.4 Laborchemische Untersuchung

Joachim Meyer-Holz

Zur differenzialdiagnostischen Abklärung von Rückenschmerzen gehört eine laborchemische Untersuchung. Diese kann im Rahmen der Basisuntersuchung auf wenige Parameter beschränkt werden, um orientierend abzuklären, ob sich Hinweise auf Erkrankungen innerer Organe ergeben und ob möglicherweise eine entzündliche oder tumoröse Erkrankung vorliegt.

Ein ausgedehntes Laborprogramm ist nutzlos, wenn man die Werte nicht interpretieren kann. Deshalb sollte man sich bei der Basisuntersuchung an dem Grundsatz orientieren,

- dass jedes Lebensalter ein bestimmtes Spektrum von Erkrankungen bietet,
- dass häufige Krankheiten oft vorkommen,
- während seltene Krankheiten nur insoweit in Betracht gezogen werden müssen, als es darauf klinische Hinweise gibt (s. folgendes Fallbeispiel).

Die Basislabordiagnostik umfasst als einfachste Diagnostik Leistungen, die in jeder Praxis durchgeführt werden können

- BSG,
- Urin mit Sticks; es interessieren Blut, Eiweiß und Bakterien.

Dazu kommen

- kleines Blutbild,
- Elektrolyte,
- alkalische Phosphatase (AP),
- Rheumafaktoren,
- Harnsäure,
- Elektrophorese/Gesamteiweiß.

Aus der Zusammenschau von Anamnese, klinischem Befund, Laborwerten und Röntgenbildern ergibt sich, ob weitere differenzialdiagnostische Maßnahmen notwendig sind. Dazu zählen auf orthopädischem Fachgebiet in erster Linie die rheumatologische Diagnostik und die Osteoporosediagnostik. Wenn nicht allein das Bewegungssystem betroffen ist, sollten Kollegen der zuständigen Fachgebiete zugezogen werden, mit denen das weitere Prozedere festgelegt wird und die dann auch die erforderlichen Untersuchungen durchführen können.

Fallbeispiel

Zur Untersuchung kommt eine 62-jährige Frau. Sie leidet seit zwei Jahren an thorakolumbalen Rückenschmerzen, die unter Belastung zunehmen, aber auch in Ruhe vorhanden sind. Eine auswärtige klinische und röntgenologische Untersuchung hat zu der Diagnose eines lumbosakralen Facettenschmerzsyndroms geführt. Es wurden CT-gesteuerte Facetteninfiltrationen durchgeführt, eine Besserung ist jedoch nicht eingetreten. Auch Physiotherapie und die Gabe von NSAR und Muskelrelaxanzien haben nicht geholfen.

Bei der körperlichen Untersuchung fällt auf, dass die Patientin sehr blass ist. Sie wirkt matt und gibt an, dass sie sich schwach fühle. Es zeigt sich nur eine geringe Bewegungseinschränkung der Wirbelsäule und es besteht keine radikuläre oder pseudoradikuläre Symptomatik. Die Hüftgelenke sind unauffällig. Dagegen sind BWS und LWS diffus klopfschmerzhaft, am Thorax ist die untere Rippenpartie beidseits druckempfindlich und die Nierenlager sind klopfschmerzhaft. Die Kibler-Falte weist auf eine Störung im thorakolumbalen Übergang hin.

Orientierend wird die Blutsenkungsgeschwindigkeit (BSG) bestimmt, sie ist stark erhöht und im Urin findet sich reichlich Eiweiß. Daraufhin wird eine internistische Diagnostik veranlasst. Sie erbringt ein fortgeschrittenes Lymphom mit Amyloidose der Nieren. Eine primär orthopädische Erkrankung besteht nicht.

1.5 Bildgebende Verfahren

Joachim Meyer-Holz

Wozu braucht man Bilder?

Untersuchungen mit bildgebenden Verfahren gehören zum diagnostischen Standard und sind gleichzeitig Teil eines Rituals, das oft unreflektiert abläuft. In Deutschland wird viel geröntgt. Dazu trägt sicher der Umstand bei, dass technische Untersuchungen besser bezahlt werden als körperliche Untersuchung und persönliche Beratung. Auch wird traditionell der Röntgendiagnostik ein hoher Aussagewert beigemessen: Noch in neuerer Zeit wurden Ganzaufnahmen der Wirbelsäule gefordert, um Fehlstatiken abzuklären. In manchen Fällen sind Bilder aus forensischen Gründen erforderlich. Das betrifft insbesondere die Dokumentation von Unfallfolgen (Fallbeispiel 1, S. 36) und die Vorbereitung der Chirotherapie (Fallbeispiel 2, S. 36).

Entscheidend ist jedoch immer die Frage, ob der klinische Befund die geklagten Beschwerden erklärt und ob die Bilder zu einem besseren Verständnis des klinischen Befundes beitragen. Nur wenn das erwartet werden kann, sollte man Bilder herstellen. Dabei muss man kritisch abwägen, was eine bildgebende Untersuchung leisten kann und welche diagnostische Frage damit beantwortet wird. Beim Röntgen, bei der Computertomografie und bei der Szintigrafie ist auch abzuwägen, ob die zu erwartende Information so wichtig ist, dass sie die Strahlenbelastung des Patienten rechtfertigt.

Die Indikation zu jeder bildgebenden Untersuchung muss sich aus Anamnese, klinischem Befund und ggf. der Verlaufsbeobachtung ergeben. Dabei sollte man das alterstypische Spektrum möglicher Erkrankungen bedenken:

- Unspezifische Rückenschmerzen eines Mittvierzigers, die aus banalem Anlass auftreten und sich nach wenigen Tagen bessern, müssen nicht radiologisch abgeklärt werden.
- Dagegen erfordern Rückenschmerzen bei einem Kind, die scheinbar grundlos auftreten und anhalten oder zunehmen, immer eine bildgebende Untersuchung.

Die Indikation zu einer bildgebenden Untersuchung muss derjenige stellen, der den Patienten körperlich untersucht hat und die zu beantwortende Frage formuliert. Er muss allerdings auch in der Lage sein, die Bilder auszuwerten. Bei Schnittbilduntersuchungen kann man hier an enge Grenzen stoßen. Man sollte sich mit dem Radiologen vor der Untersuchung absprechen, welche Frage geklärt werden soll. Sonst werden möglicherweise Aufnahmen gemacht, mit denen man nichts anfangen kann. Bei Begutachtungen sehen wir immer wieder, dass Patienten, die nach einer HWS-Distorsion über Schwindel und Kopfschmerzen klagen, zwar im Computer- oder Kernspintomographen waren, dass dabei jedoch typische Bandscheibenuntersuchungen der HWS durchgeführt wurden. Anhand solcher Bilder kann die Funktion des zervikozephalen Überganges nicht beurteilt werden. Hier wären Röntgenbilder mit guter Darstellung des zervikozephalen Überganges und Funktionsaufnahmen wichtiger gewesen.

Mit welchen Bildern kann man strukturelle Veränderungen nachweisen?

Wenn man strukturelle Veränderungen als Ursache von Beschwerden vermutet, muss mit einem geeigneten Verfahren danach gesucht werden. Am besten ist immer das Verfahren geeignet, mit dem man schnell, sicher und bei geringer Belastung des Patienten zu einem verwertbaren Ergebnis kommt. So kann durchaus eine Magnetresonanztomografie (MRT) die erste bildgebende Untersuchung sein, wenn es um die Frage einer Nervenwurzelkompression geht.

Das konventionelle Röntgen als am leichtesten zugängliche und am wenigsten aufwändige Methode bietet sich in folgenden Fällen zur Darstellung an:

- Fehlstatik,
- Wachstumsstörungen,
- degenerativen Veränderungen,
- Frakturen.

Zur Diagnostik von tumorösen und entzündlichen Veränderungen ist es nur mit Einschränkungen geeignet.

Die Frage, welche Bilder man braucht, muss im Einzelfall entschieden werden. Es ist nicht sinnvoll, unreflektiert nach einfachen Routinen (z. B. Röntgen der HWS immer in vier Ebenen, bei tief lumbalen Schmerzen immer Röntgen der LWS in zwei Ebenen und Beckenübersicht) zu verfahren. Bildausschnitte und Darstellungsebenen sollen so gewählt werden, wie sich das aus der klinischen Fragestellung ergibt. Dabei können nur technisch optimale Bilder die benötigten Informationen bringen.

Ein gutes Röntgenbild zeigt den dargestellten Wirbelsäulenabschnitt in seiner typischen Haltung. Deshalb werden, wann immer möglich, Bilder vom stehenden Patienten angefertigt. Die Übergangsregionen zu den benachbarten Skelettregionen müssen mit abgebildet sein:

- Aufnahmen der Halswirbelsäule zeigen also die Schädelbasis ebenso wie den zervikothorakalen Übergang.
- Auf Bildern der Brustwirbelsäule müssen die untere HWS und die beiden obersten Lendenwirbel dargestellt sein.
- Aufnahmen der Lendenwirbelsäule a.p. müssen das Sakrum und beide Iliosakralgelenke vollständig abbilden, damit ein eventueller Beckenschiefstand erkennbar wird. Seitliche Aufnahmen der LWS sollen das ganze Sakrum zeigen, damit die Beckenkippung beurteilt werden kann.

Selbstverständlich müssen die üblichen Anforderungen an die technische Qualität der Röntgenbilder beachtet werden.

Fehlstatik

Von der Grundregel, Skelettanteile immer in zwei Ebenen darzustellen, darf man aus Strahlenschutzgründen abweichen, wenn der Röntgenbefund, den man nach klinischer Untersuchung erwartet, in einer Ebene ausreichend dargestellt werden kann.

Bei Kindern braucht eine zur Seite ausgebogene Wirbelsäule nicht in ganzer Länge abgebildet zu werden. Es reicht, wenn die Schlüsselregion so dargestellt wird, dass die Strukturdiagnose sicher ist und vergleichende Verlaufskontrollen möglich sind.

Wenn bei Kindern eine Beinlängendifferenz mit Beckenschiefstand auffällt, muss geklärt werden, ob sie eine Skoliose haben, ob eine Beckenverwringung vorliegt oder ob ein Iliosakralgelenk blockiert ist. Davon hängt die Therapie ab. Wenn keine klinischen Zeichen einer Skoliose oder einer Hüftgelenkserkrankung vorhanden sind, ist zunächst eine Lenden-Becken-Hüftaufnahme a.p. im Stehen zu empfehlen. Sie zeigt das Becken einschließlich der Hüftgelenke und der proximalen Femora, dazu die Lendenwirbelsäule bis mindestens Lendenwirbelkörper (LWK) 2. Damit reicht sie aus, um

- die Winkelstellung der Hüftgelenke orientierend zu beurteilen (Liegt eine Coxa valga oder eine Hüftdysplasie vor, ist sie ein- oder doppelseitig?);
- die Form des Beckenringes zu beurteilen (Beckenverwringung, Inflare/Outflare, Upslip/Downslip);
- eine funktionelle Skoliosierung von einer strukturellen Skoliose zu unterscheiden.

Bei jungen Erwachsenen, die eine Beinlängendifferenz haben, ist ebenfalls eine Lenden-Becken-Hüft-(LBH-)Aufnahme im Stehen sinnvoll, um Indikation und mögliche Auswirkungen einer Schuherhöhung abzuschätzen. Im höheren Lebensalter ist die Fehlstatik normalerweise fixiert, und man würde eher nach sekundären degenerativen Veränderungen fragen. Diese lassen sich mit den Standardaufnahmen der LWS in zwei Ebenen besser darstellen.

Zur Herstellung der LBH-Aufnahme ist das große Beckenaufnahmeformat 43 × 40 cm ideal. Viele Praxen können aber aus Kostengründen und den daraus folgenden technischen Gründen nur das kleinere Format 30 × 40 cm verarbeiten. Dies ist ausreichend, wenn bei hochkant stehender Kassette die LBH-Region so abgebildet werden kann, dass die Beckenschaufeln fast vollständig dargestellt sind. Auf eine saubere Einstellung muss geachtet werden. Der Patient steht barfüßig in seiner gewohnheitsmäßigen Körperhaltung vor dem Stativ. Wenn er üblicherweise eine Schuherhöhung trägt, soll er die Schuhe anziehen, damit das Bild die für ihn im Alltagsleben normalen Verhältnisse zeigt (Abb. 1.**9**).

Wachstumsstörungen

Zur Primärdiagnostik der Skoliose und des Morbus Scheuermann sind Röntgenbilder in a.p.- und Seitsicht erforderlich. Unter dem Gesichtspunkt des Strahlenschutzes sind bei Verlaufskontrollen Bilder in einer Ebene ausreichend, wenn man sich lediglich über das Ausmaß der Verbiegung in der Hauptrichtung orientieren möchte.

Auch in der Diagnostik der Skoliose ist eine LBH-Aufnahme wertvoll. Sie zeigt am besten die Beckengeometrie und die Zuordnung der Lendenwirbelsäule zum Becken. Es ist nicht bekannt, ob die Beckenverwringung nur Ausdruck einer reversiblen Funktionsstörung ist oder ob es sich um eine obligate Vorstufe der Skoliose handelt. Wir haben drei Kinder einer Familie beobachtet, wo sich bei dem ältesten im Schulalter eine Skoliose entwickelte, nachdem zuvor eine therapierefraktäre Beckenverwringung bestanden hatte. Zu dieser Zeit hatte das jüngere Geschwister eine Beckenverwringung mit Skoliosierung der LWS, während beim jüngsten nur eine geringe Beckenverwringung bestand.

Degenerative Veränderungen

Man sollte keine Röntgenaufnahmen der Wirbelsäule anfertigen, wenn man keine Vorstellung von der Ursache der Beschwerden hat und nur degenerative Veränderungen vermutet, deren Bedeutung man nicht einschätzen kann. Ab dem mittleren Lebensalter finden sich im Röntgenbild der Wirbelsäule immer Verschleißveränderungen. Ihre Häufigkeit und meistens auch ihre Ausprägung nehmen mit dem Alter zu und können als normal angesehen werden, wenn sie einem physiologischen Verteilungsmuster folgen.

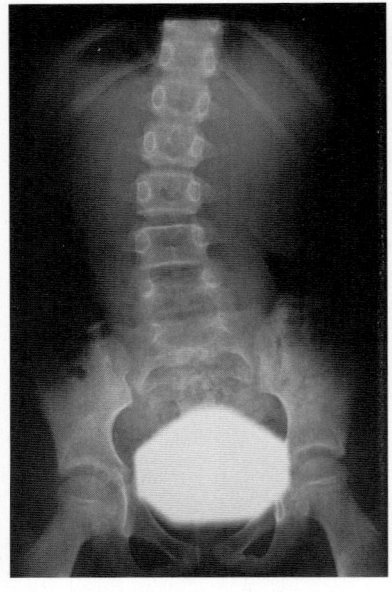

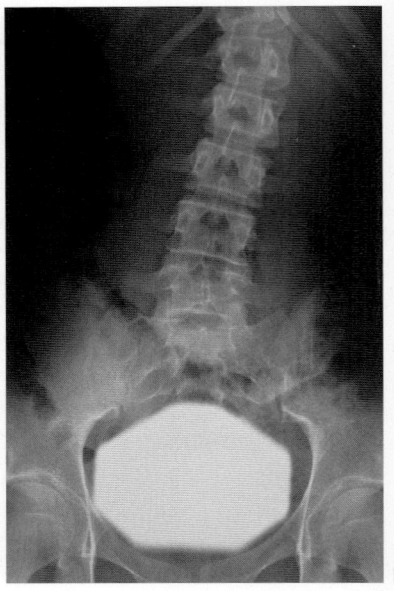

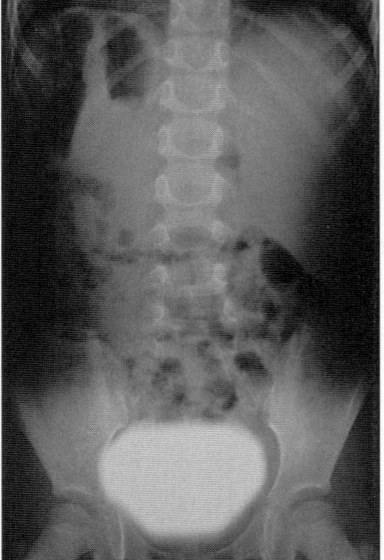

Abb. 1.**9a – c** LBH-Aufnahme.
a Beinlängendifferenz, **b** Skoliose, **c** Beckenverwringung.

Das gilt besonders für die Halswirbelsäule. Hier findet sich bei über Fünfzigjährigen so gut wie immer eine Osteochondrose C5/6, sehr oft mit Retrospondylose und dadurch verursachter knöcherner foraminaler Stenose. Im MRT zeigt sich dabei häufig ein Bandscheibenvorfall. Ob dieser in irgend einer Weise behandlungsbedürftig ist, hängt ausschließlich vom klinischen Befund und von den Beschwerden ab. Mumenthaler zitiert eine Untersuchung, in der Lawrence et al. (1963) den Zusammenhang zwischen klinisch bedeutsamen Beschwerden und degenerativen Veränderungen im Röntgenbild beschrieben haben: Weniger als ein Drittel der Röntgenbilder von dreißigjährigen Männern, die an Zervikobrachialgie leiden, weist gröbere Veränderungen auf. Dagegen finden sich solche Veränderungen bei 87 % der beschwerdefreien Siebzigjährigen (Tab. 1.2; Mumenthaler 1982). Es mag sein, dass diese Patienten ihre Beschwerden längst hinter sich haben und wir im Röntgenbild einen Folgezustand mit reparativen Veränderungen sehen. Gerade diese Überlegung unterstreicht, dass Röntgenaufnahmen der HWS nur sehr eingeschränkt dazu taugen, akute Beschwerdebilder abzuklären.

Für die Lendenwirbelsäule gilt, dass eine leichte Verschmälerung des präsakralen Zwischenwirbelraums auch bei jüngeren Patienten normal ist. Auch hier sind gröbere degenerative Veränderungen der letzten und vorletzten Bandscheibenetage im höheren Lebensalter häufig, doch ohne eindeutige Klinik sind sie unbedeutend. Wie schwierig es ist, die Bedeutung degenerativer LWS-Veränderungen innerhalb eines Spektrums möglicher Krankheitsursachen einzuschätzen, zeigt die seit Jahren geführte, im Wesentlichen aber fruchtlose Diskussion um die Bewertung von Röntgenbefunden bei der Berufskrankheit 2108 (Weber u. Valentin 1998; Wolter u. Seide 1998).

Tabelle 1.**2** Bandscheibenveränderungen (> Grad 2) bei Männern (aus Mumenthaler 1982)

Altersgruppe	Beschwerdefrei (%)	Mit Zervikobrachialgie (%)
Dreißigjährige	10	29
Vierzigjährige	29	65
Fünfzigjährige	55	77
Sechzigjährige	68	95
Siebzigjährige	87	annähernd 100

Frakturen

Die Wirbelsäule ist eher selten von traumatischen Frakturen betroffen, dennoch muss man diese in Betracht ziehen (Fallbeispiel 3, S. 37). Allerdings ereignen sie sich nicht immer an der Stelle, auf die der Patient gestürzt ist, sondern durch fortgeleitete Krafteinwirkung können entfernter gelegene Wirbelkörper brechen, die im Augenblick des Sturzes mechanisch hoch belastet sind. Als Beispiel sei der Fall einer Patientin genannt, die beim Reiten vom Pferd fiel und auf das Gesäß stürzte. In der Krankenhausambulanz wurde nur das Becken geröntgt und deshalb die LWK-2-Fraktur nicht gefunden.

Neben den verschiedenen Formen von Wirbelkörperfrakturen (Kantenabbrüche, Deckplattenimpressionen, Kompressionsfrakturen, Berstungsfrakturen) muss man auch an Wirbelbogenfrakturen und Querfortsatzabrisse denken. Zur Primärdiagnostik sind Röntgenbilder in zwei Ebenen erforderlich, die eine sehr gute technische Qualität aufweisen müssen. Über Aufnahmen in Spezialprojektionen wird entschieden

- anhand des klinischen Befundes,
- in Kenntnis des Verletzungsmechanismus,
- und nach dem Ergebnis der Standardröntgenaufnahmen.

Wenn trotz unauffälligem Röntgenbefund der Verdacht auf eine Fraktur weiterhin besteht, muss die Röntgenuntersuchung nach zwei Wochen wiederholt werden. Je nach Sachverhalt können Schnittbilduntersuchungen oder eine Szintigrafie weiterhelfen. Letztere ist insbesondere wichtig, um zu klären, wie alt eine Fraktur ist.

Osteoporotisch bedingte Frakturen können diagnostisch Schwierigkeiten machen, wenn sie gegenüber traumatischen abzugrenzen sind. Eine Osteoporose ist im Röntgenbild erst zu erkennen, wenn der trabekuläre Knochen etwa 30 % seines Kalksalzgehaltes verloren hat. Bei den Frakturen handelt es sich oft um Sinterungen, die sich im Anfangsstadium nicht eindeutig darstellen. Es kommt unbedingt darauf an, engmaschige Verlaufskontrollen durchzuführen und zu prüfen, ob der klinische Befund zum Röntgenbefund passt. Wenn die Situation nicht eindeutig ist, sollte frühzeitig eine Szintigrafie veranlasst werden. Falls bei entsprechender Vorgeschichte eine tumorbedingte Destruktion zu der Fraktur geführt haben könnte, ist die Kernspintomografie das am besten geeignete Untersuchungsverfahren.

Entzündung und Tumor

Hier ist das Röntgenbild ein eher unsicheres diagnostisches Hilfsmittel, das im Kontext mit allen anderen geeigneten Unersuchungsverfahren besonders kritisch betrachtet werden muss.

Entzündliche Veränderungen sind von degenerativen oft schlecht zu unterscheiden. Eine Spondylodiszitis kann im Röntgenbild ganz ähnlich aussehen wie eine erosive Osteochondrose. Bei solchen umschriebenen und deshalb schon auf den ersten Blick auffälligen Befunden wird es aber immer möglich sein, sie durch zusätzliche Untersuchungen differenzialdiagnostisch abzuklären.

Wahrscheinlich kommt es viel öfter vor, dass entzündliche Veränderungen fälschlich als degenerativ angesehen werden, weil im Frühstadium der Erkrankung die Klinik noch unspezifisch ist, keine vollständigen Laborbefunde vorliegen und man deshalb mit einer unzureichenden Fragestellung an die Untersuchung herangegangen ist. Syndesmophyten im thorakolumbalen Übergang, Fibroostosen an den Sitzbeinen oder Arrosionen der Symphyse müssen den Verdacht auf eine Spondarthropathie wecken und Anlass zu rheumatologischer Abklärung geben. Die Iliosakralgelenke sind auf Bildern der LWS und des Beckens meistens schwer zu beurteilen. Es sind Normvarianten zu bedenken, und die Abbildung möglicher Veränderungen wird durch Projektions- und Überlagerungsphänomene beeinflusst. Deshalb müssen frühzeitig Schnittbildverfahren eingesetzt werden. Eine praxisgerechte Darstellung der bildgebenden Diagnostik geben Kainberger et al. (in Falkenbach 2005).

Tumoröse Veränderungen sind erst zu erkennen, wenn sie ausgedehnt genug sind, um von dem bilderzeugenden System erfasst zu werden, und der Film oder der Monitor müssen sie wiedergeben können. Dabei spielen alle technischen Spezifikationen des Systems eine Rolle, auch gehen die Sehgewohnheiten des Betrachters in seine Interpretation der Bilder ein. Wenn der Verdacht auf einen Tumor besteht, sollte ein onkologisch erfahrener Skelettradiologe zugezogen werden, um die bis dahin vorliegenden Befunde zu bewerten und zu entscheiden, welche weiteren bildgebenden Untersuchungen zielführend sind.

Besondere Probleme bietet die Röntgendiagnostik bei Patientinnen, die an einem Mammakarzinom erkrankt waren. Knochenmetastasen können noch nach langer Zeit auftreten und haben kein einheitliches Erscheinungsbild. Sie können maskiert sein durch ein klinisches Bild, das den Verdacht in eine falsche Richtung lenkt.

Das Problem besteht einerseits darin, dass in Praxen von Teilradiologen oft
aus Kostengründen Röntgenanlagen geringerer Leistungsfähigkeit betrieben
und preisgünstige Film-Folien-Systeme eingesetzt werden müssen, andererseits aber auch darin, dass die Betreuung von Mammakarzinompatientinnen
besondere Kenntnisse und Erfahrung verlangt. Solange in Deutschland jeder,
der dafür zuständig zu sein glaubt, Patientinnen mit Mammakarzinom behandeln darf, wird dieses Problem nicht zu lösen sein.

Wie kann man Funktionsstörungen darstellen?

Ob man Funktionsstörungen bildgebend darstellen kann, hängt davon ab, um
welche Art von Störung es sich handelt.

Segmentale Instabilitäten sind an der HWS und der LWS von Bedeutung, die
BWS ist durch den knöchernen Thorax gesichert. In den seitlichen Standardaufnahmen fallen im Wesentlichen zwei interpretationsbedürftige Veränderungen auf:

- Anguläre Kyphosen C2/3 werden nicht selten als Ausdruck einer Funktionsstörung angesehen, was aber unbewiesen ist. Ebenso weist nicht jede
  Streckhaltung der HWS auf eine schmerzbedingte Funktionsstörung hin.
- Retropositionen von Wirbelkörpern deuten im Zusammenhang mit einer Verschmälerung des Zwischenwirbelraums darauf hin, dass eine Bandscheibendegeneration abgelaufen ist und zu einer Gefügestörung geführt hat. Daraus
  ist aber nicht zu ersehen, ob eine klinisch relevante Instabilität besteht.

Durch seitliche Funktionsaufnahmen in maximaler Vor- und Rückneigung
kann man segmentale Instabilitäten nachweisen. Allerdings sind die Fehlermöglichkeiten erheblich, denn das Ergebnis der Untersuchung hängt von der
Mitarbeit des Patienten ab. Im Idealfall, der im Praxisalltag kaum zu verwirk-
lichen ist, sollte der Untersucher den Patienten selbst positionieren. Standardisierte Auswertungsverfahren von Funktionsaufnahmen haben sich in der

täglichen Routine nicht durchgesetzt, weil sie zu viel Aufwand erfordern. Meistens erfolgt nur eine Blickkontrolle unter der Frage, ob sich die Weite des Zwischenwirbelraums und die Lage der Wirbelkörper zueinander ändern. Schon damit können die Bilder wertvolle Informationen liefern, wenn sie in engem Zusammenhang mit der körperlichen Untersuchung gesehen werden.

Zur Darstellung von Bewegungsstörungen des zervikozephalen Überganges wurde von Dvorak und Hayek die Funktionscomputertomografie der Kopfgelenke angegeben (Dvorak u. Hayek 1986). Dabei wird die maximale Rechts-Links-Drehung des Kopfes bis zum Erreichen der Bewegungsgrenze gemessen und mit Normwerten verglichen. Friedburg und Nagelmüller haben sich besonders mit diesem Verfahren beschäftigt (Friedburg u. Nagelmüller 1997). Dvorak und Hayek beschreiben die Ergebnisse einer passiven Rotationsbewegung, während Friedburg und Nagelmüller die Rotation aktiv durchführen lassen und dabei nach eigener Angabe zu sehr gut übereinstimmenden Ergebnissen gelangen.

Wann werden Schnittbilduntersuchungen benötigt?

Schnittbilduntersuchungen dienen zur Klärung spezieller Fragen. Mit zunehmender Verbreitung der Kernspintomografie ist bei den Patienten der Wunsch gewachsen, sich dieser Untersuchungsmethode zu bedienen. Die Indikation muss jedoch kritisch gestellt werden: Welche Frage kann nur durch ein MRT beantwortet werden, welche kann am besten durch ein MRT beantwortet werden? Welche therapeutischen Konsequenzen folgen daraus? Vor allem muss man dem Patienten laienverständlich erklären, dass „die Röhre" kein diagnostisches Universalgerät ist, mit dem bisher unbekannte Aspekte seines Krankheitsbildes aufgedeckt werden können.

Es gibt drei wesentliche Indikationsbereiche für Schnittbilduntersuchungen der Wirbelsäule.

■ **Klinisch diagnostizierte Nervenwurzelkompressionssyndrome:** Hier ist die Kernspintomografie das Verfahren mit der größten Aussagekraft und der geringsten Belastung des Patienten. Es sollte immer verwendet werden, wenn die Operationsindikation geklärt werden muss. Falls kein Kernspin zur Verfügung steht, stellt die Computertomografie eine gute Ersatzlösung dar. Wenn der klinische Befund nicht hinreichend durch die Schnittbilder erklärt wird, kann eine Myelografie hilfreich sein.
Daneben dient die Computertomografie zur Navigation bei interventionell-radiologischen Maßnahmen.

■ **Abklärung tumoröser und entzündlicher Veränderungen:** Hier ist die Kernspintomografie das überlegene Untersuchungsverfahren. Dazu kann die Ganzkörperskelettszintigrafie ergänzende Informationen über die Ausbreitung eines polytopen Geschehens liefern.

- **Frakturdiagnostik:** Computertomografisch lassen sich auch Frakturen nachweisen, die auf konventionellen Röntgenbildern nicht sichtbar sind. Eine Kernspintomografie ist hilfreich bei der Abklärung pathologischer Frakturen, wenn es z. B. um die Abgrenzung osteoporotischer gegenüber metastatischen Veränderungen geht.

Welche Rolle spielt die Sonografie?

Ultraschalluntersuchungen des Rückens sind sinnvoll, wenn man umschriebene Weichteilveränderungen im subkutanen Fett oder in der Muskulatur orientierend darstellen möchte. An der Wirbelsäule sieht man mithilfe der Sonografie nichts, was man nicht mit anderen Verfahren besser abbilden könnte.

Es werden Vorrichtungen angeboten, um den Schallkopf als Navigationsinstrument bei facettengelenksnahen Infiltrationen zu benutzen. Wir sind nicht davon überzeugt, dass ein solches Vorgehen erforderlich ist. Sichere Kenntnis der klinischen Anatomie, Erfahrung und handwerkliches Geschick sind die wichtigsten Voraussetzungen für die Durchführung von potenziell riskanten Therapieverfahren. Wer ohne sonografische Kontrolle keine facettengelenksnahe Infiltration durchführen kann, sollte dieses Verfahren gar nicht anwenden.

Fallbeispiel 1

Ein typisches Beispiel für wenig ergiebige Diagnostik ist das in jeder Krankenhausambulanz übliche Röntgen der HWS in zwei Ebenen nach einem so genannten Schleudertrauma. In den Berichten ist dann meistens von einer Steilstellung der HWS die Rede. Dabei ist keineswegs erwiesen, ob diese in einem Kausalzusammenhang mit dem Unfall steht und ob sie überhaupt irgendeine Bedeutung hat. Es wäre sinnvoller, wenn der Arzt die manualmedizinische Untersuchungstechnik beherrschte, um einen differenzierten Funktionsbefund der HWS zu erheben. Er könnte dann eine zielgerichtete bildgebende Untersuchung veranlassen. Das würde die Einleitung geeigneter Therapiemaßnahmen ermöglichen und eine bessere Datenbasis für eine spätere gutachterliche Aufarbeitung des Falles schaffen.

Fallbeispiel 2

Vor Durchführung der Chirotherapie ist ein zeitnaher Röntgenbefund zu erheben, um Kontraindikationen auszuschließen. Als zeitnah gelten Röntgenbilder, die nicht älter als 6 Monate sind. Die Vorschrift ist sinnvoll, wenn es um Patienten geht, die man nicht kennt oder bei denen nicht klar ist, wie der Schmerz und die Funktionseinschränkung entstanden sind.

Man begibt sich in eine ungeschützte Situation, wenn man in bestimmten Fällen von der Vorschrift abweicht. So hat der Autor während mehrerer Jahre als Mattenarzt in der Judo-Bundesliga segmentale Blockierungen sofort gelöst, die bei Aktionen entstanden waren, die er selbst beobachtet hat. Es sind nie Komplikationen aufgetreten. Selbstverständlich durften die Sportler den Wettkampf nicht fortsetzen und eine Weiterbehandlung wurde veranlasst.

Fallbeispiel 3

Frau H., kassenversichert, 67 Jahre alt. Treppensturz, Schmerzen in der BWS und LWS. Vorstellung in der Notaufnahme eines Großkrankenhauses, hier orientierende Anamnese und klinische Untersuchung, kein Röntgen, Verdachtsdiagnose Hexenschuss, Schmerzmedikation, Empfehlung der Weiterbetreuung durch Hausarzt. Dort am nächsten Tag nach kursorischer klinischer Untersuchung Chirotherapie der BWS, danach Beschwerdezunahme, trotzdem weiter Chirotherapie. Unter später durchgeführter strukturierter Diagnostik Feststellung einer manifesten Osteoporose und einer traumatischen Wirbelkörperfraktur Th 12 sowie einer älteren Sinterung LWK 3. Deshalb Versorgung mit einem Überbrückungsmieder und Durchführung intensiver Physiotherapie, um die Mobilität zu erhalten, Einleitung einer spezifischen medikamentösen Therapie der Osteoporose.

1.6 Neurologische und neurophysiologische Untersuchung

Mathias Niedhammer

Bereits bei der Anamneseerhebung sollte geklärt worden sein, ob die subjektiven Beschwerden eindeutig einer Nervenwurzel folgen oder ob ein pseudoradikulärer Schmerz vorliegt. Pseudoradikuläre Schmerzen sollten nicht alleine an orthopädische Ursachen (Koxarthrose, Iliosakralgelenksaffektion, Facettgelenkssyndrom u. a.) denken lassen. Differenzialdiagnostisch kommen hier auch neurologische Ursachen (mechanische Plexusläsionen, neuropathischer Schmerz bei Diabetes mellitus etc.) in Betracht. Daneben ist die Vielzahl anderer neurologischer Ursachen für Zervikobrachialgien und Lumboischialgien zu berücksichtigen (neuralgische Schulteramyotrophie, Thoracic-outlet-Syndrom, postradiogene Plexusschädigung etc.).

Während man bei einer Beschwerdeschilderung, die für ein monoradikuläres Reizsyndrom typisch ist, bei einer neurologischen Erstuntersuchung oft mit einer Zielsymptom – orientierten Untersuchung zunächst zurecht kommt, ist bei atypischer Beschwerdeangabe, polysegmentaler Schmerzausstrahlung, therapieresistentem Verlauf, maßgeblichen Vorerkrankungen (Malignome, Diabetes mellitus etc.) in jedem Falle eine vollständige neurologische Untersuchung unter differenzialdiagnostischem Blickwinkel erforderlich.

Klinische Objektivierung von Wurzelkompressionssyndromen

Immer geht der neurologischen Untersuchung eine allgemein-klinische Untersuchung der Form, Klopfschmerzhaftigkeit und Beweglichkeit der Wirbelsäule voraus, wie sie bereits ausführlich beschrieben wurde.

Bei der allgemeinen Inspektion ist besonders auf das **Muskelrelief** zu achten mit der Frage, ob muskelatrophische Veränderungen festzustellen sind. Symmetrische oder generalisierte Atrophien z. B. auf dem Boden vorbestehender prädisponierender Muskel- oder Nervenkrankheiten (Muskeldystrophie, Neuropathie) sollten ebenso auffallen wie umschriebene Veränderungen, z. B. einseitige im Bereich des Schultergürtels (neuralgische Schulteramyotrophie) oder solche im Bereich einer Extremität als Folge einer mono- oder polyradikulären Schädigung. Bei der Inspektion ist auch nach Effloreszenzen eines Herpes zoster oder Herpes genitalis zu fahnden.

Zur Frage einer Nervenwurzelreizung kommt der Prüfung der Nervendehnungszeichen besondere Bedeutung zu (Tab. 1.**3**): neben der allgemein bewährten Untersuchung des Lasègue-Phänomens, das bei Reizung der Nervenwurzeln L4 bis S1 positiv zu erwarten ist, kann die Prüfung des Kernig-Zeichens die lumbale Abwehrspannung bestätigen. Bei Verdacht auf höher gelegene Läsionen bietet sich die Untersuchung des umgekehrten Lasègue-Zeichens an. Dabei wird durch Zug auf die den N. femoralis bildenden Wurzeln L2 bis L4 eine dort bestehende Irritation nachgewiesen. Es ist zu beachten, dass die aufgeführten Nervendehnungszeichen ein unspezifischer Hinweis auf eine Nervenwurzelreizung sind und auch bei meningealer Reizung und Meningitiden ausgelöst werden können. Dann fällt häufig auch das Brudzinski-Zeichen positiv aus und man stellt weitere Nackendehnungszeichen („Nackensteifigkeit") fest.

An der Halswirbelsäule zeigen häufig Provokationstests die Wurzelirritation auf. Die Dehnung des gestreckten Armes im Schultergelenk nach hinten löst oft den ausstrahlenden Schmerz der betroffenen Nervenwurzel aus. Radikuläre Schmerzen und Parästhesien im Ausbreitungsgebiet der betroffenen Nervenwurzel lassen sich oft bei gleichzeitiger Retroflexion des Kopfes und Neigung zur betroffenen Seite auslösen. Mitunter verstärkt axialer Druck auf den Kopf seitens des Untersuchers bei Neigung des Kopfes zur betroffenen Seite die radikulären Schmerzen (**Neck-Compression-Test**).

Die Läsion der vorderen Wurzel des Spinalnerven zeigt sich durch **motorische Ausfälle** im zugehörigen Myotom in Form umschriebener Paresen, bei ausreichend lange bestehender Schädigung auch in umschriebenen Muskelatrophien und gelegentlich Faszikulationen.

Es ist zu beachten, dass praktisch alle Extremitätenmuskeln mehrsegmental versorgt werden. Daher findet sich bei monoradikulären Schäden praktisch nie eine Plegie des entsprechenden Muskels. Andererseits kann aus der fest-

Tabelle 1.3 Nervendehnungszeichen

Name	Auslösung	Auftreten
Lasègue	In Rückenlage passive Beugung des gestreckten Beines in der Hüfte: Angabe des Winkels, bei dem radikuläre Schmerzen im Bein auftreten	Wurzelreizung L4 bis S1, Meningitis und meningeale Reizung anderer Ursache
Kernig	In Rückenlage rechtwinklige Beugung in Hüfte und Knie. Auftreten von radikulären Schmerzen bei passiver Kniestreckung	Wurzelreizung L4 bis S1, Meningitis und meningeale Reizung anderer Ursache
Umgekehrter Lasègue	In Bauchlage Beugung des Kniegelenkes: Schmerzangabe und reflektorisches Anheben der gleichseitigen Hüfte	Wurzelreizung L2 bis L4
Bruszinski	In Rückenlage passive Kopfbeugung: Schmerzangabe und Anziehen der Beine	Meningitis und meningeale Reizung anderer Ursache
Lhermitte	Aktive oder passive Kopfbeugung: kribbelnde oder stromartige Parästhesien in Rumpf und Extremitäten	Chronische Entzündungen, zervikale Myelopathie, raumfordernde Prozesse des Myelons

zustellenden Lähmung eines Muskels nicht auf die Schädigung einer bestimmten Wurzel geschlossen werden. Dennoch wird man besonders deutliche Ausfälle eines Muskels besonders dann finden, wenn er der „Kennmuskel" der betroffenen Nervenwurzel ist, also überwiegend von ihr innerviert wird (Tab. 1.4). Grundsätzlich sollte eine gründliche Kraftprüfung einer ausreichenden Zahl von Extremitätenmuskeln erfolgen, um eine sichere Zuordnung zu einer Nervenwurzel treffen zu können.

Bei der Kraftprüfung werden zunächst bei sitzendem oder liegendem Patienten die interessierenden Muskelgruppen untersucht, indem der Patient angehalten wird, kräftig gegen den Widerstand des Untersuchers zu innervieren. Die Ergebnisse werden unter Berücksichtigung einer Kraftgradskala (Tab. 1.5) dokumentiert. Einige Muskeln können im Liegen nicht ausreichend auf ihre Kraftentwicklung untersucht werden (z. B. M. triceps surae), sodass zusätzliche Prüfungen im Sitzen oder Stehen nötig sind. So sollte bei Verdacht auf Schädigung der lumbalen Nervenwurzeln in jedem Falle eine Prüfung des (einbeinig ausgeführten) Zehen- und Hackenstandes erfolgen. Die überwiegend L5-innervierte Glutealmuskulatur sollte durch die Überprüfung des Trendelenburg-Zeichens untersucht werden.

Tabelle 1.**4** Wichtige Wurzelsyndrome

Wurzel	Kennmuskel	Kennreflex	Dermatom
C4	Zwerchfell	–	Schulterhöhe
C5	M. deltoideus, Schulterblattmuskulatur, M. biceps brachii	Bizepsreflex	lateraler und dorsaler proximaler Oberarm
C6	M. brachioradialis, M. biceps brachii	Brachioradialisreflex, Bizepsreflex	dorsoradialer Oberarm → radialer Unterarm → Daumen (radialer Zeigefinger)
C7	M. triceps brachii, Fingerbeuger und -strecker, M. pronator teres	Trizepsreflex	dorsaler Oberarm → Streckseite Unterarm → 2. und 3. Finger
C8	kleine Handmuskeln, ulnare lange Fingerbeuger	evtl. Trizepsreflex, Trömner-Reflex	lateraler Unteram → Ulnarseite Hand → 4. und 5. Finger
L3	M. quadriceps femoris	Quadriceps-femoris-Reflex	Streckseite des Oberschenkels (Trochanter → Innenseite des Knies)
L4	M. quadriceps femoris, M. tibialis anterior	Quadriceps-femoris-Reflex	lateraler distaler Oberschenkel → Streckseite Knie → Innenseite des Unterschenkels → Innenknöchel
L5	Zehenextensoren, Oberschenkelabduktion	Tibialis-posterior-Reflex (inkonstant)	Außenseite des Knies → ventrolateraler Unterschenkel → Fußrücken → Großzeh
S1	Fußsenkung, M. peronei, M. glutaeus maximus	Triceps-surae-Reflex	dorsolateraler Ober- und Unterschenkel → Ferse → lateraler Fußrand

Tabelle 1.**5** Skala zur semiquantitativen Beurteilung der Muskelkraft (Medical Research Council 1964)

Kraftgrad	Beschreibung
0	keine sichtbare Muskelkontraktion, auch keine Sehnenanspannung (vollständige Lähmung, Plegie, Paralyse)
1	eben sicht- oder fühlbare Muskelkontraktion
2	leichte Bewegung nach Ausgleich der Schwerkraft durch Unterstützung
3	leichte Bewegung oder Haltung eben gegen die Schwerkraft ohne Unterstützung
4	Bewegung oder Haltung gegen die Schwerkraft und gegen leichten Widerstand
5	volle Muskelkraft

Sensible radikuläre Irritationen entstehen durch Läsion der Hinterwurzel und führen zu Schmerzen, bei zunehmender Schädigung zu Parästhesien, Dysästhesien und schließlich zum Sensibilitätsausfall im Ausbreitungsgebiet des zugehörigen Dermatoms. Eine Übersicht über die Ausbreitung der Dermatome findet sich in Tab. 1.**4**.

Dermatomschemata verschiedener Atlanten und Lehrbücher unterscheiden sich häufig geringfügig im Verlauf der Dermatomgrenzen. Neben einer geringfügigen interindividuellen Variabilität ist die Begründung hierfür in der starken Überlappung der Dermatome bei der Prüfung der Oberflächensensibilität zu suchen. Die Prüfung auf hypalgetische Zonen ist sensitiver als die Prüfung der Berührungsempfindlichkeit, da die Überlappungen der sensiblen Dermatome für Schmerzempfindung geringer sind. Daher empfiehlt es sich, neben der Berührungsempfindlichkeit (mittels Watteträger, Pinsel etc.) vor allem die Schmerzempfindlichkeit der Haut zu überprüfen. Früher gebräuchliche Nadelräder sollten dabei wegen des potenziellen Infektionsrisikos nicht mehr verwendet werden. Stattdessen kann man z. B. Einmalstäbchen aus Kunststoff mit stumpfem und spitzem Ende verwenden.

Bei Lumboischialgien sollte grundsätzlich auch die Sensibilität in den Dermatomen S2 bis S4 geprüft werden. Das von ihnen versorgte Areal befindet sich an der Innenseite der Oberschenkel und perianal. Eine dort gelegene **Reithosenanästhesie** zeigt eine sakrale Schädigung an mit der Gefahr von Miktionsstörungen wegen der über diese Wurzeln erfolgenden vegetativen Versorgung der Harnblase.

Wird die Hinterwurzel vor Abgang des Ramus dorsalis, also spätestens im Foramen intervertebrale beschädigt, sind bei genauer Prüfung häufig auch paravertebrale Gefühlsstörungen objektivierbar.

Die Überprüfung der **Muskeleigenreflexe** gibt Auskunft über die Funktionsfähigkeit des sensomotorischen Reflexbogens. Mit einer Abschwächung oder

Tabelle 1.6 Wichtige Muskeleigenreflexe

Reflex	Auslösung	Reflexantwort	Muskel	Segmente
Bizepsreflex	Schlag auf Bizepssehne bei flektiertem Ellenbogen	Beugung Ellenbogen	M. biceps brachii	C5, C6
Brachioradialisreflex ("Radiusperiost-Reflex")	Schlag auf distales Radiusende bei flektiertem Ellenbogen	Beugung Ellenbogen	M. brachioradialis	C5, C6
Trizepsreflex	Schlag auf Trizepssehne bei flektiertem Ellenbogen	Streckung Ellenbogen	M. triceps brachii	C6, **C7**
Trömner-Reflex	Schlag von volar gegen die gebeugten Langfingerendglieder	Beugung Fingerendglieder	Mm. flexores digitorum	C7, C8
Quadricepsfemoris-Reflex („Patellarsehnen-Reflex")	Schlag auf Quadrizepssehne unterhalb Patella bei flektiertem Knie	Kniestreckung	M. quadriceps femoris	L2, **L3, L4**
Tibialis-posterior-Reflex	Schlag auf Sehne des M. tibialis posterior dorsal des Malleolus medialis	Supination des Fußes (inkonstant)	M. tibialis posterior	**L5**
Triceps-surae-Reflex („Achillessehnen-Reflex")	Schlag auf Achillessehne, Fuß in rechtwinkliger Position	Fußsenkung	M. triceps surae	**S1**, S2

einem Ausfall von Reflexen ist daher nicht allein bei einer Schädigung der Vorderwurzel mit Störung der motorischen efferenten Leitungsbahn zu rechnen. Auch eine isolierte Läsion der Hinterwurzel mit Störung des afferenten Schenkels des Reflexbogens schwächt den Reflex ab. Eine Übersicht über Kennreflexe der oberen und unteren Extremitäten gibt Tab. 1.**6**.

Vegetative Ausfälle bei zervikalen und lumbalen Wurzelläsionen sind selten, dürfen aber nicht übersehen werden.

Bei jeder radikulären lumbalen Läsion, insbesondere bei polyradikulärer Schädigung, ist an das Vorliegen einer Blasenfunktionsstörung zu denken. Warnzeichen für Blasenentleerungsstörungen sind:
– Nachweis einer Reithosenanästhesie
– Fehlen des Anal- oder Kremasterreflexes
– Bildgebender Nachweis eines lumbalen Massenvorfalls

Es ist davon auszugehen, dass Miktionsstörungen häufiger sind, als sie anamnestiziert werden. Sehr selten gibt sie der Patient spontan an. Beim geringsten Verdacht, insbesondere beim Nachweis polyradikulärer lumbaler Ausfälle oder bei der Feststellung einer Reithosenanästhesie muss eine Miktionsstörung in Erwägung gezogen werden. Die klinische Untersuchung beinhaltet dann auch die Prüfung des Analreflexes, des Kremasterreflexes und des analen Sphinktertonus. Allerdings handelt es sich bei den genannten Reflexen um Fremdreflexe, die interindividuell sehr unterschiedlich ausgeprägt sein können. Im Zweifel ist die Indikation für eine Restharnmessung mittels Ultraschall oder Einmalkatheterismus zu überprüfen.

Bei Hinweisen auf eine Blasenfunktionsstörung ist grundsätzlich notfallmäßig eine neuroradiologische Diagnostik und die Abklärung der Operationsindikation erforderlich. Blasenlähmungen sind schlecht rückbildungsfähig!

Bei einer Wurzelläsion C8 bis Th1 kann ein ipsilaterales Horner-Syndrom auftreten. Schweißsekretionsstörungen sind bei lumbalen und zervikalen Wurzelläsionen kaum zu erwarten, da der Grenzstrang lediglich aus den Nervenwurzeln Th3 bis L3 versorgt wird.

Differenzierung der Wurzelsyndrome

An der **oberen Extremität** ist wegen des weniger geneigten Verlaufs der abzweigenden Nervenwurzeln ganz überwiegend eine monoradikuläre Schädigung zu beobachten, wobei weitaus am häufigsten die C7-Wurzel geschädigt ist, gefolgt von den Wurzeln C6, C5 und C8. Die Halsnervenwurzeln verlassen den Wirbelkanal durch das Foramen intervertebrale *oberhalb* des gleichnamigen Wirbelkörpers.

Bei **lumbalen Wurzelreizsyndromen** ist das Wirbelsäulensegment L 4/5 am häufigsten betroffen, gefolgt vom Segment L 5/S 1 und den Segmenten L 3/4 und L 2/3 (Kügelgen 1985). Die Nervenwurzel verlässt im lumbalen Abschnitt die Wirbelsäule durch das Foramen *unterhalb* des gleichnamigen Wirbels. Aufgrund des gebündelten Verlaufs der Nervenwurzeln in der Cauda equina ist bei Bandscheibenvorfällen der Lendenwirbelsäule die gleichzeitige Läsion zweier Nervenwurzeln häufiger als an der HWS. Am häufigsten findet man die Kombination der Beteiligung der Nervenwurzeln L5 und S1. Bei medialen Bandscheibenvorfällen oder Massenvorfällen ist die Entwicklung eines Kaudasyndroms mit beidseitiger polyradikulärer Schädigung und der Gefahr einer Blasenlähmung möglich.

Verlauf der klinischen Befunde bei einer Wurzelreizung

Das typische initiale Zeichen der Wurzelreizung ist der radikuläre Schmerz. Bei den radikulären Ausfällen auf dem Boden von Bandscheibenvorfällen dominieren in der Häufigkeit sensible Defizite vor Reflexauffälligkeiten, motorischen Paresen und den wesentlich selteneren Miktionsstörungen. Dies bedeutet aber keinesfalls, dass individuell das neurologische Defizit im Verlauf der Krankheit in dieser Reihenfolge auftreten müsste. Vielmehr kommen beispielsweise rein motorische Defizite bei isolierter Kompression der Vorderwurzel vor. Zur Beurteilung des Verlaufs müssen daher immer alle vorgenannten klinischen Zeichen der Wurzelreizung beobachtet werden.

Es besteht zwar in aller Regel individuell ein Zusammenhang der subjektiven Schmerzintensität mit der Ausprägung der lumbalen Abwehrspannung. Geht allerdings trotz zunehmenden motorischen Defizits die lumbale Abwehrspannung zurück, muss mit einer zunehmenden Wurzelschädigung und drohendem Wurzeltod gerechnet werden. In diesem Falle ist umgehend die Indikation zu operativem Vorgehen zu überprüfen.

Myelopathie bei degenerativen HWS-Erkrankungen

Schädigungen des zervikalen Rückenmarks sind bei akuten Bandscheibenerkrankungen selten, aber nicht auszuschließen. Sie entstehen weit häufiger bei chronischer zervikaler Spondylose. Dennoch sollte bei zervikalen radikulären Schmerzsyndromen immer auch orientierend eine Myelopathie ausgeschlossen werden. Mitunter gibt der Erkrankte schon anamnestisch das **Lhermitte-Phänomen** an: Bei Kopfbeugung nach vorne schießen dabei kribbelnd oder stromartig empfundene Parästhesien durch Rücken und Extremitäten. Auch der untersuchende Arzt kann dieses Zeichen dann häufig durch passive Kopfbeugung auslösen. Das Lhermitte-Phänomen ist allerdings häufiger bei chronischen entzündlichen Erkrankungen des Halsmarkes (z. B. multiple Sklerose) als bei osteochondrotisch bedingter Kompression nachweisbar. Es findet sich auch bei Irritation des Myelons durch Tumoren und andere raumfordernde Prozesse.

Bei ausgeprägten zervikalen Myelopathien finden sich neben den neurologischen Hinweisen der Wurzelschädigung an den Armen auch Ausfälle durch die Läsion langer Rückenmarksbahnen: Bei der **Sensibilitätsprüfung** findet man meist Störungen der Schmerz- und Temperaturempfindung, aber auch der Tiefensensibilität (Vibrationserkennen) an den Körperabschnitten kaudal der Läsion. Ausgeprägte Sensibilitätsstörungen sind bezüglich ihrer kranialen Begrenzung keineswegs immer typisch querschnittsförmig in Höhe der der Läsion zugehörigen zervikalen Dermatome begrenzt, sondern weisen häufiger irreführend eine kraniale Grenze auf thorakalem Niveau auf. Aufgrund der Störung der spinozerebellären Bahnen treten mitunter **ataktische Störungen** mit Unsicherheit bei der Prüfung des Knie-Hacke-Versuchs, des Romberg-Stehversuchs und des Seiltänzergangs auf. Schließlich ist unbedingt auf die Entwicklung einer **spastischen Tonuserhöhung** an den Beinen, seltener an den Armen zu achten, kenntlich in der Regel auch an einer Steigerung der Beineigenreflexe und dem Auftreten pathologischer Pyramidenbahnzeichen (Babinski-Zeichen).

Neurologische Befunderhebung unter differenzialdiagnostischem Blickwinkel

Die Häufigkeit radikulärer Wirbelsäulensyndrome darf nicht dazu führen, dass Differenzialdiagnosen übersehen werden. Die Gegenüberstellung der subjektiven Beschwerden mit den objektiven klinischen Zeichen muss zu kongruenten Ergebnissen führen. Treten hier Unstimmigkeiten auf, ist die Diagnose mit entsprechender Zurückhaltung und nach Ausschluss anderer Ursachen zu stellen (Tab. 1.**7**).

Tabelle 1.**7**   Anamnestische Hinweise auf abweichende Schmerzursache

Symptom	Beispiele
Nächtliche Parästhesien	CTS, Neuropathie
Nächtlicher Ruheschmerz	Tumor, Diszitis
Brennende Dysästhesien	Neuropathie
Elektrisierende Beschwerden (Lhermitte-Phänomen)	Myelitis, multiple Sklerose
Fehlen typischer Schmerzprovokatoren (kein Husten- oder Pressschmerz)	Varia
Mehr als zwei Nervenwurzeln einer Extremität betroffen	Tumor, Polyradikulitis, Plexusschädigung
Beschwerden an mehreren Extremitäten	Neuropathie
Vorliegen signifikanter Vorerkrankungen	Malignome, Vaskulitiden, Diabetes mellitus u. a.
Schmerzfreie Paresen	Zentrale Lähmung, Z. n. amyotropher Lateralsklerose

CTS = Karpaltunnelsyndrom

Insbesondere treten Schwierigkeiten erfahrungsgemäß in der **Abgrenzung zu peripheren Nervenkompressionssyndromen** und entzündlichen peripheren Nervenerkrankungen auf. Ohne Absicht auf Vollständigkeit listet Tab. 1.8 typische peripher-neurologische Differenzialdiagnosen für Erkrankungen einzelner Nervenwurzeln auf. Die Erfahrung zeigt, dass diese überwiegend häufigen Krankheitsbilder immer wieder nicht erkannt werden. Da diese Erkrankungen durch einen erfahrenen Neurologen meist durch eine einzige neurologische und neurophysiologische Untersuchung diagnostiziert werden können, sollte auch beim kleinsten Zweifel an einer radikulären Schädigung die entsprechende konsiliarische Untersuchung veranlasst werden.

Insbesondere bei **schmerzfrei auftretenden Lähmungen** ist besondere Vorsicht geboten, eine radikuläre Schädigung anzunehmen. In diesem Zusammenhang soll insbesondere die schmerzlos aufgetretene Fußheberlähmung (Steppergang) hervorgehoben werden, die häufig Erstsymptom von z. T. schweren neurologischen Erkrankungen ist und durch ein sehr breites differenzialdiagnostisches Spektrum neurologischer Erkrankungen hervorgerufen

Tabelle 1.**8**   Periphere Nervenschäden als Differenzialdiagnosen zu Wurzelreizsyndromen

Wurzelreizsyndrom		Differenzialdiagnose	
C5		Neuralgische Schulteramyotrophie	Verlauf: akute mehrtägige heftige Schmerzen, Auftreten atrophischer Paresen mit Remission des Schmerzes
	Beteiligung M. biceps brachii, Schulterblattmuskeln	Axillarisparese	isolierte Parese M. deltoideus
C7	Trizepsreflex abgeschwächt	Karpaltunnelsyndrom	nächtliche Brachialgie, Hoffmann-Tinel-Zeichen, Phalen-Test
C8	Hypästhesie auch am ulnaren Unterarm, Trizepsreflex häufig abgeschwächt	Ulnarisparese	Hypästhesie am Ringfinger nur ulnarseitig Froment-Zeichen
L3		Femoralisparese	Hypästhesie N. saphenus
		Meralgia paraesthetica	Hypästhesie ventrolateraler Oberschenkel, PSR intakt
L4	Beteiligung M. tibialis anterior	Femoralisparese	Hypästhesie N. saphenus
L5	Beteiligung M. glutaeus medius (Trendelenburg!)	Peronäusparese	Beteiligung Pronatoren
S1		Ischiadikusparese	Beteiligung der Fuß- und Zehenheber (meist im Vordergrund)
L4/5	Patellarsehnenreflex abgeschwächt	Peronäusparese	Beteiligung Pronatoren
L5/S1	Achillessehnenreflex abgeschwächt, Beteiligung Fußsenker	Peronäusparese	Beteiligung M. tibialis anterior

PSR = Patellarsehnenreflex

Tabelle 1.**9** Differenzialdiagnose schmerzloser (einseitiger) Fallfuß

Syndrom	Beispiele	Mögliche Hinweise
zerebral bedingte Fußheberlähmung	Infarkt oder Blutung (A. cerebri anterior), frontales Meningeom, multiple Sklerose	Reflexsteigerung, Pyramidenbahnzeichen, Absinken des Beines im Vorhalteversuch, keine Sensibilitätsstörung
spinal bedingte Fußheberlähmung	spinale Ischämie, thorakaler Bandscheibenvorfall	Störung der Schmerz- und Temperaturempfindung am anderen Bein (Brown-Séquard-Syndrom)
Vorderhornerkrankungen	amyotrophe Lateralsklerose, spinale Muskelatrophien	Atrophie, ubiquitäre Faszikulationen, Beteiligung weiterer Muskeln
lumbale Plexusschädigung	Tumor	sensible und motorische Beteiligung mehrerer Nervenwurzeln
Nervenwurzelschädigung L 4/5	Bandscheibenvorfall, Herpes zoster	Aussparung der Pronatoren des Fußes, typische Sensibilitätsstörung
Neuropathie	Diabetes mellitus	sockenförmige Hypästhesie, distale Minderung des Vibrationserkennens, ASR-Abschwächung bds.
periphere Nervenschädigungen	Ischiadikusparese, Peronäusparese, Tibialis-anterior-Syndrom	typische Sensibilitätsstörungen
Myopathie	distale Muskeldystrophie	meist bilateral, CK-Erhöhung

ASR = Achillessehnenreflex, CK = Kreatinkinase

werden kann (Tab. 1.**9**). Daher ist hier besonders darauf zu achten, ob klinisch ein vertebrales Syndrom besteht oder nicht. Allein auf die Bildgebung sollte man die Diagnose einer Nervenwurzelschädigung hier nicht stellen. Die Häufigkeit von Bandscheibenschäden im Segment L 4/5 führt dazu, dass oft bildgebend ein Zufallsbefund in dieser Höhe erhoben wird, die Parese hingegen durch andere Erkrankungen, z. B. durch eine beginnende amyotrophe Lateralsklerose oder eine Neuropathie hervorgerufen wird. Dies spricht dafür, bei atypischen Befunden, inkomplett ausgebildeten Wurzelreizsyndromen und insbesondere vor einer Lendenbandscheibenoperation einen erfahrenen Neurologen hinzuzuziehen.

Neurophysiologische Untersuchung

Die klinische Untersuchung kann unterstützt werden durch neurophysiologische Diagnostik. Die größte Aussagekraft hat hierbei die Durchführung der Elektromyografie (EMG). Bei speziellen Fragestellungen kann auch die Untersuchung der Nervenleitgeschwindigkeiten (NLG), der F-Wellen und der somatosensorisch-evozierten Potenziale hilfreich sein. Beispiele für Indikationen zur neurophysiologischen Untersuchung zeigt Tab. 1.**10**.

Wegen ihrer besonderen Relevanz für die Beurteilung von Wurzelschädigungen soll an dieser Stelle lediglich auf die Untersuchung mittels EMG und NLG näher eingegangen werden.

Elektromyografie. Bei der EMG wird die elektrische Erregung in quer gestreiften Muskeln mittels konzentrischer unipolarer Nadelelektroden untersucht. Zum Verständnis der Untersuchung ist die Kenntnis wichtig, dass ein spinales Motoneuron mehrere Fasern eines Muskels versorgt, die so genannte *motorische Einheit* (ME). Im EMG wird das Entladungsmuster motorischer Einheiten in Ruhe, bei mäßiger Willkür und bei maximaler Innervation untersucht.

Wichtige Parameter in der EMG-Beurteilung sind:

- Pathologische *Spontanaktivität*, die trotz völlig entspannten Muskels in Ruhe erscheint. Sie tritt bei Schädigung des peripheren Motoneurons (also auch bei Läsionen der vorderen Spinalnervenwurzel) auf, aber auch bei Myopathien. Man unterscheidet u. a. Faszikulationen, Fibrillationen und positiv scharfe Wellen.

Tabelle 1.**10** Indikationen zur neurophysiologischen Untersuchung

Indikation	Beispiele
Differenzialdiagnose radikulärer Schädigungen	Abgrenzung von Plexusläsionen, Abgrenzung von peripheren Nervenkompressionssyndromen, Aufdeckung von Neuropathien (NLG), somatoforme Störungen, Abgrenzung zentral-neurologischer Erkrankungen
Differenzierung betroffener Nervenwurzeln	Genaue topische Zuordnung vor geplanter PRT oder Lendenbandscheibenoperation
Beurteilung des Ausmaßes der Wurzelschädigung	Ausmaß axonaler Schädigungszeichen, Differenzierung Wurzelläsion/Wurzelreizung
Beurteilung des Alters der Wurzelläsion	Feststellung frischer radikulärer Schädigung bei Z. n. Wurzelschädigung in gleicher Höhe

NLG = Nervenleitgeschwindigkeit, PRT = periradikuläre Therapie

- Faszikulationen sind bei oberflächlichem Auftreten auch mit dem Auge erkennbar und treten als benigne Faszikulationen auch beim Gesunden auf. Sie sind formal nicht von willkürlich aktivierten Potenzialen motorischer Einheiten zu unterscheiden, erscheinen aber im völlig entspannten Muskel.
- Fibrillationspotenziale und positiv scharfe Wellen sind nicht mit bloßem Auge sichtbar. Fibrillationen sind meist di- oder triphasisch, gehen stets positiv (nach unten) von der Grundlinie ab, haben eine durchschnittliche Amplitude von 100 µV sowie eine Dauer von 1 – 5 ms und wiederholen sich meist in sehr regelmäßigen Intervallen. Positiv scharfe Wellen sind überwiegend monophasisch und bestehen aus einer positiven Entladung, der manchmal eine lange, niedrige negative Potenzialschwankung folgt. Ihre Amplitude liegt um 100 µV und ihre Dauer durchschnittlich bei 4 ms. Fibrillationen und positiv scharfe Wellen erscheinen ca. 2 – 3 Wochen nach einer neurogenen Schädigung und verschwinden bei vollständiger Reinnervation oder bei narbiger Defektheilung.

■ *Veränderung der Einzelpotenziale motorischer Einheiten:* Bei mäßiger Innervation durch den Patienten werden die Willkürpotenziale bezüglich ihrer Amplitude, Dauer und Konfiguration untersucht. Als typische Befunde bei neurogenen Schädigungen gelten eine Zunahme der Potenzialamplitude, eine Verlängerung der Potenzialdauer und eine Zunahme der Zahl polyphasischer Potenziale. Unter Polyphasien versteht man Potenziale, die die Grundlinie mehr als viermal kreuzen. Myopathische Muskelveränderungen gehen mit einer Verkürzung der Potenzialdauer, einer Verminderung der Potenzialamplitude und einer vermehrten Polyphasierate einher.

■ Schließlich wird das *Entladungsmuster bei zunehmender und schließlich maximaler Innervation* des Muskels durch den Patienten untersucht. Für neurogene Schädigungen ist eine Lichtung des Aktivitätsmusters als Ausdruck des Verlustes motorischer Einheiten typisch. Bei hochgradigen neurogenen Schädigungen erhält man lediglich noch einzelne Willkürpotenziale, die bei vollständiger Leitungsunterbrechung des peripheren Nerven schließlich auch verschwinden. Bei myopathischen Schädigungen kann man meist ein interferentes Bild bei Maximalinnervation ableiten, weil die Zahl der motorischen Einheiten bei Myopathien zunächst nicht abnimmt. Da der Patient frühzeitig aufgrund der Schädigung von Muskelfasern mehr motorische Einheiten aktivieren muss, sieht man bei noch relativ geringer Kraftentwicklung verhältnismäßig früh ein interferentes Muster. Die Amplitude des interferenten Musters ist häufig gemindert.

Der Verlauf einer neurogenen Schädigung (z. B. einer Wurzelschädigung) im EMG gestaltet sich zusammenfassend folgendermaßen (Tab. 1.**11**): In den ers-

Tabelle 1.**11**   EMG-Befunde im Verlauf einer akuten Wurzelschädigung

Zeit	Spontanaktivität	Muster bei Maximalinnervation	Willkürpotenziale
erste Tage	–	gelichtet	normal
14 Tage nach Schädigung	Fibrillationen, positiv scharfe Wellen	gelichtet	normal bis verlängert
12 Monate nach Schädigung	einzelne Fibrillationen	gelichtet bis normal	verlängert

ten Tagen der akuten Wurzelläsion zeigen sich in der Elektromyografie bei der Prüfung der Maximalinnervation *Lichtungen des elektrischen Musters*. Die ersten Denervationspotenziale (*Fibrillationspotenziale* und *positiv scharfe Wellen*) zeigen sich in aller Regel frühestens nach 10 – 14 Tagen. Besteht das Wurzelsyndrom einige Monate, so kommt es zu zunehmendem neurogenen Umbau mit einer Erhöhung der Zahl *polyphasischer Potenziale* bei gleichzeitiger *Zunahme der Amplitude* und *Dauer der Willkürpotenziale*. Alte Wurzelschädigungen zeigen kaum mehr frische Denervierungsaktivität, abgesehen von vereinzelt auftretenden Fibrillationspotenzialen. Es ist dann typischerweise der Befund einer alten Teildenervierung, festzustellen mit *Ausfall motorischer Einheiten* (gelichtetes Muster), *erhöhter Polyphasierate* und *erhöhter Entladungsfrequenz* noch erhaltener Neurone.

Von prognostischer Bedeutung ist bei chronischen Wurzelschädigungen das Verbleiben oder gar die Zunahme der Denervierungsaktivität im Verlauf, während ein Rückgang der frischen neurogenen Schädigungszeichen und das Auftreten von *Reinnervationspotenzialen* für eine günstige Prognose sprechen. Das Wiederauftreten pathologischer Spontanaktivität nach deren Verschwinden lässt ein Rezidiv einer Wurzelläsion annehmen.

Generell ist die Elektromyografie zur Differenzialdiagnose aller neuromuskulären Erkrankungen indiziert. Sie wird in aller Regel vom Neurologen selbst durchgeführt. Die Ergebnisse können nur im Zusammenhang mit der Klinik verwertet werden.

Beispiele für elektromyografisch lösbare Fragestellungen im hiesigen Kontext sind (Tab. 1.**10**):

- Abgrenzung peripherer Nervenkompressionssyndrome (L5/Peronäusparese),
- Abklärung schmerzfrei aufgetretener Paresen (zentral/peripher – neurogen/myopathisch),

- Differenzierung der beteiligten Nervenwurzeln, z. B. vor Durchführung einer PRT oder Operation,
- Ursache einer klinisch feststellbaren Atrophie (Glutäalschwäche bzw. Trendelenburg-Phänomen durch L5-Läsion oder orthopädische Ursachen, Differenzialdiagnose C5-Schädigung/Rotatorenmanschettenruptur/Supraskapularisläsion?),
- Abgrenzung schmerzbedingter oder psychogener Minderinnervation von neurogen bedingten Paresen,
- Frage einer frischen Wurzelläsion bei bereits vorangegangener Wurzelschädigung in gleicher Höhe,
- Zeitpunkt und Fortschreiten der Reinnervation nach neurogener Schädigung.

Elektroneurografie. Die Elektroneurografie dient der Messung der Nervenleitgeschwindigkeiten peripherer Nerven. Hierbei wird die maximale Fortleitungsgeschwindigkeit sensibler und motorischer Nervenfasern, die gemeinsam in den meist gemischten peripheren Nerven verlaufen, fast immer mittels Oberflächenelektroden, seltener mittels Nadelelektroden gemessen. Die Bestimmung der NLG erfolgt in aller Regel in Verbindung mit einer EMG-Untersuchung und ist in allen Fällen neurogener Muskelschädigung oder sensibler peripherer Defizite indiziert.

Die Aufgabe der Elektroneurogaphie liegt insbesondere in der differenzialdiagnostischen Abgrenzung, insbesondere von Neuropathien und Nervenkompressionssyndromen. Bei Neuropathien sind verminderte sensible und motorische Nervenleitgeschwindigkeiten, bei peripheren Nervenkompressionssyndromen Leitgeschwindigkeitsverzögerungen am Läsionsort (z. B. Karpaltunnelsyndrom) festzustellen. Bei Wurzelläsionen zeigt sich in aller Regel lediglich eine Minderung der Amplitude der motorischen Antwortpotenziale bei der NLG-Messung. Mitunter gelingt es erst mithilfe der Messung der Nervenleitgeschwindigkeit und des EMG, ein Peronäuskompressionssyndrom am Fibulaköpfchen von einer L5-Läsion zu differenzieren.

2 Therapieverfahren

2.1 Allgemeine Fragestellungen vor Therapiebeginn

Joachim Meyer-Holz

Wann ist eine Behandlung medizinisch erforderlich?

Rückenschmerzen gehören zu den häufigsten Konsultationsgründen in der hausärztlichen sowie in der orthopädischen Praxis und für ihre Behandlung müssen beträchtliche Mittel aufgewendet werden. In Zeiten knapper werdender Ressourcen darf es nicht verwundern, wenn die Kostenträger nachfragen, warum bestimmte Behandlungsmaßnahmen in einem bestimmten Umfang durchgeführt wurden, werden oder werden sollen. Vereinzelt ist auch schon verlangt worden, physiotherapeutische Maßnahmen in Bezug auf die ICF (International Classification of Functioning, Disability and Health) zu begründen. Das ist bisher ungebräuchlich, und die ICF ist zu komplex, als dass sie in der täglichen Praxis problemlos angewandt werden könnte. Dennoch werden sich daraus in Zukunft Hilfen zur Steuerung und zur Dokumentation therapeutischer Prozesse entwickeln lassen.

Die Indikation, überhaupt eine Therapie einzuleiten, ergibt sich aus dem Behandlungswunsch des Patienten und aus der medizinischen Notwendigkeit, Schaden von ihm abzuwenden. Der Patient soll, soweit er dazu in der Lage ist, selbst entscheiden, welche Therapie bei ihm durchgeführt wird, wenn mehrere zur Verfügung stehen. Dazu muss er aufgeklärt werden. Er muss überblicksweise erfahren, welche Therapie nach dem Stand der Wissenschaft und nach ärztlicher Erfahrung am besten geeignet ist, welche Alternativen es gibt und worin deren typische Chancen und Risiken zu sehen sind. Es kann hilfreich sein, wenn der Arzt ihm sagt, was er täte, wenn er selbst der Betroffene wäre. Man kann jedem klar denkenden Menschen – auch dem schlichtesten – einen medizinischen Sachverhalt so erklären, dass er ihn versteht. Nichts entbindet den Arzt von der Verpflichtung, solche Gespräche zu führen.

Die Entscheidung, ärztlicherseits eine bestimmte Behandlung vorzuschlagen, sollte aus einem nachvollziehbaren Verfahren hervorgehen. Waddell hat eine diagnostische Triage vorgeschlagen, um zwischen einfachem Kreuzschmerz, Nervenwurzelschmerz und möglicher ernster spinaler Pathologie zu unterscheiden (Waddell 1998). Die daraus abgeleiteten Vorgehensweisen sind medizinisch sinnvoll, aber sie orientieren sich an ärztlichen Einschätzungen und berücksichtigen nicht, wie sich die Erkrankung aus der Sicht des Patienten darstellt. Man kann die Triage deshalb auch anders gestalten. Als Parameter dienen dabei

- die subjektive Beeinträchtigung des Patienten und
- die objektivierbaren Befunde.

Beide müssen keineswegs übereinstimmen. Es erstaunt immer wieder, wie stark manche Menschen durch Befindlichkeitsstörungen und Bagatellerkrankungen beeinträchtigt sind, während andere selbst durch schwerwiegende Veränderungen kaum beeinflusst werden – und zwar auch, wenn sie die Diagnose kennen.

Folgende Einschätzungen können sich ergeben:

1. Die subjektive Beeinträchtigung ist gering, und bei der Untersuchung werden keine wesentlich von der altersentsprechenden Norm abweichenden Befunde gesehen.
2. Die subjektive Beeinträchtigung ist deutlich, obwohl nur geringe Befunde objektiviert werden können.
3. Die subjektive Beeinträchtigung und die objektivierbaren Befunde sind erheblich.

Außerdem sind zwei Sonderfälle denkbar:

4. Die subjektive Beeinträchtigung ist geringer als das nach den Befunden zu vermuten wäre.
5. Bei der Untersuchung findet sich eine Risikokonstellation, oder es bestehen Hinweise auf eine sich entwickelnde, noch klinisch stumme Erkrankung.

Dem sind folgende Therapieentscheidungen zuzuordnen:

1. Es ist keine medizinische Behandlung erforderlich. Bei Behandlungswunsch können die Patienten auf Hausmittel verwiesen werden (Körnerkissen, Wärmepackungen, Rheumabäder, Einreibungen).
2. Eine symptomatische Behandlung ist ausreichend. Diese sollte nicht mit Risiken behaftet sein – also keine NSAR, keine Infiltrationen. Bei intensivem Behandlungswunsch können nebenwirkungsfreie alternativmedizinische Therapieverfahren in Betracht gezogen werden.
3. Eine stringente medizinische Behandlung ist notwendig. Dabei sollen nur wissenschaftlich begründete, zumindest wissenschaftlich vertretbare Therapieverfahren nach den Grundsätzen der evidenzbasierten Medizin angewendet werden.
4. Gleiches gilt für Punkt 4, wobei die Besonderheit der Situation eingehend mit dem Patienten besprochen werden muss.
5. Je nach der vorgefundenen Situation sind prophylaktische Maßnahmen sinnvoll oder Therapiemaßnahmen erforderlich. Sie sollen die Risiken abde-

cken, mit deren Eintreten bei realistischer Betrachtung gerechnet werden kann.

Welche Therapiemaßnahmen sind angezeigt?

Grundsätzlich stehen konservative, interventionelle und operative Verfahren zur Verfügung. Bei der Festlegung des Therapieverfahrens darf es keine Automatismen geben (Rückenschmerzen: Fango, Ischialgie: drei Spritzen, Bandscheibenvorfall: Operation). Um eine differenzierte therapeutische Strategie zu entwickeln, muss man zunächst die vorgefundene Situation analysieren und bewerten:

- In welcher Weise sieht sich der Patient selbst beeinträchtigt? Wie äußert sich das objektiv, wie ist der Patient in seinem Lebensvollzug eingeschränkt? Worin sieht er die Ziele einer möglichen Behandlung?
- Welche Funktionen sind gestört?
- Welche Strukturen sind geschädigt?
- Ist eine Funktion gestört, weil die Struktur nicht in Ordnung ist oder handelt es sich um ein funktionelles Krankheitsbild? (Als funktionell werden oft Beschwerden bezeichnet, die nicht zu objektivieren sind. Dies ist hier nicht gemeint. Wir verwenden den Begriff im Sinne der manuellen Medizin, sehen also einen gestörten Bewegungsablauf, der durch keine Läsion einer anatomischen Struktur bedingt ist.)
- Wie schwerwiegend ist das Krankheitsbild aus medizinischer Sicht? Die Beurteilung durch den Arzt kann anders sein als die Einschätzung durch den Patienten.

Auf der Grundlage dieser Überlegungen werden geeignete Behandlungsmaßnahmen ausgewählt. Dabei muss zunächst in den Fällen, bei denen wahrscheinlich nach den von Waddell angegebenen Kriterien („Red Flags"; Waddell 2004) eine ernste spinale Pathologie besteht, durch eine Maximaldiagnostik geklärt werden, ob die Patienten in der Praxis behandelt werden können oder ob sie in ein Krankenhaus eingewiesen werden müssen. Dabei stellt sich auch die Frage einer primär operativen Behandlung. Die Erfahrung zeigt, dass die meisten Fälle von schmerzhaften vertebragenen Erkrankungen mit konservativen und interventionellen Maßnahmen erfolgreich behandelt werden können.

Wie soll die Behandlung erfolgen?

Während es in Deutschland weithin akzeptierte Behandlungsempfehlungen für die systemische medikamentöse Therapie (Wörz et al. 2000; Arzneimittelkommission der deutschen Ärzteschaft 2000) und für die Infiltrationstherapie (Kokemohr 2000) gibt, herrscht Unsicherheit bezüglich der Physiotherapie, obwohl auch hierzu aktuelle praxisbezogene Literatur vorliegt (Soyka u. Meholm 2000; Gutenbrunner u. Weimann 2004) und die Deutsche Gesellschaft für Physikalische Medizin und Rehabilitation schon 1997 Leitlinien veröffentlicht hat. Manualmedizinische Behandlungsverfahren sind zwar weit verbreitet, stehen aber immer noch am Rande der Schulmedizin (Frisch 2001; Heimann 2001; Sachse u. Schildt-Rudloff 2000). Die interventionellen Verfahren befinden sich in rascher Entwicklung und werden kontrovers diskutiert (Casser u. Forst 2004).

Physiotherapie

Im Bereich der gesetzlichen Krankenversicherung ist versucht worden, durch den Heilmittelkatalog, der 2004 in einer revidierten Fassung veröffentlicht wurde, verbindliche Richtlinien für die Verordnung von Physiotherapie einzuführen. Die Umsetzung stößt auf Schwierigkeiten, weil die Verordner durch den Heilmittelkatalog und die ihm zu Grunde liegenden Heilmittelrichtlinien letztendlich doch nicht von dem Budgetdruck entlastet werden. Auch ist es schwer, die Notwendigkeit spezieller physiotherapeutischer Maßnahmen unter den Kategorien der evidenzbasierten Medizin zu begründen. Im Gegensatz zu anderen Formen der Krankenbehandlung ist nämlich die Physiotherapie wissenschaftlich wenig untersucht. Es fehlt an gesicherten Wirksamkeitsnachweisen und es gibt nur relativ wenige Studien zu der Frage, welche Therapie bei bestimmten Erkrankungen am besten hilft. Selbst die gebräuchlichsten Behandlungsverfahren sind nicht wissenschaftlich abgesichert.

Bei der Frage, wie der Wirksamkeitsnachweis geführt werden könnte, denkt man in erster Linie an naturwissenschaftliche Methoden, allenfalls an quantitative Methoden aus der empirischen Sozialforschung. Erstaunlicherweise ist es bisher nicht üblich, personengebundene therapeutische Prozesse mit qualitativen sozialwissenschaftlichen Methoden zu untersuchen.

Wegen methodischer Schwierigkeiten können Therapieverfahren, die aus beruflicher Erfahrung heraus entwickelt worden sind, kaum wissenschaftlich belegt werden. Wie weit die akademische Medizin sie akzeptiert, hängt vom Renommee ihrer Begründer ab. Die krankengymnastischen Verfahren nach Bobath oder Vojta wurden von Neurologen entwickelt. Obwohl ihre Wirksamkeit nur anhand von Kasuistiken gezeigt werden kann, gehören sie zum Standardrepertoire der Behandlung von Kindern, deren statomotorische Entwicklung gestört ist. Hingegen gelten die Verfahren der Körperarbeit – etwa nach Alexander, Feldenkrais, Rolf oder Trager – als nicht schulmedizinisch und deshalb nicht verordnungsfähig, obwohl auch für sie reichlich Kasuistiken vorliegen. Es ist zwar versucht worden, sie unter das Dach der manuellen Medizin zu nehmen (Buchmann 1997), dies hat aber nicht zu ihrer Anerkennung durch die Kostenträger geführt.

Es gibt bisher keine für die Praxis brauchbare vergleichende wissenschaftliche Bewertung physiotherapeutischer Behandlungsverfahren. Die aus Skandinavien und aus dem angloamerikanischen Sprachraum vorliegenden Standardwerke der evidenzbasierten Medizin (Nachemson u. Jonsson 2000; Waddell 2004) beschäftigen sich mit der Auswertung von Therapiestudien im Hinblick auf deren methodische Qualität. Sie können aber keine Aussagen über die Einzelfälle machen, die den Studien zu Grunde lagen. Man weiß also nicht, ob die in den Studien jeweils untersuchte Therapie im Einzelfall die Behandlung der Wahl gewesen ist und ob sie gut durchgeführt wurde. Damit bleibt die Frage offen, ob die verglichenen Therapien überhaupt vergleichbar waren. Zwar sind die vorgenommenen Beurteilungen nach wissenschaftlichen Kriterien objektiv, jedoch bezieht sich das allein auf den wissenschaftlichen Prozess. Handlungsanweisungen für die Praxis können daraus kaum abgeleitet werden. Vorerst wird man dabei bleiben müssen, die etablierten Behandlungsverfahren in der nach ärztlicher und physiotherapeutischer Erfahrung bewährten Weise durchzuführen. Die gebräuchlichsten klassischen Verfahren werden in Kap. 2.5 dargestellt.

Für die Arbeit in der Praxis bedeutet es eine nicht geringe Schwierigkeit, dass viele Patienten so genannten alternativmedizinischen Methoden zugeneigt sind und der „Schulmedizin" mit nicht rational begründeter Ablehnung begegnen. Gerade bei Personen mit hoher formaler Bildung ist oft zu beobachten, dass sie Hoffnung in primitive Heilungsrituale setzen. Dabei scheint es weniger der sachliche Gehalt eines Behandlungsverfahrens zu sein, von dem die Anziehungskraft ausgeht, sondern die Person des Behandlers ist wichtig. In den Randbereichen der Physiotherapie haben sich Grauzonen entwickelt, in denen unter Berufung auf Gurus und Freaks Behandlungen betrieben werden, die wissenschaftlich nicht vertretbar sind. Als Verordner sollte man deshalb immer Kontakt mit den Physiotherapeuten halten, um mit ihnen abzusprechen, was Inhalt der Therapie sein soll.

Manuelle Medizin

Aus bescheidenen Anfängen hat sich die Manuelle Medizin in Deutschland nach dem zweiten Weltkrieg sehr schnell entwickelt. 1966 wurde die Deutsche Gesellschaft für Manuelle Medizin (DGMM) als Dachverband zunächst der westdeutschen Fachgesellschaften gegründet. Es ist rasch gelungen, die ursprünglich aus der Erfahrungsheilkunde stammenden Behandlungsverfahren zu systematisieren und sowohl Diagnostik als auch Therapie auf eine wissenschaftlich vertretbare Grundlage zu stellen. Die beiden in den alten Bundesländern ansässigen Schulen gehen auf Frisch und Gutmann (FAC) sowie auf Sell (MWE) zurück, während die in den neuen Bundesländern beheimatete Schule (ÄMM) wesentlich durch die Tschechen Lewit und Janda beeinflusst wurde. Hieraus erklären sich einige Unterschiede in den Behandlungsweisen. In der Tschechoslowakei war die Neurologie für die Rehabilitation des Bewegungssystems zuständig, die Manuelle Medizin erhielt dadurch eine starke neurologische Ausrichtung. Janda, der die Untersuchung und Behandlung der Muskulatur besonders geprägt hat, war Neurologe und hatte einen Lehrstuhl an der Karls-Universität Prag.

Die Grundzüge der in Deutschland als Chirotherapie üblichen Form der manualmedizinischen Behandlung werden in Kap. 2.2 dargestellt. Kritisch anzumerken ist, dass alle Therapietechniken hohe Anforderungen an die koordinativen Fähigkeiten des Behandlers stellen. Wer manuell nicht besonders geschickt ist, sollte keine Chirotherapie betreiben, er kann aber manualmedizinische Verfahren mit Gewinn für seine Diagnostik nutzen.

Interventionelle Verfahren

Bezüglich der interventionellen Verfahren ist die Diskussion noch sehr offen. Es gibt bisher keine Leitlinien. Die Ärztekammer Niedersachsen hat, um hier Vorarbeiten zu leisten, eine Arbeitsgruppe eingerichtet, der zwei Mitautoren dieses Buches angehören. Zur Indikation lässt sich Folgendes sagen:

- Die periradikuläre Therapie (PRT) ist ein operationsersetzendes Verfahren zur Behandlung radikulärer Schmerzen, wenn keine funktionell relevanten neurologischen Ausfälle vorliegen. Besteht eine den Patienten sehr belastende klinische Symptomatik, kommt sie deshalb auch als primäre Behandlungsmaßnahme in Betracht. Die von einigen Privatversicherungen erhobene Forderung, vor Einsatz der PRT müssten erst alle anderen medikamentösen und physikalischen Maßnahmen ausgeschöpft worden sein, ist nicht sachgerecht. Es soll aber auch nicht verkannt werden, dass die Indikation zur PRT eng gestellt werden muss.
- Die Wirbelfacettendenervierung ist ein Verfahren zur definitiven Ausschaltung pseudoradikulärer Schmerzen, die von den Wirbelfacettengelenken ausgehen. Sie wird üblicherweise nicht als primäre Therapiemaßnahme durchgeführt, sondern ist indiziert, wenn medikamentöse Behandlung, Physiotherapie und ggf. eine Miederversorgung nicht ausreichend helfen, durch

Testinfiltrationen aber vorübergehend Beschwerdefreiheit erzielt werden kann.

- Zu den intradiskalen Verfahren liegen unterschiedliche Erfahrungen vor, die Indikation muss nach den Gegebenheiten des Einzelfalles gestellt werden.

Die gebräuchlichsten interventionellen Verfahren werden in Kap. 2.4 besprochen. Es sei betont, dass sie nicht zur Anwendung in jeder orthopädischen Praxis geeignet sind, denn sie erfordern eine bestimmte technische und personelle Ausstattung der Therapieeinrichtung und eine hohe Qualifikation des Behandlers.

2.2 Manuelle Medizin

Joachim Meyer-Holz

Übersicht

Das Behandeln körperlicher Funktionsstörungen durch Handgriffe stammt aus der Erfahrungsheilkunde und hat nur eine schmale wissenschaftliche Grundlage. Seit dem Altertum finden sich in der Literatur immer wieder Hinweise auf manuelle Behandlungen, diese gehören jedoch nicht zum Methodenschatz der akademischen Medizin, wie sie in Deutschland an den Universitäten gelehrt wird. Aktuell werden auf dem Gesundheitsmarkt folgende Formen der manuellen Medizin angeboten:

- **Einfache Formen der manuellen Laienbehandlung**, wie sie z. B. durch die ostfriesischen „Knochenbrecher" traditionell ausgeübt wird. Dazu gehört auch die von vielen Heilpraktikern angewendete Dorn-Therapie, die bei genauerem Hinsehen nichts anderes darstellt als eine rudimentäre Form der Chirotherapie, ergänzt um die nur rituell wirksame Breuß-Massage. Dass medizinische Laien und Angehörige von Heilhilfsberufen solche Behandlungen in vermutlich großer, jedoch statistisch nicht erfassbarer Zahl durchführen, hat unter anderem historische Gründe. Im Mittelalter spaltete sich in Europa die Heilkunde in einen akademisch-medizinischen und einen handwerklich-chirurgischen Zweig. Die Medizin wurde schwerpunktmäßig in den Klöstern ausgeübt. Dagegen war die Chirurgie ein Lehrberuf, der handwerklich betrieben wurde. Noch bis weit in das 19. Jahrhundert hinein gab es in den deutschen Staaten verschiedene Klassifizierungen chirurgischer Ausbildungsabschlüsse, die zur Durchführung unterschiedlicher Behandlungsmaßnahmen berechtigten. Hierunter fällt auch das Einrenken von Gelenken. In diesem Zusammenhang sind Dinge überliefert, die aus heutiger Sicht kurios erscheinen. So hatte im Mittelalter in Hildesheim der

Henker die Berechtigung, Knochenbrüche von Delinquenten zu behandeln, die wider Erwarten die Tortur überlebt hatten. Diese Personen galten als unehrlich und hatten deshalb keine Möglichkeit, medizinische oder chirurgische Hilfe in Anspruch zu nehmen.

- **Chiropraktik** ist ein in Deutschland nicht geschützter Begriff, er dient als Sammelbezeichnung für manipulative Verfahren, die an der Wirbelsäule und den Extremitäten angewendet werden. Die Chiropraktik entstand Ende des 19. Jahrhundert in den USA, sie wurde von dem Laien D. D. Palmer begründet und von Laienbehandlern betrieben. Heute werden in den USA Chiropraktoren in einem Hochschulstudium ausgebildet. Die Chiropraktik besetzt ein eigenes Tätigkeitsfeld und konkurriert mit der klassischen von Ärzten betriebenen Medizin. In Deutschland gilt Chiropraktik als nicht schulmedizinisch, sie wird von Heilpraktikern ausgeübt.

- Die **Osteopathie** wurde – früher als die Chiropraktik – im 19. Jahrhundert in den USA von A. T. Still begründet, der über eine ärztliche Ausbildung und chirurgische Berufserfahrung verfügte. Sie hat sich zu einer der klassischen Medizin parallelen Wissenschaft entwickelt, die eigene Erklärungsmodelle für körperliche und seelische Vorgänge anbietet und daraus fachspezifische Behandlungsweisen ableitet. Osteopathen werden in den USA in einem Hochschulstudium ausgebildet. Die Osteopathie wird von ihren Vertretern als ein ganzheitliches Behandlungssystem angesehen, das Einwirkungen auf psychische und physische Vorgänge ermöglicht, wobei sowohl funktionelle als auch strukturelle Störungen behandelt werden. Die Betrachtung erfolgt – soweit wir das nachvollziehen können – unter energetischem Aspekt und ist durch eine sehr sorgfältige Analyse von Funktionszusammenhängen geprägt. Die von den Osteopathen vertretenen Annahmen sind nur zum Teil mit naturwissenschaftlich geprägtem Denken vereinbar. Dennoch zeigt sich in der Praxis, dass bestimmte osteopathische Techniken reproduzierbar zu dem gewünschten Erfolg führen. Im Rahmen manueller Behandlungen, die an den Prinzipien der DGMM-Schulen orientiert sind, werden deshalb auch osteopathische Techniken gerne eingesetzt. Dies gilt insbesondere für die Behandlung bewegungsgestörter Kinder.

- Die **klassische Chirotherapie** ist das in Deutschland von den Krankenkassen anerkannte und wegen seiner Erfolge auch von der universitären Medizin tolerierte und teilweise adaptierte Verfahren der manuellen Behandlung durch Ärzte. Ihre Wirkung beruht auf einem gezielten Eingriff in den neuromuskulären Regelkreis auf segmentaler Ebene. Die Chirotherapie wird ergänzt durch eine den gleichen Prinzipien folgende krankengymnastische Behandlung, die man als **Manuelle Therapie** bezeichnet. Die Ausbildung findet überwiegend in den Seminaren der drei großen Schulen statt, die in der Deutschen Gesellschaft für Manuelle Medizin zusammengeschlossen sind.

Mit ihnen konkurrieren einige kleinere Gesellschaften und freie Anbieter. Die krankengymnastische Manuelle Therapie leitet sich einerseits aus dem in seinen Grundlagen einheitlichen Lehrgebäude der DGMM-Schulen ab, sie ist andererseits durch Einflüsse aus den Niederlanden, England und den USA geprägt, und es gibt eine bedeutende Richtung norwegischen Ursprungs. Für alle Schulen der manuellen Medizin und der manuellen Therapie gilt, dass sie den Körper als ein komplexes, sich selbst regulierendes System auffassen. Jede manuelle Behandlung ist ein gezielter Eingriff in dieses System; sie soll einen Reiz setzen, der eine Reaktion des Systems in der gewünschten Richtung auslöst.

- Die **Atlastherapie nach Arlen** hat einen völlig anderen Wirkmechanismus als die klassische Chirotherapie. Es handelt sich um ein aus Frankreich stammendes Verfahren, das unspezifisch in die neuromuskuläre Regulation eingreift und eine generelle Tonussenkung der Skelettmuskulatur verursacht. Dabei nutzt man die propriorezeptiven Besonderheiten der Nackenregion aus. Die Afferenzen aus der autochthon innervierten tiefen Nackenmuskulatur gehen in die zentrale Verarbeitung der Lagewahrnehmung ein. In der von Arlen entwickelten perkutierenden Technik wird das so genannte Nackenrezeptorfeld über dem Atlasquerfortsatz bearbeitet. Die Atlastherapie kann indikationsgerecht mit klassischer Chirotherapie und mit physiotherapeutischen Maßnahmen kombiniert werden. Als besonders schonendes Verfahren wird sie in der Kinderbehandlung eingesetzt und sie eignet sich zur Therapie sekundärer Funktionsstörungen bei neuromuskulären Erkrankungen (Lohse-Busch u. Graf-Baumann 1997). Die Atlastherapie kann in Kursen erlernt werden. Sie wird in Deutschland nur von etwa 300 entsprechend ausgebildeten Ärzten betrieben. Für die Krankenkassen gilt sie als nicht schulmedizinisch und wird den Heilmitteln zugerechnet. Diese Einschätzung ist falsch, sie beruht auf Unkenntnis der Methode.

- Die **Manuelle Kinderbehandlung** hat sich in den letzten Jahren etabliert. In Deutschland wird sie im Wesentlichen durch die Arbeitsgruppe um Biedermann (EWMM), durch die Ärztegesellschaft für Atlastherapie und Manuelle Kinderbehandlung (ÄGAMK) und durch die Gruppe um Lohse-Busch (FAC) vertreten. Die Verfahren der Manuellen Kinderbehandlung sind noch wenig standardisiert, weil sie aus der Erfahrungsheilkunde stammen und nicht Forschungsgegenstand der universitären Medizin sind. Insgesamt verfolgt die Kinderbehandlung andere Ziele als die Therapie von Erwachsenen. Sie greift in ein unreifes Bewegungssystem ein und will dessen Entwicklung richtunggebend beeinflussen. Dabei muss unterschieden werden zwischen Kindern mit statomotorischen Defiziten aufgrund struktureller Schäden am ZNS und Kindern mit einer gestörten Bewegungsentwicklung ohne den Nachweis eines zerebralen Schadens.

- Kinder mit zerebralen Bewegungsstörungen entwickeln segmentale Funktionsstörungen im Sinne einer Sekundärpathologie. Ihnen kann durch manuelle Behandlung geholfen werden. Allerdings handelt es sich dann stets um adjuvante Maßnahmen, die nicht gegen die Grunderkrankung, sondern gegen deren Sekundärpathologie gerichtet sind. Durch manuelle Medizin wird nicht die infantile Zerebralparese (ICP) geheilt, man kann aber einen pathologisch erhöhten Muskeltonus senken, reflektorisch entstandene segmentale Blockierungen lösen und den Betroffenen auf diese Weise für begrenzte Zeit Linderung verschaffen – und zwar oft eine sehr wesentliche. Die Behandlung muss wiederholt werden, wenn ihre Wirkung abgeklungen ist. Erfahrungsgemäß sind in der Anfangsphase Behandlungen in kurzen Abständen erforderlich. Mit zunehmender Stabilisierung können die Intervalle vergrößert werden.

- Neurologisch gesunde Kinder mit segmentalen Funktionsstörungen der Wirbelsäule zeigen Störungen bei der Entwicklung von normalen Bewegungsmustern, auch werden Sekundärpathologien in den Bereichen von Wahrnehmung und Ausdruck vermutet (Biedermann et al. 1999). Als anatomische Schlüsselregionen werden der zervikozephale Übergang und die Iliosakralgelenke angesehen; es sind unterschiedliche, von den jeweiligen Arbeitsgruppen entwickelte Behandlungstechniken üblich.

In Deutschland wird darum gestritten, welche Berufsgruppe zur Durchführung bestimmter manueller Behandlungen berechtigt ist. Das gilt insbesondere für die Frage, ob jemand Behandlungstechniken mit manipulativem Impuls anwenden darf oder sich auf repetitiv weich mobilisierende Techniken beschränken muss. Ärzte sind zu jeder Art von manueller Behandlung berechtigt und können manipulative Behandlungen gegenüber den Kassenärztlichen Vereinigungen abrechnen, wenn sie den Nachweis einer Weiterbildung im Rahmen eines von der Landesärztekammer anerkannten Kurssystems erbringen. Laienbehandler, die über eine Zulassung als Heilpraktiker verfügen, dürfen Manipulationen an der Wirbelsäule und den Extremitäten durchführen und privat abrechnen. Demgegenüber ist es Physiotherapeuten – auch hochkarätig ausgebildeten – in Deutschland grundsätzlich verboten, manipulative Behandlungen vorzunehmen. In anderen Ländern, z. B. in Skandinavien, den Niederlanden und im angelsächsischen Sprachraum, sind manipulativ tätige Physiotherapeuten zugelassen, sie werden dort in einem Hochschulstudium ausgebildet.

Chirotherapie und manuelle Therapie

Grundlagen

Durch Chirotherapie und Manuelle Therapie können reversible Funktionsstörungen von Wirbelgelenken behoben werden. Sie haben nichts mit dem landläufig so bezeichneten „Einrenken" zu tun. Die Behandlung bewirkt keine Änderung der anatomischen Verhältnisse, sondern sie greift auf Reflexebene in den Regelkreis der Bewegungssteuerung ein.

Zentrale Begriffe, mit denen Bewegungsstörungen beschrieben werden, sind „Blockierung" und „Barriere".

Als **Blockierung** bezeichnet man die genau anzugebende Bewegungseinschränkung eines Gelenkes – hier Wirbelgelenkes – in einer Richtung, die dann als *gesperrte* Richtung angesehen wird. Dabei ist zunächst zwischen *Arbeitsbewegung* und *Gelenkspiel* zu unterscheiden. Die Arbeitsbewegung ist die typische Bewegung eines Gelenkes in seiner normalen Funktion. Am Ende dieser Bewegung verbleibt eine kleine zusätzliche Bewegungsmöglichkeit, sozusagen ein Reserveraum, in den hinein die Arbeitsbewegung auslaufen kann, ohne abrupt zu enden. Bei der passiven Beweglichkeitsprüfung eines Gelenkes ist das deutlich zu spüren.

- Normalerweise endet die Arbeitsbewegung weich-elastisch und in Mittelstellung kann man die Gelenkflächen geringfügig gegen einander verschieben, ohne den Eindruck einer Instabilität zu haben. Die Gelenke von Kindern sind dabei etwas laxer als die von Erwachsenen.
- Wenn die Arbeitsbewegung am Ende stramm-federnd gebremst wird, liegt eine intraartikuläre oder eine ligamentäre Störung vor, z. B. ein Gelenkerguss.
- Endet die Arbeitsbewegung mit einem harten Anschlag und ist dabei auch noch eingeschränkt, hat das eine ossäre Ursache, z. B. besteht eine Arthrose.
- Die Blockierung lässt sich definieren als „reversible artikuläre Dysfunktion innerhalb des Bewegungsraumes mit eingeschränktem Gelenkspiel" (Baumgartner et al. 1993). Oft ist die Arbeitsbewegung eingeschränkt, und das Gelenkspiel ist aufgehoben, ohne dass ein harter Anschlag besteht.

An der Wirbelsäule zeigt sich die Blockierung eines Wirbelgelenkes durch eine segmentale Hypomobilität und durch einen bei der Palpation schmerzhaften Irritationspunkt in der zugehörigen autochthonen Muskulatur, an der Halswirbelsäule auch in einer druckschmerzhaften Verquellung des segmental zugehörigen Sell-Insertionspunktes in der Linea nuchae.

Als **Barriere** bezeichnet man die pathologische Grenze der Beweglichkeit eines Gelenkes, von der ab das Gewebe einen spürbaren Widerstand leistet, der nur gewaltsam überwunden werden könnte, was aber nicht geschehen soll.

Blockierung und Barriere sind die Stellen, an denen die Therapie mit den Verfahren der Manipulation und der Mobilisation einsetzt.

Die **Manipulation** dient dazu, in den Regelkreis der Bewegungssteuerung durch einen kurzen Impuls so einzugreifen, dass er vom Körper reflektorisch neu geordnet wird. Aus dieser Zielsetzung ergibt sich, das jedes blockierte Segment pro Therapiesitzung nur einmal manipuliert wird und dass die Behandlung insgesamt nur aus wenigen Sitzungen besteht. Wenn wiederholt Reblockierungen auftreten, muss das Therapiekonzept überdacht werden.

In den verschiedenen Schulen der Manuellen Medizin werden unterschiedliche Manipulationstechniken gelehrt, die jedoch in ihren Grundzügen ähnlich sind:

- Die Manipulation wird nicht in der gesperrten Richtung ausgeführt.
- Sie überschreitet niemals den physiologischen Bewegungsumfang eines Gelenkes, sondern sie bleibt immer deutlich innerhalb dieser Grenze. Deshalb erfolgt sie auch nie aus einer Endstellung des Gelenkes heraus.
- Sie wird mit hoher Geschwindigkeit über einen kurzen Weg ausgeführt und schmerzt nicht.
- Jeder Manipulation geht ein Probezug voraus, der langsam ausgeführt wird und dessen Strecke größer ist als die der Manipulation. Wenn der Probezug schmerzt, darf nicht manipuliert werden.

Durch die ständige Beschäftigung mit ihren funktionell-anatomischen und den physiologischen Grundlagen werden die Behandlungstechniken der Manuellen Medizin weiterentwickelt. Es besteht eine starke Tendenz, von den alten Rotationsklaffgriffen, die aus der Erfahrungsheilkunde stammen, wegzukommen und dafür mehr neurophysiologisch begründete Techniken einzusetzen, die mit geringeren Risiken belastet sind.

Die **Mobilisation** unterscheidet sich von der Manipulation dadurch, dass sie an der pathologischen Bewegungsgrenze beginnt und als repetitiver Schub oder Zug ausgeführt wird. Sie kann in die gesperrte oder in die freie Richtung erfolgen. In der Physiotherapie ist ein großes Repertoire von Mobilisationstechniken entwickelt worden (Brokmeier 1996).

Folgende Kontraindikationen sind zu beachten:

- Entzündlich oder tumorös veränderte Segmente werden weder manipuliert noch mobilisiert.
- Wenn eine neurologische Symptomatik besteht, muss diese erst vollständig abgeklärt werden. Dabei ist zu prüfen, ob es sich überhaupt um eine vertebragene Erkrankung handelt. Segmente, von denen Nervenwurzelreizerscheinungen ausgehen, dürfen nicht manuell behandelt werden. Eventuell besteht eine Indikation zur Behandlung funktionsgestörter Segmente in ihrer Umgebung. Diese setzt Erfahrung und exzellente Technik voraus.

- Wenn der Probezug schmerzt, obwohl die freie Richtung durch den manual-medizinischen Befund eindeutig festgelegt ist, darf nicht manipuliert werden, vielmehr ist weitere Diagnostik erforderlich.
- Wenn keine freie Richtung besteht, ist jede manuelle Behandlung selbst im Sinne eines Probezuges verboten. Blockierungen mit einseitig betontem Schmerz, umschriebenem Irritationspunkt und beidseitiger Bewegungseinschränkung werden z. B. bei Bandscheibenvorfällen mit Durakompression gesehen.

Durchführung

Manipulationen und Mobilisationen können in unterschiedlichen Techniken ausgeführt werden. Die anzuwendenden Handgriffe sind in den Lehrbüchern der Fachgesellschaften beschrieben und werden den Teilnehmern der Ausbildungskurse vermittelt. Sie sollen hier nicht erläutert werden, da dieses Kapitel der Basisinformation dient und nicht als Anleitung zum selbständigen Durchführen der Chirotherapie gedacht ist.

Die Therapiesitzung beginnt mit der exakten Lagerung des Patienten in einer entspannten Haltung, aus der heraus das zu behandelnde Segment so eingestellt wird, dass es der Manipulation oder Mobilisation gut zugänglich ist. Durch die Lagerung müssen die benachbarten – nicht zu behandelnden – Segmente sicher verriegelt werden.

Zur Manipulation nimmt der Therapeut seine Ausgangsstellung entsprechend der geplanten Behandlungstechnik ein. Er überprüft den segmentalen Funktionsbefund, um sich der Richtigkeit der dann folgenden Handanlage zu vergewissern. Der Griff wird so angelegt, dass die manipulierende Hand festen Knochenkontakt mit dem Wirbel hat, über den der Impuls auf das Wirbelgelenk gegeben werden soll. Es wird Vorspannung in der Behandlungsrichtung aufgenommen und gehalten, dabei sind Endstellungen streng zu vermeiden. Das Gefühl für die richtige Vorspannung kann man nicht durch Texte oder Bilder vermitteln, sondern das Vorgehen muss unter persönlicher Anleitung erlernt werden.

Es folgt der Probezug. Dabei handelt es sich um eine relativ langsam durchgeführte Bewegung in Behandlungsrichtung, bei der kein Schmerz auftreten darf. Sie wird ohne manipulativen Impuls durchgeführt und entspricht auch keiner Mobilisation. Die Wegstrecke des Probezuges ist deutlich länger als die der Manipulation, aber auch beim Probezug soll keine Endstellung erreicht werden (Abb. 2.**1**, 2.**2**).

Nach dieser Vorbereitung erfolgt die Manipulation über einen kurzen „trockenen" Impuls. Sie geschieht mit wenig Kraft, aber hoher Geschwindigkeit über einen kurzen Weg und ist grundsätzlich schmerzlos.

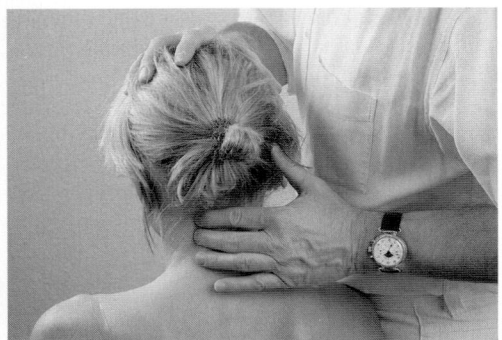

Abb. 2.**1a – c** Chirotherapie
HWS: Segmentlokalisation,
Einstellung, Probezug
(Fotos: Thomas Fels).

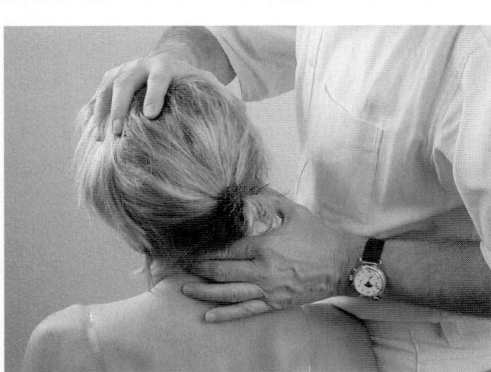

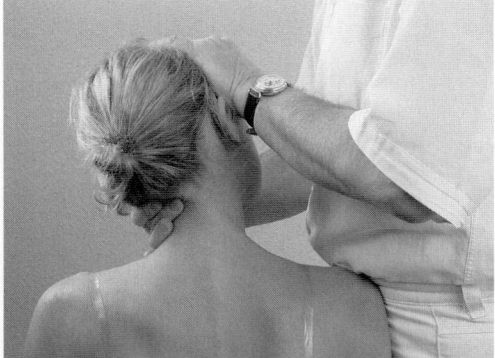

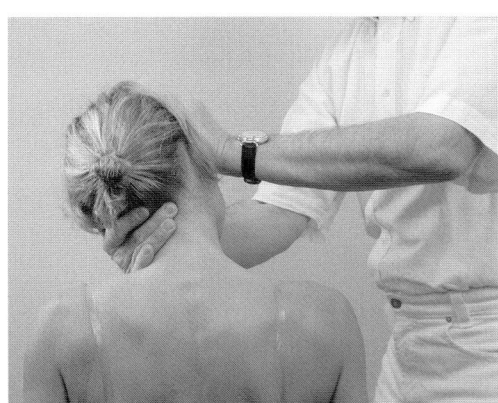

Abb. 2.**2a,b** Chirotherapie
in falscher Technik: Der Behandler hat keinen Kontakt
zum Patienten, das Segment
ist nicht exakt eingestellt
(Fotos: Thomas Fels).

a

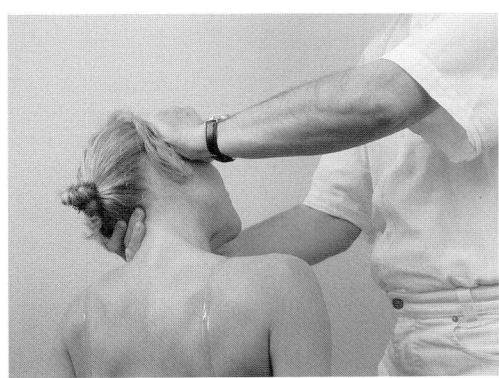

b

Bei der Manipulation tritt meistens ein Knackphänomen auf, auch kann es
zu einer kurz dauernden propriorezeptiven Irritation kommen; beides be-
eindruckt den Patienten meist sehr. Wie das Geräusch zustande kommt, ist
nicht genau geklärt. Lewit (1997) unterscheidet das therapeutisch aus-
gelöste Knacken von dem harmlosen spontanen Gelenkknacken und hält es
– der Erfahrung folgend – für einen Indikator der erfolgreichen Manipulation.

Auch zur Mobilisation muss der Patient in der oben angegebenen Weise
gelagert werden. Der Behandler führt den Griff aus einer geeigneten Ausgangsstellung und mit bestimmter Handanlage durch. Da es sich um ein re-
petitives Verfahren handelt, können mehrere Techniken kombiniert werden.

Mobilisierende Techniken werden impulslos durchgeführt und eignen sich daher besonders zur Behandlung akut schmerzhafter Zustände. Dabei kann man auf spezielle Problemsituationen eingehen:

- Durch osteopathische Techniken oder durch Atlastherapie können Patienten, die schmerzbedingt unter großer Anspannung stehen, beruhigt werden.
- Man kann Patienten zur Automobilisation durch neuromuskuläre Techniken anleiten (Dvorak et al. 1997). Dabei wird die mobilisierende Bewegung durch Atemtechniken, Blickwendetechniken, manuell oder durch Anweisungen des Therapeuten fazilitiert.

Besondere Bedeutung hat die postisometrische Relaxation. Hierbei wird der schmerzhaft verkürzte Muskel gegen den vom Therapeuten gegebenen Widerstand angespannt, in dieser Anspannung gehalten und in der anschließenden Relaxationsphase passiv gedehnt. Die Technik ist ungefährlich. Bei schmerzhaften HWS-Blockierungen kann sie dazu eingesetzt werden, eine Manipulation vorzubereiten.

Risiken

Das größte Risiko für den Patienten besteht darin, dass Chirotherapie leichtfertig durchgeführt wird. Manipulative Verfahren gelten als potenziell gefährlich. Vor allem werden bei HWS-Manipulationen Verletzungen der Arteria vertebralis und der Carotis interna befürchtet (Ringelstein 1997; Haldeman et al. 2000; Mann u. Refshauge 2001). Durch LWS-Manipulationen sollen Sequestrationen von Bandscheibenvorfällen herbeigeführt werden können. Die Wahrscheinlichkeit, tatsächlich eine Komplikation zu verursachen, dürfte bei Beachtung der oben beschriebenen Regeln äußerst gering sein (Schilgen u. Graf-Baumann 1997). Ein Restrisiko ist aber nie auszuschließen. Deshalb muss die Indikation zu einer Manipulationsbehandlung sorgfältig gestellt werden, der Patient ist aufzuklären und muss der Behandlung zustimmen. Ausgangsbefund, Art der Manipulation und eventuelle Besonderheiten müssen nachvollziehbar dokumentiert werden.

In der Laienpresse und im Fernsehen werden immer wieder Horrorszenarien dargestellt, die schlimme Folgen von Manipulationsbehandlungen zeigen. Auch erhält man aus neurologischen Kliniken persönliche Mitteilungen über das Auftreten von Vertebralisdissektionen und Hirninfarkten nach HWS-Manipulation. Vereinzelt wird in Fachzeitschriften darüber berichtet (Mann et al. 2001; Gamer et al. 2002; Oehler et al. 2003). Hier drängen sich zwei Fragen auf:
- Handelte es sich um fachgerecht durchgeführte Manipulationen?
- War die Indikation richtig oder wurde die Behandlung in Verkennung des

bereits bestehenden Krankheitsbildes durchgeführt? Nackenschmerzen können ein unspezifisches Frühsymptom einer spontanen Vertebralisdissektion sein, hochzervikale Blockierungen treten als Begleiterscheinungen von Subarachnoidalblutungen auf.

Beide Fragen sind aus methodischen Gründen schwer zu beantworten.

Es gibt inzwischen eine Anzahl von Studien zu dem Thema, ob HWS-Manipulationen Vertebralisdissektionen verursachen können. Sie wurden insbesondere von amerikanischen, australischen, dänischen und neuseeländischen manipulativ tätigen Physiotherapeuten durchgeführt, die sich gegenüber den spärlichen deutschen Veröffentlichungen auf einem vergleichsweise fortgeschrittenen Diskussionsniveau befinden. Ein von Di Fabio durchgeführtes Review von 116 Veröffentlichungen aus der Zeit von 1925 bis 1997 zeigt, dass zwar 18 % der berichteten Fälle von Komplikationen nach HWS-Manipulation tödlich verlaufen sind, schulmäßig manipulierende Physiotherapeuten aber mit weniger als 2 % an der Gesamtzahl aller Komplikationen beteiligt waren und keine Todesfälle verursachten (Di Fabio 1999). Es ist zu bedenken, dass in Deutschland nicht wenige Laienbehandler auf diesem Gebiet ihr Unwesen treiben und dass sicher auch nicht alle Ärzte bei der Behandlung korrekt vorgehen. Das erschwert die Interpretation der vorliegenden Meldungen. In den Veröffentlichungen ist oft unspezifisch die Rede von „chiropraktischen Behandlungen", bei kritischer Betrachtung müsste jedoch unterschieden werden, um welche Art von Behandlung es jeweils geht. In Deutschland wird Chiropraktik von Heilpraktikern ausgeübt, und in einschlägigen Lehrbüchern (Lindenbaum 2002) werden Behandlungstechniken vorgestellt, die Ärzte und Physiotherapeuten nicht anwenden. Es dürfte methodisch sehr schwierig sein, in einer Studie nur Komplikationen von Behandlungen zu erfassen, die den Regeln der medizinischen Fachgesellschaften folgten.

Die Erfahrung aus der Praxis lässt befürchten, dass die Indikation zur Manipulation zu großzügig gestellt und nicht genügend abgesichert wird. Wahrscheinlich geht häufig die körperliche Untersuchung unmittelbar in die Therapie über, ohne dass die Situation hinreichend geklärt ist. Schwerwiegende Befunde, die eine Kontraindikation darstellen, können dabei übersehen werden.

Es gibt kein wissenschaftlich abgesichertes Verfahren, anhand dessen man durch klinische Tests entscheiden kann, ob ein Patient wegen eines erhöhten Risikos für gefäßbedingte Komplikationen von der manipulativen Behandlung ausgeschlossen werden sollte (Rivett et al. 1999; Licht et al. 2000, 2002). Deshalb wurde vorgeschlagen, die bei klinischen Tests auffälligen Patienten dopplersonografisch zu untersuchen (Licht et al. 2000; Haynes 2002).

Man kann nicht bestreiten, dass schwere Krankheitsbilder in zeitlichem und möglicherweise auch ursächlichem Zusammenhang insbesondere mit HWS-Manipulationen auftreten. Dieser Umstand sollte aber nicht dazu führen, fachgerecht durchgeführte Manipulationen grundsätzlich als Behandlungsmaßnahme abzulehnen.

Körperarbeit

Diese Verfahren kann man im weiteren Sinne zur manuellen Therapie rechnen, sie stammen jedoch nicht aus der akademischen Medizin und sind im strengen Sinne auch insoweit keine Behandlungsverfahren, als sie nicht gegen bestimmte Erkrankungen eingesetzt werden. Sie folgen dem Prinzip des Heilens durch Berührung und sind darauf gerichtet, beim Patienten – hier müsste man besser sagen: Klienten – die Harmonie von Physis und Psyche zu verbessern. Diese integrative Leistung muss der Patient selbst erbringen, sein Therapeut unterstützt ihn dabei.

Die bekanntesten Konzepte der Körperarbeit werden nach denen bezeichnet, die sie entwickelt haben: Alexander, Feldenkrais, Rolf, Trager. Die einschlägige Literatur ist allerdings hoch problematisch, denn die meisten Werke sind unwissenschaftlich.

2.3 Infiltrationen

Joachim Meyer-Holz

Grundlagen

Lokale Infiltrationen spielen eine wichtige Rolle in der Behandlung von Rückenschmerzsyndromen. Dabei gibt es unterschiedliche Vorstellungen über den Wirkungsmechanismus, hieraus werden wiederum unterschiedliche Vorgehensweisen abgeleitet.

Die Vertreter der **Neuraltherapie** sehen Schmerz und Dysfunktion als Ausdruck einer Störung des als Nozifension bezeichneten Regulationssystems, mit dem der Organismus schädigende Einflüsse erkennt und abwehrt. Sie infiltrieren spezielle Punkte, darunter auch Akupunkturpunkte, um in die körpereigene Regulation einzugreifen. Dabei verwenden sie vorzugsweise Lokalanästhetika, aber auch Mistelextrakte, denen sie besondere substanzspezifische Wirkungen zuschreiben (Kokemohr 2000). Dieser Ansatz soll hier nicht weiter verfolgt werden, weil dazu spezielle Theorien wie etwa die des Herd-Störfeld-Geschehens aufgearbeitet werden müssten. Wer sich damit beschäftigen möchte, sei auf das sehr lesenswerte Buch von Kokemohr verwiesen.

Die **therapeutische Lokalanästhesie (TLA)** ist darauf ausgerichtet, den funktionshemmenden Schmerz einer anatomischen Struktur vorübergehend zu beseitigen, damit körpereigene Regulationsmechanismen wieder besser greifen können. Sie wird gern mit anderen Therapieverfahren kombiniert. Das Spektrum der TLA-Techniken reicht von der unspezifischen Betäubung des Locus dolendi über den differenzierten unterstützenden Einsatz in der Manuellen Medizin bis zur einzeitigen sakralen Spinalanästhesie in der orthopädischen Schmerzbehandlung.

Unter der Vorstellung, einen lokalen entzündlichen Reizzustand mitzubehandeln, werden Lokalanästhetika mit kristallgebundenen oder fettgebundenen Kortikoiden kombiniert. Dabei sind Besonderheiten zu beachten, die unten besprochen werden.

Anders herum wird in der so genannten **Proliferationstherapie** versucht, Bandlaxitäten zu vermindern, indem man die Bänder mit einem gewebsreizenden Mittel anspritzt, um eine schwache lokale Entzündung zu erzeugen und dadurch eine Bindegewebsproliferation anzuregen. Diese Therapieform wird zur Behandlung hypermobiler Wirbelsäulensegmente eingesetzt. Der Autor wendet sie nicht an, und sie wird hier nicht besprochen.

Lokal gewebstoxische Substanzen wie **Alkohol** oder **hyperosmolare Glukoselösung** werden zur Infiltration verwendet, um eine passagere Denervierung von Wirbelfacettengelenken zu bewirken. Der Autor empfiehlt dieses Vorgehen nicht, weil die Wirkung unsicher ist und deshalb Aufwand und Ertrag in keinem angemessenen Verhältnis stehen. Die Denervierung muss unter CT- oder Bildwandlerkontrolle erfolgen, ist also mit einer Strahlenbelastung des Patienten verbunden und sollte mittels Thermokoagulation oder Kryodenervierung erfolgen, um ein akzeptables Ergebnis zu erreichen.

Die hier dargestellten Techniken der Infiltrationstherapie sind an anatomischen Strukturen orientiert und folgen einem einfachen Muster:

- Infiltriert werden interspinöse Bänder, Wirbelgelenkkapseln sowie Ursprünge und Ansätze von Bändern und Muskeln.
- Verwendet werden lang wirkende Lokalanästhetika und Kortikoide.
- Die Infiltration kann kombiniert werden mit der Trockennadelung umschriebener Gewebsverquellungen (Myogelosen), die man besonders im Bereich von Muskelinsertionen findet (Dejung et al. 2001).
- Sie dient dazu, lokale Schmerzquellen vorübergehend auszuschalten und eine Voraussetzung dafür zu schaffen, dass durch manualmedizinische und physiotherapeutische Verfahren die normale Funktion wieder angebahnt werden kann.

Die wichtigste Voraussetzung ist, dass die anatomische Struktur, von welcher der Schmerz ausgeht, identifiziert werden kann. Wenn Zweifel bestehen, ist eine Testinfiltration mit einem Lokalanästhetikum sinnvoll. Diese sollte immer ohne Kortikoid und auch ohne begleitende Maßnahmen erfolgen, um den Effekt genau abschätzen zu können.

Facettengelenksnahe Infiltrationen ohne CT- oder BV-Kontrolle sind nur an der unteren Lendenwirbelsäule zu empfehlen. Es besteht grundsätzlich immer das Risiko, dass man unbeabsichtigt eine Spinalanästhesie verursacht, indem man mit der Nadel in eine Wurzeltasche gerät oder das Lokalanästhetikum durch Diffusion dorthin gelangt. Solche Zwischenfälle sind in einer orthopädischen oder allgemeinärztlichen Praxis beherrschbar, solange es sich um eine Anästhesie unterhalb des Zwerchfellniveaus handelt.

Aufklärung

Infiltrationen sind invasive Maßnahmen. Sie dürfen nur durchgeführt werden, wenn der Patient aufgeklärt ist und zugestimmt hat. Dafür gelten die üblichen Regeln:

- Der Patient muss erfahren, warum die Infiltration durchgeführt werden soll, worin die typischen Risiken der Methode bestehen und welche Komplikationen erfahrungsgemäß auftreten können.
- Er muss auch erfahren, welche anderen Behandlungsmöglichkeiten zur Verfügung stehen, mit welchen Risiken diese behaftet sind und welche Vor- oder Nachteile sie gegenüber der Infiltration aufweisen.
- Der Patient muss genügend Zeit haben, eine selbstbestimmte Entscheidung zu treffen. Er darf nicht bedrängt werden, indem die Spritze schon aufgezogen bereit liegt und die Zustimmung als etwas Selbstverständliches eingefordert wird.
- Aufklärung und Zustimmung müssen dokumentiert werden. Welche Anforderungen an die Dokumentation zu stellen sind, ist nicht verbindlich geregelt. Wenn schwerwiegende Komplikationen möglich sind, sollte die Aufklärung mündlich sowie anhand eines Informationsblattes erfolgen und die Zustimmung durch die Unterschrift des Patienten dokumentiert werden. Ansonsten dürfte es genügen, wenn ein entsprechender Vermerk in der Patientenkartei festgehalten und dabei eine Arzthelferin als Zeugin benannt wird. Letzteres ist besonders wichtig, wenn die Karteikarte elektronisch geführt wird und nachträglich verändert werden kann.
- Diese Vorgehensweise erscheint sehr aufwändig und durch die geringen Entgelte, die man für Infiltrationen bekommt, nicht gerechtfertigt. Auch ist zu befürchten, dass der Patient verängstigt reagieren und eine Maßnahme, die wahrscheinlich ebenso hilfreich wie harmlos wäre, ablehnen könnte.

Eine solche Argumentation wird dem Arzt aber im Streitfall nicht helfen. Das Gericht interessiert sich nicht dafür, welches Honorar der Arzt für eine Behandlungsmaßnahme erhält, sondern allein für deren korrekte Durchführung, wozu auch die Aufklärung gehört.

- Beim Arzt wird immer ein erhebliches Aufklärungsrisiko verbleiben, weil er einen Informationsvorsprung besitzt und gleichzeitig der Patient sich in einer Zwangslage befindet, die seine Entscheidungsmöglichkeiten einschränkt. Keinesfalls sollte man dem Patienten die Entscheidung abnehmen („Herr Doktor, das müssen Sie entscheiden, ich kann das nicht beurteilen!"). Im Zweifelsfall ist es besser, auf eine risikolose Maßnahme auszuweichen, auch wenn diese weniger wirksam ist.

Dokumentation

Neben Aufklärung und Zustimmung des Patienten sind folgende Punkte zu dokumentieren:

- Diagnose,
- Ausgangsbefund,
- die durchgeführte Maßnahme (wo, was, wie wird infiltriert?),
- eventuelle Besonderheiten,
- Erfolg oder Misserfolg der Maßnahme.

Die Dokumentation kann kurz gefasst sein; sie muss aber vollständig und für einen fachkundigen Außenstehenden (im Streitfall für einen gerichtlich bestellten Sachverständigen) nachvollziehbar sein.

Vorbereitung

Stets müssen Vorkehrungen getroffen werden, um bei Zwischenfällen angemessen reagieren zu können.

Dazu gehört als einfachste Vorsichtsmaßnahme, dass man den Patienten befragt, ob er gegen Lokalanästhetika allergisch ist. Wenn er das nicht weiß, kann er zumindest berichten, ob er bei einer zahnärztlichen Behandlung schon einmal eine örtliche Betäubung bekommen und darauf in unvorhergesehener Weise reagiert hat.

Im Zweifelsfall sollte man auf die Infiltration verzichten. Wenn sie wegen schwerer Schmerzen dennoch durchgeführt werden soll, kann das mit geringerem Risiko in einer anästhesiologisch geleiteten Schmerzambulanz geschehen.

Patienten, die Angst vor Spritzen haben und zum Kollabieren neigen, sollten dadurch beruhigt werden, dass während der Prozedur eine Arzthelferin vor ihnen steht, die sie beruhigt, an die sie sich anlehnen können und die sie notfalls hält.

Neben den zur Infiltration benötigten Dingen sollten griffbereit liegen:

- Blutdruckmessgerät und Uhr zum Pulszählen.
- Braunüle, Infusionsbesteck und Infusionslösung, um einen venösen Zugang zu legen und diesen offen zu halten. Ein Butterfly am Handrücken ist nicht ausreichend.
- Notfallmedikamente zur intravenösen Gabe: 1000 mg Methylprednisolon für den Fall einer allergischen Reaktion, Akrinor für den Fall eines dramatischen Blutdruckabfalls, Alupent für den Fall einer Bradykardie, Diazepam für den Fall, dass der Patient krampft (nach Kokemohr 2000).
- Güdeltuben, um die Atemwege frei zu halten.
- Hilfsmittel zur Lagerung des Patienten. Wenn dieser kollabiert, wird er mit einem Stufenbettwürfel in Schocklagerung gebracht. Das ist allerdings kontraindiziert, wenn man durch eine wirbelsäulennahe Infiltration versehentlich eine Spinalanästhesie verursacht hat. Dann muss der Oberkörper des Patienten hochgelagert werden, damit die Anästhesie möglichst nicht aufsteigt.
- Außerdem sollte immer eine Telefonleitung frei gehalten werden, um bei allergischen, zentralnervösen oder kardialen Komplikationen den Notarztwagen rufen zu können.

Wer diesen minimalen Sicherheitsstandard nicht bieten kann, sollte keine Infiltrationen durchführen. Es ist hilfreich, wenn Notfall-EKG und Intubationsbesteck zur Verfügung stehen. Allerdings ist es unrealistisch, dies als Routine zu verlangen, denn nur entsprechend ausgebildete Ärzte können damit umgehen.

Materialien

Für oberflächenahe Infiltrationen und für Infiltrationen an sehr schmerzempfindlichen Stellen sind Nadeln 27G0 0,42 × 42 mm (grau) zu empfehlen. Für tiefe Infiltrationen kann man Nadeln 23G 0,6 × 60 mm (blau) benutzen.

Als Lokalanästhetikum eignet sich Bupivacain 0,25 %, wobei die pro Sitzung verabreichte Gesamtdosis von der Statur und dem Gewicht des Patienten abhängt. Wegen der geringeren Toxizität kann auch Naropin verwendet werden.

Die Haut über dem zu infiltrierenden Areal wird in üblicher Weise mit Spray desinfiziert, dabei ist die Einwirkzeit des Desinfektionsmittels zu beachten. Für jeden Stich wird eine neue Nadel verwendet.

Durchführung

Alle Behandlungsschritte werden für Rechtshänder beschrieben, für Linkshänder gilt die Beschreibung sinngemäß.

HWS

Infiltration der Facettengelenke. Die zervikalen Facettengelenke stehen wesentlich stärker frontal als die lumbalen. Die Dornfortsätze C6 und C7 kann man tasten, bei manchen Patienten auch C5, sodass die Facettengelenke C5/6 und C6/7 lokalisiert werden können. Es ist grundsätzlich möglich, sie in ähnlicher Technik wie an der LWS von dorsal periartikulär zu infiltrieren. Dabei sollte die HWS nicht kyphosiert werden, um eine unbeabsichtigte interlaminäre rückenmarksnahe Infiltration zu vermeiden.

Wir raten von einer nicht computertomografisch gestützten Infiltration ab, weil die möglichen Komplikationen in einer orthopädischen oder allgemeinärztlichen Praxis schwer zu beherrschen sind.

Infiltration der interspinösen Ligamente. Diese Technik ist an der unteren HWS und im häufig schmerzhaften zervikodorsalen Übergangsbereich gefahrlos anwendbar. Die Infiltration erfolgt am sitzenden Patienten, wobei der Stich in kraniokaudaler Richtung auf den Dornfortsatz geführt wird. Eine versehentliche Punktion der Rückenmarkshüllen ist dadurch ausgeschlossen (Abb. 2.**3**).

Zur Infiltration sitzt der Patient quer auf einer niedrig eingestellten Liege oder auf einem Hocker, hat beide Hände locker auf den Oberschenkeln abgestützt, den Rumpf leicht gebeugt und legt seinen Kopf mit der Stirn gegen die Brust des vor ihm stehenden Behandlers. Das schmerzhafte Segment wird durch Palpation und manualdiagnostische Funktionsprüfung lokalisiert.

Der Behandler führt mit der rechten Hand den Kopf des Patienten in eine zunehmende Beugung der HWS und palpiert dabei mit den Fingerkuppen der linken Hand die Dornfortsätze, um das schmerzhafte Segment einzustellen. Wenn das geschehen ist, verbleiben die Kuppen von Zeige- und Mittelfinger auf den Spitzen der Dornfortsätze des Segmentes, das infiltriert werden soll. Nun wird mit der rechten Hand die Nadel von kranial ungefähr senkrecht auf den kaudal liegenden Dornfortsatz geführt, bis Knochenkontakt aufgenommen ist. Dann wird sie etwas zurückgezogen und es erfolgt leicht fächerförmig die Infiltration.

Infiltration des M. levator scapulae. Man kann die Ursprünge und den Ansatz des Muskels infiltrieren. Die Infiltration der Ursprünge erfordert Erfahrung und bietet Risiken, wenn sie nicht exakt ausgeführt wird. Der weniger Geübte

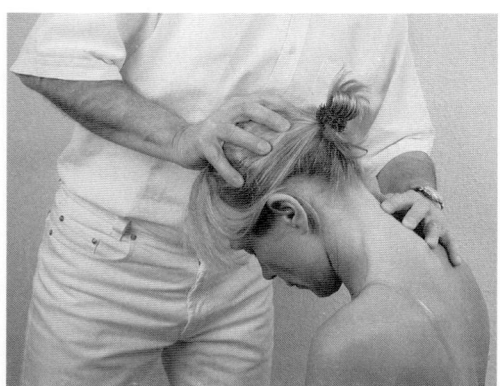

Abb. 2.**3a – c** Segmentlokalisation und Infiltration der interspinösen Bänder an der HWS (Fotos: Thomas Fels).

a

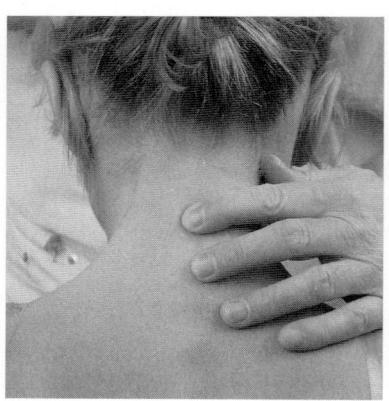

b

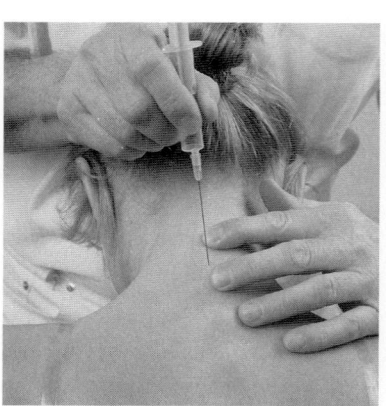

c

sollte sich mit dem Infiltrieren des Ansatzes begnügen, das wesentlich einfacher durchzuführen ist. Meistens besteht eine Blockierung in der oberen HWS. Wenn man diese löst und anschließend den Ansatz des gleichseitigen M. levator scapulae infiltriert, kann eine gute Schmerzlinderung erreicht werden.

Beschrieben wird die Infiltration des rechten M. levator scapulae: Der Patient sitzt mit lockerer, gerader Rumpfhaltung quer auf der niedrig eingestellten Liege und hat beide Unterarme und Hände auf den Oberschenkeln abgelegt. Der Untersucher steht hinter ihm. Geführt von der linken Hand des Untersuchers neigt der Patient seinen Kopf etwas nach vorn und wendet ihn nach links, bis sich der M. levator anspannt und der Untersucher den schmerzhaften Muskelansatz am Schulterblattwinkel gut mit der rechten Hand tasten kann.

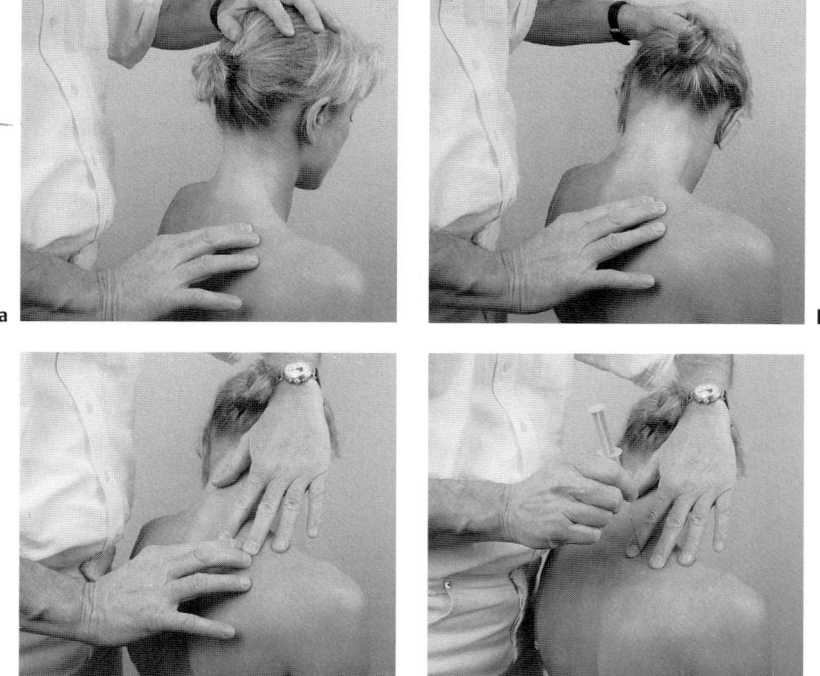

Abb. 2.**4a – d** Lokalisation und Infiltration des M.-levator-scapulae-Ansatzes (Fotos: Thomas Fels).

Der Patient verbleibt in der eingenommenen Haltung. Der Behandler übernimmt den schmerzhaften Muskelansatz am Schulterblattwinkel mit der linken Hand, indem er ihn mit den Kuppen von Zeigefinger und Mittelfinger fixiert. Mit der rechten Hand führt er die Nadel von kranial medial her in laterokaudaler Richtung leicht schräg auf den Schulterblattwinkel zu bis zum Knochenkontakt, zieht sie dann etwas zurück und infiltriert den Muskelansatz fächerförmig (Abb. 2.**4**).

Wenn man diese Vorgehensweise exakt einhält, kann nichts passieren. Die Gefahr einer Pleuraverletzung besteht, wenn man den Muskelansatz nicht sicher palpiert hat und mit der zu tief in Richtung des knöchernen Thorax eingeführten Nadel vergeblich Knochenkontakt sucht.

BWS und Thorax

Wenn Schmerzen im knöchernen Thorax bestimmten Wirbelfacettengelenken oder Kostotransversalgelenken zugeordnet werden können, ist es sinnvoll, diese zu infiltrieren. Allerdings empfehlen wir, solche Maßnahmen CT-gesteuert durchzuführen, um eine exakte Platzierung der Nadel zu erreichen. Die anatomischen Verhältnisse an der BWS sind wesentlich schwieriger abzuschätzen als an der LWS und es besteht das Risiko, durch zu tiefes Einstechen ohne Knochenkontakt einen Pneumothorax zu verursachen.

Wer erfahren genug ist und die Infiltration ohne Sicht durchführen will, findet die geeignete Vorgehensweise von Wolber beschrieben (Wolber in Krämer u. Nentwig 1999).

Relativ einfach ist dagegen das Vorgehen bei **Interkostalneuralgien**. Der Interkostalnerv verläuft am unteren Rand der Rippe. Man tastet den Schmerzpunkt, fixiert auf dieser Höhe die Rippe mit der linken Hand zwischen dem Zeigefinger und dem Mittelfinger und führt mit der rechten Hand unter Knochenkontakt mit einer dünnen Nadel die Infiltration durch (Abb. 2.**5**).

LWS

Infiltration der Wirbelfacettengelenke. Im Hinblick auf die Strahlenbelastung ist es nicht zwingend erforderlich, die Wirbelfacettengelenke Bildwandler- oder CT-gesteuert zu punktieren. Normalerweise ist eine facettengelenksnahe Infiltration ausreichend, das Medikament gelangt durch Diffusion an die Wirbelgelenkkapsel. Die Infiltration kann ohne CT durchgeführt werden, wenn beim Patienten normale anatomische Verhältnisse vorliegen und der Behandler ausreichend erfahren ist.

Man kann mehrere Segmente in einer Sitzung infiltrieren. Es empfiehlt sich jedoch, zumindest am Beginn einer Behandlung immer nur ein Segment zu behandeln, um den Effekt abschätzen zu können und durch diese Rückmeldung die Sicherheit der Diagnose zu verbessern

Der Patient sitzt mit dem Rücken zum Behandler quer auf der hoch eingestellten Liege, hält den Rumpf leicht gebeugt und – wenn er kann – die LWS leicht kyphosiert. Er stützt beide Hände locker neben den Oberschenkeln ab. Bei nicht zu dicken Patienten wölben sich die Dornfortsätze sichtbar hervor. Der Behandler tastet mit seiner rechten Hand die Spitzen der Dornfortsätze und lokalisiert die Segmenthöhe. Der IV. LWK steht auf Höhe der Verbindungslinie der Beckenkämme. Die Facettengelenke zum nächst höheren Wirbel befinden sich jeweils etwa 1,5 Patientenquerfinger lateral und kranial der tastbaren Spitze des Dornfortsatzes.

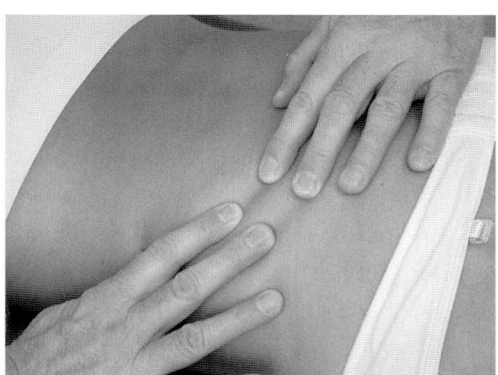

Abb. 2.**5a,b** Lokalisation der Rippe und perineurale Infiltration (Fotos: Thomas Fels).

a

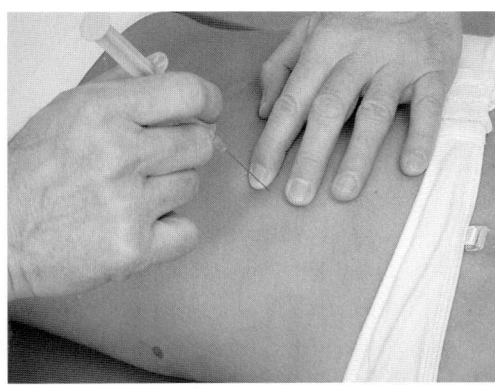

b

Der Behandler markiert diese Stelle etwas lateral mit dem linken Daumen oder Zeigefinger (Abb. 2.**6e**) und schiebt von dort aus mit der rechten Hand die Nadel bis zum Knochenkontakt gegen das Facettengelenk vor. Eine typische und ohne CT oder Durchleuchtung nicht sicher vermeidbare Komplikation ist die unbeabsichtigte Punktion einer Wurzeltasche und die daraus resultierende Wurzelblockade oder Spinalanästhesie (Abb. 2.**6**).

Infiltration des Ligamentum iliolumbale. Man kann bei der Infiltration des Lig. iliolumbale auch den oberen Pol des gleichseitigen Iliosakralgelenkes erreichen (Abb. 2.**7**).

Der Patient sitzt mit dem Rücken zum Behandler quer auf der Liege, hält den Rumpf leicht gebeugt und stützt beide Hände locker neben den Oberschenkeln ab. Der Behandler palpiert die Spina iliaca posterior superior und

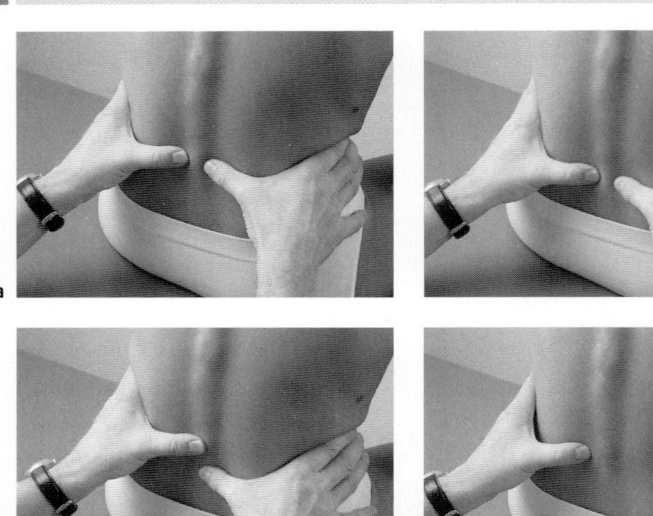

a

b

c

d

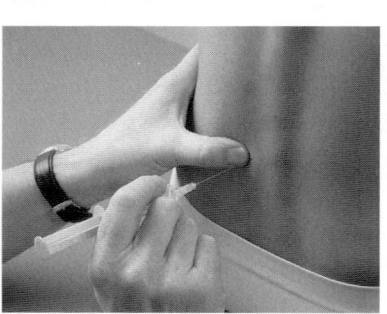

e

Abb. 2.**6a – e** Segmentlokalisation und facettengelenksnahe Infiltration (Fotos: Thomas Fels).

identifiziert von dort ausgehend den druckschmerzhaften Ansatzbereich des Lig. iliolumbale. Er markiert ihn mit den Kuppen von Zeige- und Mittelfinger der linken Hand und sticht mit der rechten Hand die Nadel an dieser Stelle nahe dem Knochen ein. Beim Vorschieben der Nadel spürt man den Widerstand des Ligaments, das dann penetriert wird. Unter wiederholter Aspiration erfolgt die Infiltration fächerförmig.

Das Ligament liegt – bezogen auf das Os ilium – relativ oberflächlich. Bei der Infiltration darf man die Nadel nicht zu weit nach mediokaudal vorschieben. Dort kann man Blutgefäße treffen und bei grob fehlerhaftem Vorgehen in

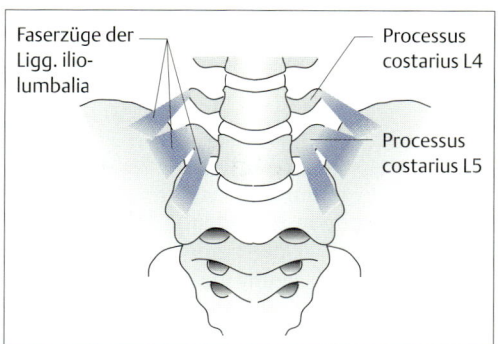

Abb. 2.**7** Anatomische Zeichnung der Ligg. iliolumbalia.

Faserzüge der Ligg. iliolumbalia

Processus costarius L4

Processus costarius L5

eine Wurzeltasche geraten und eine Spinalanästhesie verursachen. Bei Patienten, die sehr mager oder sehr adipös sind oder die eine tiefsitzende Lumbalskoliose haben, ist Vorsicht geboten.

Von einem etwas weiter medial und kaudal gelegenen Injektionsort erreicht man den oberen Pol des Iliosakralgelenkes und kann ihn anästhesieren. Ob damit – etwa bei Iliosakralgelenk-(ISG-)Blockierungen – eine therapeutisch nutzbare Wirkung erreicht wird, erscheint zweifelhaft. Die entscheidende Maßnahme ist wahrscheinlich die Infiltration des Lig. iliolumbale (Abb. 2.**8**).

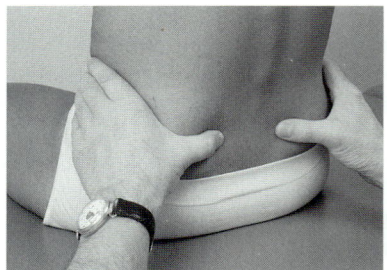

a

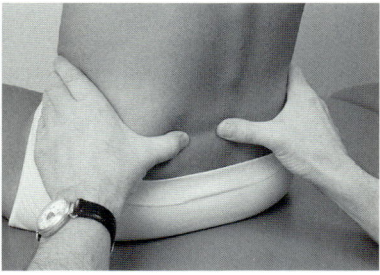

b

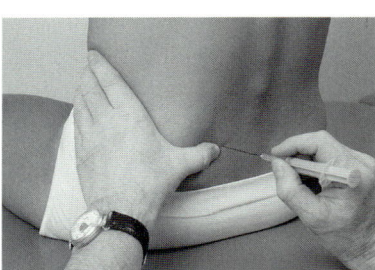

c

Abb. 2.**8a – c** Lokalisation und Infiltration des Lig. iliolumbale (Fotos: Thomas Fels).

2.4 Interventionelle Verfahren

Wolfram Cramer

Vorbereitende Diagnostik

Interventionelle Behandlungsverfahren stehen zur Verfügung, wenn die konservative Therapie nicht ausreicht, eine Operation aber nicht indiziert ist. Wie alle invasiven Maßnahmen erfordern sie eine unzweifelhafte Zuordnung der Beschwerden zu anatomischen Strukturen. Deshalb ist eine qualifizierte neurologische Untersuchung die wichtigste Voraussetzung für die Anwendung interventioneller Verfahren. Trotzdem bleibt die Unterscheidung zwischen radikulären, diskogenen, ligamentären und arthrogenen Schmerzen manchmal unsicher, wenn sie ausschließlich nach klinischen und radiologischen Kriterien getroffen wird. Dies trifft insbesondere für die eindeutige segmentale Zuordnung bei Mehretagenveränderungen der Wirbelsäule zu.

Hier bieten sich Testinfiltrationen mit Lokalanästhetika als Hilfsmittel der exakten therapievorbereitenden Differenzialdiagnostik vertebragener Beschwerdebilder an. Um die punktgenaue Lokalisation sicherzustellen, muss man sie in den meisten Fällen unter CT- oder Röntgendurchleuchtungskontrolle durchführen.

Wenn der Sachverhalt aufgrund des klinischen Befundes und der typischen Beschwerdeangabe so klar ist, dass er nur noch einer abschließenden Bestätigung bedarf, kann man bei Patienten mit normalem Körperbau einfach zu erreichende Strukturen wie z. B. die unteren lumbalen Gelenkfacetten ohne Durchleuchtungskontrolle infiltrieren. Ansonsten sollte man röntgengestützte Infiltrationen bevorzugen. Dabei geht es im HWS-Bereich besonders um die Infiltration einzelner Nervenwurzeln und Wirbelgelenke, im LWS-Bereich um intradiskale Injektionen, die auch CT-Diskografien einschließen, sowie um die Infiltration der Iliosakralgelenke und eventuell vorhandener Assimilationsgelenke.

Das Risiko der falschen Indikationsstellung, also

- Bandscheibenoperation bei ISG-Syndrom,
- Operation in der falschen, klinisch stummen Höhe,
- Facettendenervation bei diskogenen Schmerzen

kann bei konsequenter Anwendung dieser wertvollen Methoden minimiert werden.

Außerdem kann die Testinfiltration therapeutischen Wert haben. Besonders bei akuten Beschwerdebildern reicht sie oft schon aus, um eine Besserung zu bewirken. Wenn diese zwar deutlich ausgeprägt, aber von zu kurzer Dauer ist, kann die Infiltration mit Beigabe eines fettgebundenen oder kristallgebundenen Kortikoids (Dexamethasonpalmitat oder Triamcinolonacetonid) wiederholt werden.

Periadikuläre Therapie (PRT)

Die PRT ist zur Behandlung des radikulären Schmerzes indiziert. Dieser kann vielfältige Ursachen haben:

- den Bandscheibenvorfall,
- die Stenose der Neuroforamina und der Recessus laterales,
- perineurale oder intraneurale Vernarbungen nach Bandscheibenoperation,
- Chronifizierungsprozesse.

Beschwerdeangabe und klinischer Befund entsprechen nicht immer dem Ergebnis des Nativröntgens und der Schnittbilddiagnostik. Trotzdem kann es sich um einen radikulären Schmerz handeln. Die degenerierte Bandscheibe kann durch Freisetzung von Entzündungsmediatoren, wie z. B. Prostaglandine und Neuropeptide, die Nervenwurzel in einen schmerzhaften Reizzustand versetzen, ohne sie mechanisch zu irritieren.

Die PRT ist CT-gesteuert in allen Wirbelsäulensegmenten sicher und nebenwirkungsarm anwendbar. Zur Infiltration wird eine Kombination aus Depotkortikosteroiden und lang wirkenden niedrig konzentrierten Lokalanästhetika verwendet. Ziel ist die Ausschaltung der sensiblen Fasern bei weitgehend erhaltener motorischer Funktion. Durch präzise Applikation kann die Medikamentendosis niedrig gehalten werden, sodass systemische Nebenwirkungen selten sind.

Bei der Durchführung wird eine interventionelle koaxiale 23-G-Kanüle (Außendurchmesser 0,65 mm) mit Zentimetermarkierung CT-gesteuert bis an die betroffene Nervenwurzel geführt. Die Kanülenspitze sollte im dorsalen Teil des Foramens liegen. Möglich ist auch ein epiduraler Zugang durch das interlaminäre Fenster. Intravaskuläre oder intradurale Fehlpositionierungen werden durch Gabe von 1 ml nichtionischem Kontrastmittel ausgeschlossen. Falls eine Kontraindikation für Kontrastmittel besteht, kann alternativ die gleiche Menge Luft injiziert werden (Abb. 2.**9**).

Als optimale Applikationsfrequenz hat sich die wöchentliche Gabe bewährt. Die PRT wird in Abhängigkeit vom Effekt bis zu achtmal durchgeführt. Dies ist jedoch selten erforderlich. In der Regel führen drei bis vier Behandlungen zum gewünschten Ergebnis.

Selbstverständlich wird durch die PRT nicht die strukturelle Ursache, also z. B. der Bandscheibenvorfall oder die Stenose, beseitigt. Das bleibt der Operation vorbehalten. Allerdings sind Strukturalterationen der Wirbelsäule häufig klinisch stumm, sodass eine erfolgreiche Therapie der Nervenwurzelreizung ausreicht, um eine lang anhaltende Beschwerdebesserung bis hin zur Schmerzfreiheit zu erreichen. Nachuntersuchte Patientenkollektive weisen gute Ergebnisse in bis zu 83 % der Fälle auf.

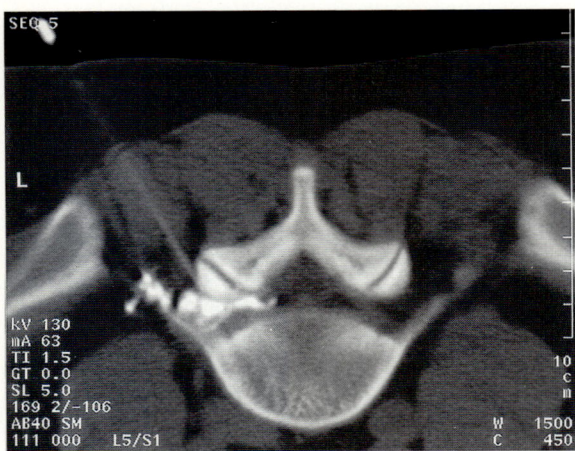

Abb. 2.**9** Periradikuläre Therapie mit liegender Kanüle und erkennbarem Kontrastmittel. (Computertomogramm: Radiologische Praxis, Dres. Steen & Partner, Oldenburg).

 Bei Patienten mit funktionell relevanten neurologischen Defiziten sollte die PRT – auch aus forensischen Gründen – nicht angewendet werden. Hier wäre über die mikrochirurgische Dekompression der neuralen Strukturen zu entscheiden.

Infiltration und Denervierung der Facettengelenke

Diese Technik ist zur Behandlung pseudoradikulärer Schmerzen indiziert, die von den Facettengelenken ausgehen. Dabei wird nicht intraartikulär injiziert, sondern man unterbricht periartikulär die Schmerzeitung (Abb. 2.**10**). Die Gelenkkapsel ist plurisegmental über den Ramus dorsalis des Spinalnerven innerviert, der im Winkel zwischen Querfortsatz und oberem Gelenkfortsatz nach kaudal und dorsal zieht.

Die Infiltration des Ramus dorsalis und der Gelenke kann unter diagnostischen oder therapeutischen Gesichtspunkten erfolgen. Zur diagnostischen Infiltration wird ein Lokalanästhetikum, zur therapeutischen Infiltration eine Kombination aus einem Lokalanästhetikum und einem lipophilen Depotkortikosteriod verwendet. Bei Akutbeschwerden kann die Infiltration durchaus zur Ausheilung führen. Dagegen bleibt die Wirkung bei chronischen Beschwerden in der Regel zeitlich begrenzt (Abb. 2.**11**).

Zur definitiven Therapie chronischer Beschwerden werden die Facetten denerviert. Voraussetzung ist eine Segmentbestätigung durch Testinfiltration mit Lokalanästhetika.

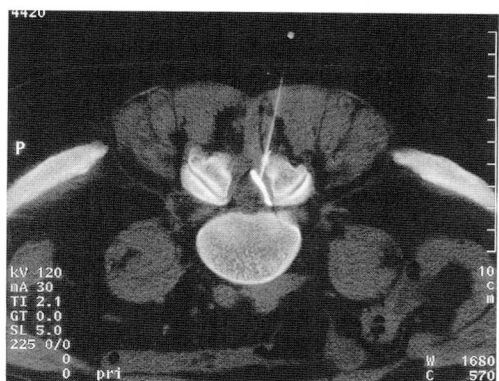

Abb. 2.**10** IST, peri-/epidurale Spritze (Computertomogramm: Radiologische Praxis, Dres. Steen & Partner, Oldenburg).

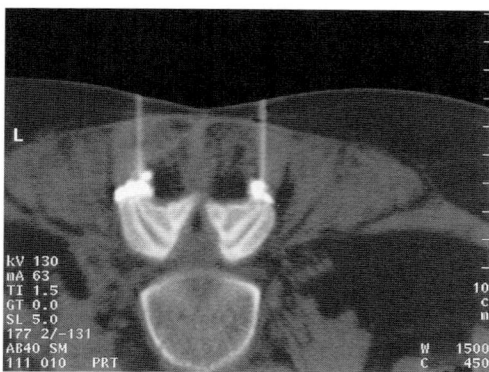

Abb. 2.**11** Facetteninfiltration (Computertomogramm: Radiologische Praxis, Dres. Steen & Partner, Oldenburg.

Die Denervierung wird durchgeführt:

- als Thermodenervation mit einer Elektrokoagulationssonde,
- als Kryoläsion,
- gelegentlich als periartikuläre Applikation von 1 – 2 ml 96%igem Alkohol.

Eine intraartikuläre Alkoholinjektion sollte wegen der möglichen Schädigung des Gelenkknorpels vermieden werden.

Bei der Thermodenervation wird Röntgen- oder CT-gesteuert eine Hochfrequenzelektrode mit integrierter Temperatursonde bis in den Bereich des Ramus dorsalis vorgebracht. Durch Teststimulation wird der Schmerz provoziert, um die zielgenaue Lage der Sonde zu prüfen. Dann wird unter Kurznarkose die Denervierung mit einer Temperatur von 85 ° über einen Zeitraum von

30 – 50 s durchgeführt. Wegen der plurisegmentalen Innervation müssen die angrenzenden Segmente mitbehandelt werden.

Bei der perkutanen Kryoläsion wird eine Kältesonde eingeführt, deren Spitze durch CO_2-oder N_2O-Gasfluss auf –80° abgekühlt wird. Die Applikationszeit beträgt 90 s. Dies führt zu reversiblen Blockadeeffekten an den Nerven. Auch hier sind die angrenzenden Segmente mitzubehandeln.

Die in der Literatur angegebenen Erfolgsraten der perkutanen röntgengestützten Behandlungen der Facettensyndrome liegen bei bis zu 89 % für den Kurzzeiteffekt und differieren zwischen 17 und 45 % für die Langzeitergebnisse.

Infiltration und Denervierung der Iliosakralgelenke

Ähnlich den Facettengelenken können die Iliosakralgelenke behandelt werden. Hier ist insbesondere dann der Einsatz der Computertomografie gerechtfertigt, wenn eine sichere intraartikuläre Medikamentenapplikation gewünscht wird. Bei Blindpunktionen, die sich an den palpablen anatomischen Strukturen orientieren, sind Fehlapplikationen der Medikamente leicht möglich.

Intradiskale Therapieverfahren bei diskogenem Schmerz

Meistens ist eine interne Diskusruptur die Ursache des diskogenen Schmerzes. Der Nachweis, dass es sich um einen diskogenen Schmerz handelt, erfolgt durch Diskusstimulation und Diskografie.

Bei der Diskusstimulation wird durch das Einbringen von bis zu 3 ml Kontrastmittel ein definierter Druck auf die Bandscheibe als nozizeptive Schmerzquelle ausgeübt. Bei der Stimulation der schmerzhaften Bandscheibe gibt der Patient exakt die ihm bekannten Schmerzen an (Memory Pain). Der reproduzierte Schmerz sollte eine Stärke von 7 auf einer visuellen 10-Punkte-Skala aufweisen und bei der Stimulation benachbarter Bandscheiben nicht empfunden werden. Die anschließend angefertigte CT-Diskografie dokumentiert die Ruptur in ihrem Ausmaß. Sie kann einem Rupturgrad zugeordnet werden. Wenn all diese Kriterien erfüllt sind, kann man erwarten, dass intradiskale Therapieverfahren wirksam sind.

Intradiskale elektrothermale Therapie (IDET)

Bei der IDET wird CT- oder bildwandlergestützt über eine Hohlnadel ein dünner elektrothermischer Katheter (Heizdraht) in der Bandscheibe positioniert. Das Ende des Katheters sollte am hinteren inneren Rand des Anulus fibrosus liegen. Der Draht wird über den Zeitraum von 15 – 17 min auf 90 °C erhitzt. Bei der Prozedur werden die Kollagenfasern kontrahiert und verhärtet, feine Nervenendigungen, die in die degenerative Bandscheibe eingewachsen sind und den nozizeptiven Schmerz vermitteln, werden durch die Hitze verödet.

Intradiskale Injektionen

Bei ausgeprägter erosiver Osteochondrose mit Knochenmarködem können intradiskale Kortikosteroidinjektionen hilfreich sein. Sie werden röntgengestützt durchgeführt. Die Anwendung basiert auf der Annahme, dass neben einer mechanischen Komponente auch Entzündungsfaktoren, chemische und immunologische Prozesse durch Reizung der Nervenwurzel an der Entstehung des Ischiasschmerzes beteiligt sind.

Obsolete Verfahren

Die **Chemonukleolyse**, die **perkutane Nukleotomie** und die perkutane **Lasernukleotomie** wurden vor etwa 20 Jahren als hoffnungsvoll erscheinende intradiskale Verfahren zur Behandlung von Bandscheibenvorfällen mit radikulären Beschwerden eingeführt. Ihr gemeinsames Ziel war die Druck- und Volumenreduktion innerhalb der Bandscheibe. Allerdings haben sie nach anfänglich großer Euphorie schlechte Langzeitergebnisse gebracht und besitzen heute keine Bedeutung mehr.

Dem zur Chemonukleolyse verwendeten Chymopapain wurde wegen der Dysproportionalität zwischen den Ergebnissen und den zwar seltenen, dann aber dramatischen Komplikationen (Anaphylaxie, Transversalsyndrome) die Zulassung durch das Bundesgesundheitsamt nicht verlängert. Perkutane Nukleotomien werden noch in geringer Zahl mit sehr speziellen Indikationen durchgeführt. Die Lasernukleotomie gilt inzwischen als obsolet.

2.5 Physiotherapie

Ina Hamann, Volker Brüggemann, Joachim Meyer-Holz, Edgar Weller

Die Begriffe Physiotherapie und physikalische Therapie werden in Deutschland synonym verwendet. Sie bezeichnen konservative Behandlungsverfahren, bei denen durch gezielte Anwendung physikalischer Reize und durch systematisch angeleitete oder passiv durchgeführte Bewegungen eine Änderung von Körperfunktionen beim Patienten bewirkt werden soll.

Dabei ist der traditionelle Sammelbegriff „Physikalische Therapie" nicht ohne Schwierigkeiten zu gebrauchen. Er bezieht sich auf das berufsgruppenspezifisch ärztliche Verständnis von Physiotherapie als einem Heilmittel, spiegelt aber nicht das Selbstverständnis der um ihre Akademisierung bemühten modernen professionellen Physiotherapie wider, wie es von Hüter-Becker (2002) beschrieben wird. Dort wird ein integrativer Ansatz vertreten, nach dem Physiotherapie darin besteht,

- „die objektive Funktionsstörung mittels angemessener physiotherapeutischer Techniken zu untersuchen und zu behandeln
- sowie die Person als psychophysische Ganzheit zu erfassen und über Körperwahrnehmung und Bewegungserfahrung in die Behandlung einzubeziehen" (Hüter-Becker 2002).

Auf die berufspolitisch motivierte, wissenschaftlich unterlegte Diskussion um die Stellung der Physiotherapie soll hier nicht eingegangen werden. Die Autoren bevorzugen eine partnerschaftliche Zusammenarbeit der Berufsgruppen, in die jeder einbringt, was er zu leisten vermag. Für die Arbeit in der täglichen Praxis ist es sinnvoll, zwischen physikalischer Therapie und Krankengymnastik zu unterscheiden und das Rückentraining separat zu betrachten. Das entspricht den organisatorischen Gegebenheiten.

Physikalische Therapie

Zur physikalischen Therapie gehören:
- die verschiedenen Formen der Massage,
- die Wärme- und Kältebehandlung,
- die Beeinflussung von Gewebszuständen durch elektrischen Strom, Ultraschall und nichtionisierende Strahlen sowie
- Bäder, Inhalationen und im weiteren Sinne auch die Klimatherapie.

Die Domäne dieser Therapieform ist die Schmerzlinderung bei degenerativen Skeletterkrankungen im Erwachsenenalter. In der Praxis benötigt man dazu nicht das ganze Spektrum der physikalischen Therapie. Es ist fachlich sinnvoll und aus wirtschaftlichen Erwägungen geboten, sich auf wenige Verfahren zu konzentrieren, mit denen man sich gut auskennt und die man im Rahmen einer strukturierten Therapie gezielt einsetzt.

Massage

Ina Hamann

Definition. Die Massage ist eine systematische mechanische Einwirkung auf die äußeren Körperschichten zur Beeinflussung von Tonus und Turgor, Kontrakturen, Narben sowie Zirkulationsstörungen. Reflektorisch wirkt sie auf die Funktion segmental zugeordneter Organe ein. Therapeutisch wertvoll sind nur die manuell durchgeführten Massagen. So genannte Rollenmassagen, die auf einer Art Rüttelstuhl verabreicht werden, sind keine medizinischen Maßnahmen.

Wirkungen. Bei Funktionsstörungen der Wirbelsäule ist Massage als eigenständige Therapie nicht ausreichend. Sie ist vielmehr im Zusammenhang mit der Krankengymnastik zu sehen, indem sie das Gewebe für Bewegungsreize sensibilisiert und für ein effektives Arbeiten vorbereitet.

Vor dem an der Störung orientierten Arbeiten wird mittels Befundaufnahme sorgfältig geprüft, welche Struktur betroffen ist und wo die Therapie anzusetzen hat. Die Bedeutung der einzelnen Strukturen spiegelt sich in der Entwicklung der Spezialmassagen wider.

Die Wirksamkeit und die Verträglichkeit einer Anwendung hängen wesentlich von der Dosierung ab. Dabei ist es wichtig, ob sich der Patient mit seiner Störung in einer akuten oder einer chronischen Phase befindet. Nur bei adäquaten Reizen reagiert der Organismus als ein sich im Sinne der Normalfunktion der Organe und Gewebe selbstregulierendes System. Bei Beschwerden im Bereich der Wirbelsäule sollte auch bei der Massage der enge anatomische und funktionelle Zusammenhang des Rumpfes mit den Regionen Becken, Rücken, Hals, Thorax und Bauch gesehen werden. Die Wechselwirkung Haltung – Atmung – Spannung spiegelt sich im Gewebebefund wider (hyperalgetische Zonen, Head, Mackenzie, Triggerpunkte).

Die Massage bietet die Möglichkeit, über die verschiedenen Schichten der Weichteile (Haut, Unterhaut, Muskulatur, Bindegewebe/Faszien) mit ihren zahlreichen Rezeptoren in diesen Regelkreis mechanisch und reflektorisch einzugreifen. Dabei werden je nach Ort, Technik, Ausgangslage und Intensität unterschiedliche Wirkungen erzielt:

- an der Muskulatur:
  - tonisierend,
  - detonisierend;
- an den Gefäßen:
  - durchblutungsfördernd,
  - entstauend;

- am Nervensystem:
  - beruhigend,
  - anregend;
- allgemein am Gewebe:
  - Einfluss auf Trophik,
  - resorptionsfördernd,
  - Verbesserung der Verschieblichkeit,
  - dadurch Einfluss auf das vegetative Nervensystem.

Praktische Durchführung.
Jede Behandlung beginnt mit der Befundaufnahme.
- Inspektion:
  - Durchblutungsverhältnisse der Haut beurteilen (Dermografismus),
  - sichtbare Veränderungen im Gewebe registrieren (Quellungen, Einziehungen).
- Palpation:
  - Verschieblichkeit des Gewebes prüfen, Abhebbarkeit der Haut testen (Kibler-Hautfalte),
  - Schmerzempfinden,
  - Temperatur.

Es wird die jeweils dem Befund angemessene Form der Massage ausgewählt und die Art ihrer Durchführung festgelegt. Man unterscheidet zahlreiche Massageformen, Methoden und Techniken, von denen nachfolgend einige beschrieben werden.

Klassische Massage.
- Indikation:
  - Muskelhartspann,
  - hyperalgetische Zonen,
  - Vorbereitung für Mobilisation/Manipulation,
  - fehlende Verschieblichkeit des Gewebes,
  - herabgesetzte Dehnfähigkeit der Muskulatur,
  - unzureichende Durchblutungsverhältnisse im Gewebe.
- Wirkung:
  - Verbesserung der Dehnfähigkeit der Muskulatur,
  - Verbesserung der Verschieblichkeit der Faszien/Bindegewebe,
  - Anregen der Durchblutung in den tiefen Muskelschichten,
  - Anregung der Venengeflechte in allen Bereichen der Wirbelsäule,
  - Abtransport von Stoffwechselprodukten,
  - Regulierung der Veränderungen in der autochthonen Rückenmuskulatur,

- reflektorische Einflussnahme auf Funktionen innerer Organe, Gefäße, Gewebe am Achsenorgan,
- Erweiterung des Bewegungsumfanges der Rippenwirbelgelenke,
- Schaffen günstiger Vorraussetzungen für die Atmung.

In der klassischen Massage werden u. a. folgende Griffe angewendet:

- Bei der *Streichung* liegen die Hände des Behandlers ganzflächig auf der Haut des Patienten und geben den Druck langsam und gleichmäßig weiter. Sie wirkt
  - einleitend, d. h. zu Beginn der Massage leicht hyperämisierend,
  - beruhigend zwischen stark reizenden Griffen,
  - entstauend an hochgelagerten Extremitäten.
  - Streichungen werden im gesamten Massagegebiet ausgeführt.

- Die *Reibungen* werden mit großem Druck und schnellem Tempo durchgeführt. Die Hände liegen mit geschlossenen Fingern ganz auf und werden schnell aneinander vorbeigeführt. Die *Knöchelreibung* erfolgt mit der zur Faust geschlossenen Hand auf der Muskulatur. Reibungen wirken
  - durchblutungsverbessernd,
  - das Gewebe erwärmend (nach Wärmeanwendungen – z. B. Packung – nicht notwendig).

- Die *Hautverschiebung* wird mit Daumen und Zeigefinger durchgeführt. Es wird eine Hautfalte abgehoben und langsam durch das Gewebe gezogen. Bei dem „Vorwärtslaufen" sollte diese Falte erhalten bleiben. Entstehen mehrere Falten, weist das auf eine erhöhte Spannung im Gewebe hin. Der Druck, den man bei der Massage ausübt, wird der Gewebespannung angepasst. Behandlungsziele sind
  - Verschieblichkeit der Haut gegen die Unterhaut verbessern,
  - Verschieblichkeit der Unterhaut gegen die Faszie verbessern.

- Bei der *Knetung* wird die Muskulatur entweder von der Unterlage abgehoben oder verschoben. Hyperämie in der Muskulatur und im Unterhautbindegewebe ist die angestrebte Folge. Diese
  - verbessert den Abtransport von Stoffwechselprodukten,
  - verbessert die Dehnbarkeit der Muskulatur.
  Knetungen eignen sich besonders zur Behandlung des M. erector spinae, M. trapezius und des M. latissimus dorsi.

- Die *Zirkelungen* werden langsam und gezielt mit Handwurzel, Daumen oder Fingern ausgeführt. Dabei beschreibt man kleine kreisende Bewegungen, durch die man langsam tastend immer tiefer in das Gewebe hineinkommt. Zirkelungen werden statisch oder fortlaufend ausgeführt. Sie dienen der
  - gezielten Behandlung einzelner Muskelabschnitte,
  - sind aber erst nach Auflockerung des oberflächlichen Gewebes möglich.

Befunde, bei denen sich Zirkelungen anbieten, sind im Verlauf des M. erector spinae, des M. trapezius, an den Muskelansätzen am Schulterblattes und am Beckenkamm tastbar.

Massagen dürfen keine Schmerzen hervorrufen. Sie sind kontraindiziert bei:
- fieberhaften Erkrankungen,
- Infektionen,
- entzündliche Prozessen,
- Hautkrankheiten.

Unterwassermassage. Bei der Unterwassermassage wird die mechanische Massagewirkung des Druckstrahls durch den Wärmereiz und den Auftrieb des Wassers im Wannenbad unterstützt.
- Indikation: Die Indikationen entsprechen im Wesentlichen denen der klassischen Massage. Unterwassermassagen werden verordnet, wenn große Muskelgruppen der Lenden-Becken-Hüft-Region zu behandeln sind und man die Massage mit leichten Bewegungsübungen im warmen Wasser kombinieren oder mit einer Elektrotherapie (hydroelektrisches Vollbad, s. u.) verbinden will.
- Wirkung:
  - tief gehende Lockerung des Gewebes,
  - tief gehende Durchblutungsanregung,
  - Verbesserung der Gewebstrophik.
- Praktische Durchführung: Technische Voraussetzung ist eine Unterwassermassagewanne (400 l Inhalt) mit Druckstrahleinrichtung. Die Temperatur des Wannenwassers und des Druckstrahls können variiert werden. Je nach Verträglichkeit und Ziel der Behandlung wird der Strahldruck zwischen 100 und 300 kPa genutzt. Außerdem kann durch den Düsen-Haut-Abstand (5 – 15 cm) und den Auftreffwinkel (90 – 30 °) die Anwendung dosiert werden. Für den Behandlungserfolg entscheidend sind wie bei der klassischen Massage die Düsenführung (kreisend, streichend) und die Region der Ausführung.

Es gelten die gleichen Kontraindikation wie für die klassische Massage.

Bindegewebsmassage. Diese Spezialmassage nach Dicke oder Teirich-Leube hat eine reflektorische Wirkung auf Körperfunktionen durch Beeinflussung von umschriebenen Arealen im Bindegewebe. Bei Störungen innerer Organe findet sich eine „erhöhte" – d. h. tastbar veränderte – Bindegewebezone im entsprechenden Referenzareal an der Körperoberfläche. Die Bindegewebezonen sind auf dem gesamten Körper zu finden, am Rücken besonders paravertepral. So können Schmerzen im Wirbelsäulenbereich durch diese Zonen unterhalten, aber auch beeinflusst werden.

- Indikation:
  - Nackenkopfschmerzen,
  - fortgeleitete Schmerzen bei Störungen innerer Organe.
- Wirkung:
  - Anregen des Stoffwechsels,
  - Verbesserung der Durchblutung,
  - Detonisierung des Gewebes,
  - Beeinflussung des Vegetativums.
- Praktische Durchführung: Die Behandlung setzt mit verschiedenen Techniken in drei Schichten des Gewebes an:
  - Hauttechnik (zwischen Haut und Unterhaut),
  - Unterhauttechnik (zwischen Unterhaut und Faszie),
  - Faszientechnik (an der Faszie).

Die vorherige Erwärmung des Gewebes z. B. durch Fangopackungen ist nicht sinnvoll, denn großflächige Wärmeanwendungen behindern die Durchführung der Bindegewebsmassage und beeinträchtigen ihre Wirkung. Hilfreich ist oft eine segmentale Wärmeanwendung auf einer Referenzzone der Körperoberfläche. Sie wird mit der „heißen Rolle" durchgeführt, die aus Handtüchern geformt und mit heißem Wasser befüllt wird.

Als Zeichen der Wirksamkeit – nicht als Hinweis auf eine Unverträglichkeit – beobachtet man folgende Reaktionen:

- Hyperämie,
- verstärkter Schweißfluss,
- Umstimmung des vegetativen Nervensystems.

Hautreaktionen in Form von Quaddeln (je stärker die Gewebespannung, desto intensiver die Hautreaktion)

Elektrotherapie

Edgar Weller

Elektrotherapie ist der Oberbegriff für alle Verfahren, bei denen mithilfe einer lokalen Stromdurchflutung des Gewebes, mithilfe einer tiefenwirksamen Wärmebestrahlung oder durch die Einwirkung von Ultraschall folgende Wirkungen erzielt werden:

- Beeinflussung der Muskelkontraktion im Sinne einer wiederholten Anspannung, aber auch einer Relaxation der Muskulatur,
- Verbesserung der Gewebstrophik mit Durchblutungssteigerung, Stoffwechselanregung, Steigerung der Dehnbarkeit des Bindegewebes, Erhöhung der Nervenleitgeschwindigkeit, verbunden mit immunologischen Stimulationsprozessen.

Die Einteilung der Stromformen erfolgt nach der Frequenz. Man unterscheidet

- Niederfrequenz-Elektrotherapie im Bereich bis 1000 Hz. Die Sonderform mit der Frequenz f = 0 wird als Gleichstrom bezeichnet. Ansonsten spricht man von Impuls- bzw. Reizströmen,
- Mittelfrequenzströme, deren Frequenzen zwischen 1000 und 10 000 Hz liegen,
- Hochfrequenzströme mit Frequenzen im Millionen-Hertz-Bereich und mit vorwiegend thermischen Wirkungen.

Indikationen und Wirkungen

Niederfrequenzelektrotherapie. Die *Gleichstromtherapie* ist vorwiegend zur Schmerzstillung, aber auch zur Stoffwechselanregung und zur Beeinflussung der Erregbarkeit angezeigt. Konstant in eine Richtung fließende Ströme werden bei stabiler Elektrodenlage angewendet. Aufgrund der Polarität des Gleichstroms ergeben sich unter Anode und Kathode verschiedene Wirkungen. Unter der Anode erzielt man vorwiegend Schmerzlinderung und Herabsetzung der Erregbarkeit, unter der Kathode dagegen vorwiegend eine Durchblutungs- und Tonussteigerung. Insgesamt wirkt Gleichstrom trophikverbessernd, resorptionsfördernd, entzündungslindernd und vor allem schmerzstillend. Allerdings wird die Anwendung von den meisten Patienten als unangenehm empfunden.

Die Dosierung des Gleichstroms erfolgt nach dem subjektiven Empfinden des Patienten sensibel unterschwellig, sensibel schwellig, höchstens noch angenehm überschwellig. Die Maximalstromstärke sollte nach Edel 0,2 mA/cm^2 Elektrodenfläche nicht überschreiten. Verwendet werden entweder zwei gleichgroße Einzelelektroden oder eine indifferente, großflächige Gegenelektrode und eine punktförmige Stimulationselektrode.

Als Sonderform der Gleichstromanwendung kann die *Iontophorese* im Sinne einer *Galvanisation* verwendet werden: Externa, die ionisierbare Medikamente enthalten, deren Penetrationsvermögen durch die gesunde Haut aber zu gering ist, können durch Gleichstromanwendung gezielt in das Gewebe gebracht werden. Systemische Effekte sind in Abhängigkeit von den gewählten Medikamenten zu erwarten. Die Wirkzeit des Stromes sollte nicht unter 30 min betragen, aber ohne sensible Belästigung erfolgen. Auf gute Durchfeuchtung genügend dicker Schwämme (besser achtlagiger Zellstoff) muss unbedingt geachtet werden.

Auch das *hydroelektrische Vollbad* (früher Stangerbad) ist eine Sonderform der Gleichstromanwendung. Es beeinflusst den Tonus des gesamten Körpers. Obwohl Nacken und Kopf bei der hydrogalvanischen Anwendung außerhalb des eigentlichen Durchströmungsgebietes liegen, wird über die vegetativen Ganglien auch der Nacken-Kopf-Bereich beeinflusst. Wohltuende schmerzstillende Effekte sowie Durchblutungsförderung sind als Wirkung erzielbar. Auch ist die Gleichstromanwendung als Teilbad zu nutzen mit schmerzlindernden, durchblutungsfördernden und detonisierenden Effekten als

- Einzellenbad (indifferente Elektrode lumbal),
- Zweizellenbad,
- Vierzellenbad mit Körperdurchströmung.

Impuls-/Reizstromtherapie: Die erzielbaren Wirkungen sind frequenzabhängig. Aus praktischen Gründen ergeben sich folgende Frequenzeinteilungen:

- Vorwiegend *muskelwirksam* – aber nicht tetanisierend – sind Frequenzen bis etwa 25 Hz. Bis 5 Hz nennt man diese Ströme Klopfströme, bis 15 Hz Schüttelströme.
- Die *tetanisierenden* Ströme um 50 Hz haben die niedrigste Muskelerregungsschwelle und sind intensiv *muskelwirksam.*
- *Schmerz stillende* Effekte haben vorwiegend die Frequenzen um 100 Hz und darüber. Übliche Frequenzen sind der Ultrareizstrom nach Träbert (143 Hz) und diadynamische Ströme nach Bernard (DF mit 100 Hz).

Die Muskelwirksamkeit eines Stroms ist von der Impulsdauer abhängig. Günstig ist eine Impulsdauer (= Impulsbreite) um eine Millisekunde. Bei geringeren Werten muss die Intensität des Stroms erhöht werden, um eine Muskelerregung zu erreichen. Bei breiteren Impulsen werden dagegen die sensiblen Belästigungen des Patienten verstärkt.

Zu den Hauptindikationen gehört die Niederfrequenztherapie der Nackenmuskulatur. Üblich sind Frequenzen unter 200 Hz. Dabei wird die Anwendung von vier Saugelektroden (Vakuum-Saug-Massagegerät mit intermittierendem Druckunterschied) bevorzugt. Man erzielt dadurch eine Kombination des Stroms mit einem Walk-Massageeffekt.

TENS: Die Transkutane Elektrische Nervenstimulation (TENS) ist ein weit verbreitetes Verfahren, das üblicherweise vom Patienten mit einem mobilen Gerät zuhause selbst durchgeführt wird. Zunächst erfolgt eine Erprobung in der Physiotherapiepraxis oder in der Praxis des Arztes. Auf Antrag übernimmt dann die Krankenkasse die Kosten für ein mobiles Gerät.

Die Methode wurde in den siebziger Jahren entwickelt, zur Erklärung wird der Gate-Control-Mechanismus nach Wall und Melzak angegeben. Diese Theorie erklärt, warum die Stromwirkung im Sinne des Vibrationsgefühls einen Schmerz stillenden Effekt hat: Die Vibrationen werden von den Propriozeptoren auf schnell leitenden A-Beta-Fasern zum Rückenmark geleitet und schließen dort ein Tor an der Transmitterzelle, an der wenig später die auf langsameren A-Delta- und C-Fasern geleiteten Schmerzempfindungen eintreffen. Durch dieses Konkurrieren am Tor gewinnt der Vibrationseffekt die Oberhand, der Patient empfindet durch die Vibration den Schmerz meist überhaupt nicht. Die weitaus wichtigere Wirkung des Stroms wird jedoch in der Substantia grisea centralis und im periaquäduktalen Höhlengrau erzielt. Dort beginnt nach halbstündiger Einwirkung der Vibration die Bildung der körpereigenen Endorphine und Enkephaline, die für die nachhaltige schmerzstillende Wirkung der TENS-Ströme verantwortlich sind.

Hauptindikation sind Schmerzen in der Muskulatur und im Bandapparat. Auch Nackenkopfschmerzen und Spannungskopfschmerzen sprechen gut auf TENS-Behandlung an. Günstige Wirkungen können auch bei postherpetischen Schmerzen erzielt werden.

In der Physiotherapiepraxis ist fast jedes Reizstromgerät zur Durchführung einer TENS-Behandlung geeignet. Die mobilen Heimstimulatoren ermöglichen mit Batteriestrom den Einsatz auch bei stromängstlichen Patienten. Veränderbar sind die Anwendungsparameter. Heute teilt man die TENS-Applikation in drei Varianten ein:

- *Variante 1:* hohe Frequenzen um 100 Hz, geringe Intensität mit sensibel überschwelliger Wirkung mit Prickeln, Vibrationsempfinden. Behandlungszeit mindestens 30 min, auch bei mehrmaliger täglicher Applikation.
- *Variante 2:* Niederfrequenzen um 1 Hz bis max. 10 Hz, dabei aber mit so hoher Stromstärke, dass der Patient förmlich Schmerz empfindet. Diese Methode sollte man nur in zweiter Linie benutzen und sorgfältig vorbereitend beraten, zudem sollte die Dosierung nicht brüsk, sondern dem Schmerzbild des Patienten angepasst gesteigert werden. Zwar soll ein gegenüber dem ursprünglichen Dauerschmerz etwas erhöhter Schmerzreiz gesetzt werden, jedoch muss die Verträglichkeitsgrenze beachtet werden.
- *Variante 3:* Burst-Anwendung von Gruppenimpulsen, die in regelmäßiger oder stochastischer Reihenfolge Unterbrechungen bieten. Diese Burst-Anwendung kann in den Varianten 1 und 2 ausgeführt werden. Sie hat den

Vorteil der wesentlich geringeren Stromanpassung, sodass die Dosis nicht ständig nachgeregelt werden muss.

Kombinierte Ultraschall-Impulsstrom-Therapie. Niederfrequente Ströme können mit besonderen Geräten auch über den Schallkopf übertragen werden (indifferente großflächige Elektrode nahe dem Anwendungsort). Die Stromwirkung kann dazu mit der vor allem schmerzlindernden Ultraschallwirkung kombiniert werden.

Mittelfrequenzelektrotherapie. Ströme mit einer Frequenz von 1000 Hz bis 10 000 Hz sind Wechselstromimpulse unterschiedlicher Dauer, als Hochtontherapie bis 20 000 Hz. Im Gegensatz zu den impulssynchronen Kontraktionen der niederfrequenten Ströme wird bei der Mittelfrequenz die Membran zunächst unterschwellig depolarisiert und schließlich zu einer plateauförmigen Dauerdepolarisation geführt. Dabei gibt es keine Polunterschiede. Der Vorteil aller Mittelfrequenzverfahren liegt in der geringen sensiblen Belästigung und hohen Muskelwirksamkeit. Es ist üblich, dass die Mittelfrequenz nur als Trägerfrequenz wirkt und mit niederfrequenten Strömen kombiniert wird. Dies bewirkt vorwiegend eine Muskeltonisierung. Spezielle analgetische und hyperämisierende Eigenschaften kommen hinzu, wenn man den Strömen eine zusätzliche galvanische Komponente beigibt (Schnitzer 1981).

Indikationen sind schmerzhafte Muskelverspannungen sowie Beschwerden durch chronisch-degenerative Veränderungen am Bewegungssystem. Mit kräftigen, längerandauernden Impulsen (6 – 12 s) und größeren Pausen (18 – 60 s) erfolgt ein Muskelaufbau durch Muskeltraining.

Nemec entwickelte das so genannte Interferenzstromverfahren, bei dem zwei Stromkreise mit z. B. 2900 Hz und 3000 Hz Trägerfrequenz vom Gerät abgegeben und dem Patienten über 2-mal 2 Elektroden überlagernd angeboten werden. Im Körper erzeugen diese versetzten Frequenzunterschiede ein angenehmes Walk-Gefühl. Es gibt ein weiteres Verfahren, bei dem drei verschiedene Stromformen über zwei Dreifachelektroden angeboten werden, was einen räumlichen Walkeffekt erzielt (Stereointerferenz).

Hochvolt-Behandlungen: Man verwendet Impulse von nur 10 bis 50 Mikrosekunden Impulsdauer. Dabei werden eine größere Stromstärke und eine hohe Spannung benötigt, um einen motorischen Impuls zu erzielen. Das wesentliche Merkmal der Anwendung dieser schmalen Impulse ist eine sehr geringe sensible Belästigung des Patienten. Erzielt werden eine gute Muskeldetonisierung sowie gute analgetische und trophische Wirkungen. Je nach der angebotenen Frequenz wirken 10 Hz als Schüttelungen und damit lockernd auf die verspannte Muskulatur. Mit 50 Hz werden vorwiegend muskeltonisierende Wirkungen erzielt; hohe Frequenzen (über 100 Hz) wirken vorwiegend schmerzstillend und werden auch zur Triggerpunktbehandlung verwendet.

Auch die Kombination mit Ultraschall ist üblich, um eine Wärmewirkung in der Tiefe des Gewebes zu erzielen.

Mikroampere-Reizströme, Mikroströme: Einen völlig gegenteiligen Effekt erzielt man mit breiten Impulsen von 250 Millisekunden Dauer, wobei zwischen den positiven und negativen Schwankungen ebenfalls eine Pause von 250 Millisekunden eingeschaltet wird. Die Impulsperiodendauer beträgt also 1 Sekunde, die Frequenz damit 1 Hz! Bei diesen relativ breiten Impulsen geringer Frequenz benötigt man nur eine geringe Stromstärke im Bereich von 5 Mikroampere. Dadurch werden die Impulse sensibel wenig belästigend und als angenehm empfunden. Sie werden sowohl zur Behandlung posttraumatischer als auch entzündlich-rheumatischer Schmerzzustände angewendet, ebenso zur Therapie schmerzhafter Verspannung der Gesichtsmuskulatur im Bereich der Kiefergelenke und bei Nackenschmerzen.

Hochfrequenzströme. Hochfrequenzströme werden als Kurzwelle, Dezimeterwelle und als Mikrowelle angeboten.

Kontraindikationen sind alle Wärmeunverträglichkeiten sowie insbesondere das Vorhandensein von Metallimplantaten (Zahnprothesen stören nicht). Strenge Kontraindikationen bestehen für Schrittmacherträger und schwangere Frauen.

Kurzwellentherapie: Sie erfolgt im deutschsprachigen Raum mit einem Hochfrequenzwechselstrom von 27,12 Mhz (= 11,06 m Wellenlänge). Man erzielt je nach Applikationstechnik eine selektive Tiefenerwärmung.

Bei Verwendung von zwei Elektroden – dem so genannten Kondensatorfeld – wird die Wärme im gesamten durchfluteten Bereich verspürt. Je nach Elektrodengröße, Elektroden-Haut-Abstand und verwendeter Energie kann die Wärmeentwicklung an verschiedenen Körperpartien lokalisiert werden. Dadurch ist eine fast ideale Einstellungsmöglichkeit für intensive oder nur geringe Wirkung gegeben. Mit der bipolaren Elektrodentechnik ist eine Wärmeapplikation praktisch an allen kleineren Regionen des Kopf-Hals-Abschnittes möglich.

Bei der Spulenfeldmethode verwendet man ein Spulenkabel oder eine einzelne Elektrode, die direkt auf dem zu bestrahlenden Gebiet appliziert wird und ein hochfrequentes, elektromagnetisches Wechselstromfeld (Monode, Wirbelstromelektrode) erzeugt. Zur Behandlung definierter Muskeln ist dieses Verfahren günstiger. Üblich ist die Nackenmuskelbehandlung mittels Wirbelstromelektrode.

Die Dosierung erfolgt nach dem subjektiven Wärmeempfinden (Schliephake). Die Dosisstufe 2 beschreibt eine eben schwellige, geringe Wärmeempfindung.

Zum Erreichen der Dosisstufe 1 bei empfindlichen und geschwächten Personen genügt es, wenn von Stufe 2 ausgehend der Regler eine Schaltstufe niedriger eingestellt wird. Dosisstufe 3 ist die übliche Stufe und bedeutet kräftige, angenehme Wärmeempfindungen. Die Dosisstufe 4 ist der Grenzbereich und beschreibt eine große Hitzeempfindung.

Die Behandlungszeit sollte aufgrund der kompensatorischen Gegenregulation seitens des Kreislaufes (Wärmetransport) auf 12 min begrenzt werden.

Dezimeterwellentherapie: Im Bereich von 434 Mhz (= 69 cm Wellenlänge) werden die elektromagnetischen Wellen zur intensiven Durchwärmung des gesamten behandelten Gewebes genutzt. Die Applikatoren werden als Rund- und Langfeldstrahler bezeichnet und entsprechen in der Wirkung denen der Spulenfeldmethode der Kurzwelle. Beim Hohlleiterstrahler dagegen wird eine günstigere Fettentlastung und eine physiologischere Tiefenverteilung erzielt, also eine bessere Tiefenwirkung erreicht.

Insgesamt ist bei der Dezimeterwelle zu beachten, dass sich im Bereich der Wärmewirkung kaum noch thermosensible Rezeptoren befinden und damit der Körper die Wärmeapplikation verfälscht wahrnimmt. Es gilt die Regel, dass man die Dezimeterwelle eine Dosisstufe nach Schliephake niedriger dosiert als die Kurzwelle. Der Patient darf nur eben eine geringe Wärme empfinden, um bereits die Wärmeapplikation, vergleichbar einer Dosisstufe Schliephake 3, anzunehmen.

Mikrowellentherapie: Bei einer Frequenz von 2450 MHz kommt elektromagnetische Strahlung mit einer Wellenlänge von 12,5 cm zur Anwendung. Diese hat nur eine geringe Eindringtiefe und bewirkt eine mittlere Tiefenerwärmung in den obersten Muskelschichten. Die Mikrowelle bietet keine besonderen Vorteile gegenüber der Kurzwelle, bedarf aber eines geringeren technischen Aufwandes, was sich im Anschaffungspreis widerspiegelt.

Ultraschalltherapie. Anwendung mechanischer Schwingungen (Vibrationen) zu schmerztherapeutischen Zwecken. Dazu wird mittels eines Hochfrequenzwechselstromgenerators eine hohe Spannung erzielt, die über ein Zuführungskabel zum Handstück geleitet wird. In diesem wird die elektrische Energie über einen Transducer (Mittler) in Form eines technischen Kristalls umgewandelt in mechanische Schwingungen, die üblicherweise zwischen 800 kHz und 3 MHz zur Anwendung kommen.

Wirkungsvoll ist diese Mikromassage durch die mechanische Komponente (verbesserte Dehnbarkeit bindegewebiger Strukturen, Verminderung von Gelenksteifigkeit), zudem durch die thermische Komponente mit Tiefenerwärmung (vermehrte Durchblutung, Stoffwechselsteigerung), analgetische Wirkung durch Anhebung der Schmerzschwelle, Erhöhung des Membranpotenzials,

Muskeldetonisierung, Auflösung von Infiltraten, Verbesserung von Regeneration und Trophik und damit auch der Wundheilung.

Je nach Behandlungsobjekt kommen kleine (0,8 cm²) oder große Schallköpfe (bis zu 6,0 cm²) zur Anwendung. Bei der *dynamischen Beschallung* bewegt sich der Schallkopf um seine Wirkfläche. Die übliche Dosierung beträgt 0,2 W/cm² (HWS unter C_3) bis 1,5 W/cm² (Bereich Becken). Die Behandlungszeiten liegen zwischen 1 und 10, im Durchschnitt bei 6 min. Mittels Wasser (subaquale Anwendungen mit nachgewiesen wasserdichtem Schallkopf) oder über ein Koppelgel ist die direkte Schallübertragung auf den Patienten gewährleistet. Dauerschall ist üblich; Impulsschall teilweise bereits bei subakuten Prozessen applizierbar (höhere Schallintensitäten kurzzeitig, ansonsten geringe Schallintensität).

Ultraschall wird bei allen Insertionstendinosen, bei muskuloskelettalen und rheumatischen Erkrankungen oder bei Keloiden angewendet. Erlaubt ist die Applikation über Metallimplantate.

▶ **Bestes Schmerztherapeutikum!**

Kontraindikationen gegen die Ultraschalltherapie sind:
- aufgrund der Wärme: Malignome, Infektionen, Thrombosen, hämorrhagische Diathese, paVK ab Stadium III nach Fontaine;
- aufgrund des Impulscharakters: nicht nahe eines Herzschrittmachers einsetzen (30 cm Distanz).

Unüblich ist die Behandlung der Gonaden, des graviden Uterus, an Stellen fehlender Hautsensibilität, der Herzregion direkt oder des Zentralnervensystems.

Krankengymnastik

Joachim Meyer-Holz

Die von Waddell 1998 ausgerufene „Back Pain Revolution" hat dazu geführt, dass passive Maßnahmen, wie sie noch bis weit in die 80er Jahre bevorzugt wurden, in Verruf geraten sind und stattdessen eine aktive krankengymnastische Behandlung gefordert wird. Diese soll, insbesondere um die Chronifizierung zu verhindern, nicht als alleinige Maßnahme betrieben werden, sondern Teil eines multimodalen Therapiekonzeptes sein (Pfingsten 2001; Seeger 2001). Man muss, um eine angemessene Behandlung organisieren zu können, sorgfältig unterscheiden zwischen:

- akuten Beschwerden,
- rezidivierenden Beschwerden,
- chronischen Schmerzsyndromen.

Sie erfordern unterschiedliche Behandlungsstrategien.

Akute Beschwerden

Bei akuten Beschwerden geht es darum, den Schmerz zu lindern und möglichst bald die normale Funktion wiederherzustellen. Voraussetzung ist, dass vor Beginn der Behandlung festgestellt wird, ob es sich um eine radikuläre oder eine pseudoradikuläre Symptomatik handelt. Solange keine neurologischen Symptome bestehen, sind folgende Maßnahmen sinnvoll:

Lagerungstechniken. Patienten mit in die Beine ausstrahlenden Schmerzen bekommen meistens Erleichterung, wenn sie die Stufenbettlagerung einnehmen. Diese kann in einfacher Form zu Hause durchgeführt werden. Dazu liegt der Patient flach auf dem Rücken, hat die Beine in Hüfte und Knie angewinkelt und die Unterschenkel mit einem kastenförmigen Gegenstand so unterlagert, dass sie parallel zur Liegefläche des Rumpfes ausgerichtet sind. Dadurch wird die Lendenwirbelsäule entlordosiert, die Intervertebralforamina werden entlastet. Bei radikulären Schmerzen, die aus den Segmenten L4/5 und L5/S1 kommen, ist diese Lagerung meistens angezeigt. Manche Patienten vertragen sie nicht, weil die dorsalen Kapselbandstrukturen der Wirbelsäule gedehnt werden. Dann kann es sinnvoll sein, die LWS in lordotischer Haltung zu unterlagern.

Wärmeanwendung. Diese kann sowohl in Eigenbehandlung zuhause erfolgen als auch zur Vorbereitung anderer Maßnahmen in der Physiotherapiepraxis durchgeführt werden. Wenn die Wärmeanwendung in Kombination mit einer Lagerungstechnik oder einer Traktionsbehandlung durchgeführt werden soll, sind Peloidpackungen dazu am besten geeignet. Zur häuslichen Anwendung stehen wiederverwendbare Fertigpackungen zur Verfügung, die im Backofen erhitzt werden können. In der Physiotherapie werden Fango, Moor oder Schlick verwendet. Mit den oben beschriebenen Verfahren der Elektrotherapie ist Wärmebehandlung auch in der Arztpraxis möglich.

Traktionsbehandlung. Die Stufenbettlagerung kann in eine Traktionsbehandlung überführt werden, wenn sie mit dem Perl-Gerät durchgeführt wird. Dieses gestattet mittels einer galgenartigen Vorrichtung die Fixation der Beine in steiler Stufenbetthaltung und das Abheben des Gesäßes von der Liegefläche, sodass der Patient mit einem Teil seines Eigengewichtes eine entlordosierende

Extension durchführt. Sehr gute Behandlungsmöglichkeiten bietet die Aufhängung im Schlingentisch (Kap. 2.3).

Massagen. Die klassische Muskelmassage ist bei akut schmerzhaften Krankheitsbildern nicht indiziert, denn durch den Muskelhartspann wird das betroffene Segment geschützt. Zur Schmerzlinderung können bei Zervikozephalgie und Zervikobrachialgie Bindegewebsmassagen mit Aussicht auf Erfolg eingesetzt werden, bei – insbesondere radikulären – Lumboischialgien kann eine Fußreflexzonenmassage helfen. Diese gilt allerdings nicht als schulmedizinisch und darf deshalb nicht explizit verordnet werden.

Krankengymnastik. Triggerpunktbehandlung, manuelle Traktionen und spezielle Techniken aus der manuellen Therapie haben Schmerz lindernde Wirkung. Um die physiologischen Bewegungsabläufe wieder anzubahnen, können sie fazilitiert werden. Wenn es gelingt, den Schmerzzustand schnell zu bessern, kann die wiedergewonnene Beweglichkeit mit konventionellen krankengymnastischen Techniken des Dehnens, Stabilisierens und Kräftigens gesichert werden. Es ist eine stringente, aber keine lange Behandlung erforderlich.

Rezidivierende Beschwerden

Bei rezidivierenden Beschwerden geht es sowohl darum, die Dauer der Beschwerdephasen kurz zu halten als auch die Häufigkeit ihres Auftretens zu vermindern. Sehr wichtig ist es, eine drohende Chronifizierung zu erkennen und dieser Gefahr angemessen zu begegnen. Der Patient kennt die Schmerzen, er weiß, unter welchen Umständen sie auftreten und er muss lernen, dem entgegenzuwirken und damit umzugehen.

Aus dem breiten Spektrum krankengymnastischer Verfahren, die zur Behandlung vertebragener Schmerzen geeignet sind, kommen Elemente aus der konventionellen übenden Krankengymnastik in Betracht, aber auch das Vorgehen nach bestimmten Konzepten (Brügger, Klein-Vogelbach, Maitland, McKenzie, Vojta). Während die übende Krankengymnastik variabel einsetzbar ist, muss man bedenken, dass die therapeutischen Instrumente spezieller Konzepte nicht einfach als Behandlungstechniken übernommen werden können. Ihre Anwendung beruht auf spezifischen Hypothesen, mit denen das Krankheitsgeschehen erklärt wird und aus denen Anweisungen für das therapeutische Vorgehen abgeleitet werden.

In der Praxis hat der verordnende Arzt meist das Problem, dass er die Feinheiten der Konzepte und den aktuellen Stand ihrer Weiterentwicklung nicht kennt. Wenn das so ist, sollte er nicht nur um Erweiterung und Aktualisierung seines Kenntnisstandes bemüht sein, sondern engen Kontakt zu dem behandelnden Physiotherapeuten halten, und beide sollten sich in ihrer Therapie auf das stützen, was sie sicher wissen, können und damit auch zu beurteilen in der Lage sind.

Es ist nicht sinnvoll, oft das Therapiekonzept zu wechseln; dies gilt auch für den häufigen Wechsel des Behandlers. Dabei wird viel Zeit allein schon dadurch vertan, dass immer wieder eine neue physiotherapeutische Befundaufnahme mit der daraus folgenden Behandlungsplanung erforderlich wird. Stattdessen sollte mit dem Patienten vereinbart werden, welche Therapieziele mit welchem Aufwand innerhalb welchen Zeitrahmens zu erreichen sind. Ein Behandlungsplan, der unter diesen Vorgaben ausgearbeitet ist, muss bei seiner Umsetzung Ergebnisse bringen, die nachprüfbar sind und in die weitere Therapieplanung eingehen. Ein systematisches Rückentraining kann zur Prophylaxe eingesetzt werden.

Chronische Beschwerden

Bei chronischen Schmerzsyndromen ist ein anderes Vorgehen nötig. Man muss zunächst herausfinden, ob – was sehr selten ist – ein irreversibler Schaden an einer anatomischen Struktur die Schmerzen verursacht. Falls das so ist, sollten alle Möglichkeiten der operativen und der medikamentösen Behandlung ausgeschöpft werden. Physikalische und krankengymnastische Maßnahmen können in Kombination mit therapeutischer Lokalanästhesie und auch im Zusammenwirken mit psychologisch-psychotherapeutischer Hilfestellung eine Schmerzlinderung bewirken.

Bei den meisten chronisch gewordenen Wirbelsäulenschmerzsyndromen besteht kein reproduzierbarer Zusammenhang mehr zwischen den klinisch sowie röntgenologisch feststellbaren Strukturveränderungen und der Ausprägung der Schmerzen. Hier ist es nicht sinnvoll, endlos Krankengymnastik zu verordnen. Eigenübungsprogramme sind erfahrungsgemäß wenig wirksam, es ist auch zweifelhaft, ob sie von den Patienten stringent durchgeführt werden. Bei der Chronifizierung spielen psychologische Faktoren eine bedeutende Rolle (Hasenbring 2004), eine effiziente Behandlung erfordert koordiniertes Einwirken auf somatischer, psychischer und sozialer Ebene.

Schlingentischbehandlung

Volker Brüggemann

Indikationen

Der Schlingentisch bietet eine gute Behandlungsmöglichkeit bei allen Wirbel-
säulen- und Gelenkerkrankungen, die primär eine Entlastung oder Mobilisation erfordern. Die verschiedenen Aufhängungsarten sind ihrer Ausführung
und Wirkweise den unterschiedlichen Krankheitsbildern zugeordnet.
Hauptindikationen:

- Verschleißerkrankungen der Wirbelsäule,
- Verschleißerkrankungen an den großen Gelenken (Schulter, Hüfte, Knie),
- Bandscheibenschäden bis zum Prolaps,
- Lähmungserscheinungen (periphere Paresen z. B. am Bein oder Arm, zen-
  trale Paresen z. B. Hemiplegie),
- Blockierungsneigung an der Wirbelsäule oder den großen Gelenken.

Die Behandlung im Schlingentisch ist angezeigt, wenn ein schneller Wechsel
zwischen Stabilisierung und Entlastung erforderlich ist.

Aufhängungsarten

Es wird in **vier Grundaufhängungsarten** unterschieden. Daneben gibt es noch
eine ganze Reihe von Spezialaufhängungen wie Ganzaufhängung, instabile
Aufhängungen etc.

LWS-Aufhängungen:

- Lendenwirbelsäulenaufhängung in Rückenlage zur Entlastung der Wirbelgelenke und zur Bewegungsschulung in der Seitneige der LWS (Abb. 2.**12**),
- Lendenwirbelsäulenaufhängung in der Seitlage zur links- oder rechtsseiti-
  gen Entlastung der LWS mit der Möglichkeit der Flexions- und der Extensi-
  onsbewegung,
- Lendenwirbelsäulenaufhängung in der Bauchlage zur Entlastung des Band-
  scheibenraumes und der Foramina intervertebralia. (In dieser Aufhängung
  können zusätzlich zu den krankengymnastischen Anwendungen noch Maßnahmen der physikalischen Therapie eingesetzt werden, z. B. Wärme, Fango,
  Eis, Elektrotherapie.)

BWS-Aufhängungen:

- Brustwirbelsäulenaufhängung im Sitzen zur Aufrichtung der BWS und
  gleichzeitiger Rippenwirbelgelenkmobilisation (Abb. 2.**13**).

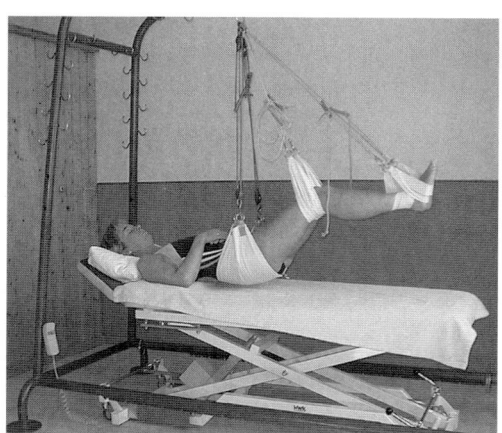

Abb. 2.**12**   LWS-Aufhängung.

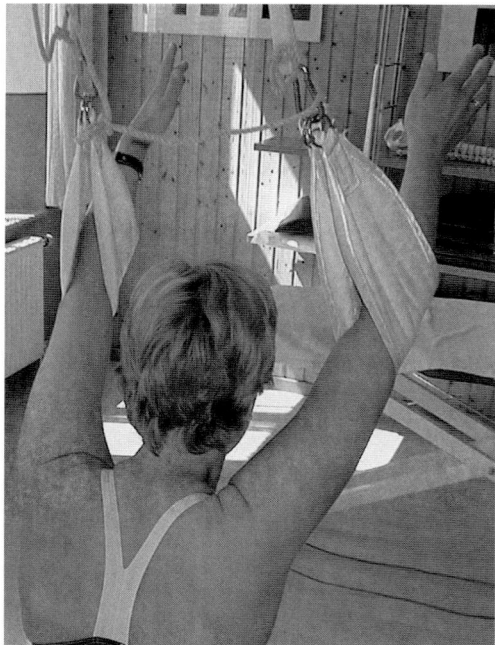

Abb. 2.**13**   BWS-Aufhängung.

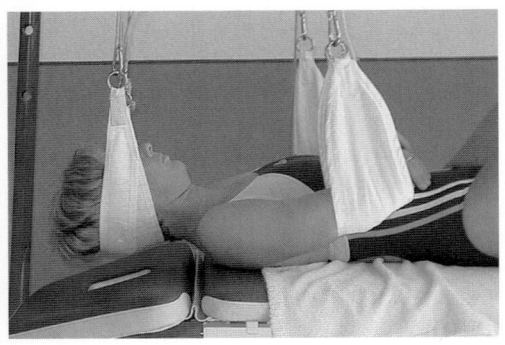

Abb. 2.**14** HWS-Aufhängung.

- Brustwirbelsäulenaufhängung in der Bauchlage zur Mobilisation der BWS. (Auch hier sind neben der Krankengymnastik noch physikalische Maßnahmen möglich.)

HWS-Aufhängung: Abbildung 2.**14** zeigt die Halswirbelsäulenaufhängung in der Rückenlage in anatomisch korrekter Stellung mit gleichzeitiger Armaufhängung. Sie ist besonders geeignet zur Entlastung und gleichzeitigen Stabilisierung der HWS.

Hüft- und Kniegelenksaufhängungen (Walking):
- Walking zur Bewegungsschulung ist zur Koordinationsschulung der Beinbewegung, z. B. bei Totalendoprothese, aber auch bei Hemiplegie geeignet;
- Walking zur Entlastung (Extension) für Hüft- oder Kniegelenk, um eine Therapie nach der Devise „Bewegung unter Entlastung" durchzuführen;
- Walking zur Belastung (Muskeltraining) der Beinmuskulatur im Sinne eines gelenkschonenden Muskeltrainings.

In allen Aufhängungen kann nach folgenden krankengymnastischen Gesichtspunkten behandelt werden:
- passiv,
- passiv mit Extension,
- im Wechsel zwischen passiv und aktiv,
- aktiv gegen Führung,
- aktiv gegen Widerstand,
- aktiv gegen Haltewiderstand.

Zusätzlich können einige Aufhängungen sehr gut für weitere Maßnahmen innerhalb der physikalischen Therapie genutzt werden wie z. B. Wärmeapplikation, Eisbehandlung, Elektrotherapie. Aber auch Friktionsmassage, Bindegewebsstriche, Muskelquerdehnung, segmentale Stabilisationstherapie und Mobilisationstechniken aus der Manuellen Therapie lassen sich bei den meisten Aufhängungsarten durchführen.

Vorteile der Schlingentischbehandlung:
- Es ist ein übergangsloser Wechsel zwischen totaler Belastung und totaler Entlastung möglich.
- Die Patienten sind in der Lage, selbst zu üben (Walking).
- Es kann achsengerecht unter Abnahme der Schwere geübt werden.

Wirkung der Schlingentischtherapie in Kombination mit krankengymnastischer Behandlung oder Manueller Therapie:
- Entlastung schmerzhafter Strukturen, dadurch Schmerzreduzierung.
- Bei der Bewegung ohne Belastung kommt es zur Elastisierung der Muskelarbeit und somit zur Bewegungserweiterung.
- Durch Abnahme der Schwere können auch geringe Muskelkräfte zur Bewegung ausgenutzt und trainiert werden.
- Die exakte Festlegung der Bewegungsbahn führt zur Vermeidung von Fehlbewegungen, dadurch Bewegungsverbesserung.
- Weniger Schmerz und verbesserte Beweglichkeit ebnen den Weg zur Normalität.

Schmerzphysiotherapie

Volker Brüggemann

In der Physiotherapie werden hauptsächlich folgende unterschiedliche Schmerzarten behandelt, wobei mehrere vereint auftreten können.
- Muskelschmerz:
    - z. B. bei Fibromyalgie, muskulärer Überlastung (Muskelkater),
    - Missverhältnis zwischen Belastung und Belastbarkeit (Dysbalance),
    - fortgeleiteter Muskelschmerz bei Tendovaginitis,
    - Bizepssehnenreizung, Achillodynie, traumatischer Muskelschmerz,
    - Dehnschmerz bei Unelastizität, Insertionstendopathien.
- Gelenkschmerzen:
    - z. B. bei Gelenkfehlstellungen und daraus resultierender Fehlfunktion,
    - Blockierungsschmerz mit Reizung der kapsulären Anteile (z. B. pseudoradikuläre Beschwerden),
    - Arthroseschmerz, traumatische Gelenkstörungen mit und ohne Erguss,

- entzündlicher Gelenkschmerz (Rheuma),
- Gelenkkapselschmerz (Frozen Shoulder)
■ Nervenschmerz:
- z. B. radikulärer Schmerz bei Bandscheibenprolaps oder foraminaler Stenose,
- Nervendurchtrittsschmerz (Piriformissyndrom, Karpaltunnelsyndrom, Supinatorlogensyndrom),
- Verklebungen oder Verbackungen mit dem umgebenden Gewebe nach Entzündungen oder durch Narbengewebe,
- Neuralgien, Neuritiden.

Grundsätzlich gilt: Je akuter und frischer ein Schmerzgeschehen ist, um so eher eignet sich eine Kälteanwendung; je lang andauernder und dumpfer ein Schmerzgeschehen ist, um so eher eignet sich die Wärmeapplikation.

Den beispielhaft angeführten Krankheitsbildern steht eine Vielzahl von physiotherapeutischen Maßnahmen gegenüber, die alle zur Schmerzphysiotherapie geeignet sind. Sie werden in anderen Abschnitten ausführlich beschrieben und sollen hier deshalb nur im Überblick angegeben werden:

■ Wärmetherapie:
- Infrarotwärmetherapie,
- Heißluft,
- Wärmepackungen ohne Zusatz,
- Paraffinfangopackungen,
- Naturfango/Naturmoorpackungen,
- Ultraschalltherapie.
■ Kältetherapie:
- kalte Wickel (Prisnitz),
- Kaltlufttherapie,
- Eisabreibung,
- Cool-Packs (Kältepackungen als Langzeitbehandlung),
- Eistauchbäder,
- Kältekammer.
■ Elektrotherapie:
- Galvanisation,
- Ultrareizstrom (UR, Rechteckimpuls, 2 Ms Impuls, 5 Ms Pause),
- dyadynamische Ströme,
- Interferenzstrom,
- Iontophorese/Phonophorese.
■ Krankengymnastische Techniken:
- Massagen/Bindegewebsmassage,
- Quer- oder Längsfriktionen,

- Periostbehandlung nach Prof. Vogler,
- Dehnung der Muskulatur,
- Manuelle Therapie,
- Behandlung unter Entlastung (Schlingentisch),
- Techniken zur Kräftigung und Stabilisation.

Viele dieser Anwendungen sind zur Verbesserung des Therapieerfolges kombinierbar. Es muss allerdings darauf geachtet werden, dass man nicht der Polypragmasie anheim fällt und nach dem Motto „viel hilft viel" handelt.

Manches hat sich jedoch aus der Erfahrung heraus bewährt. Hilfreich ist beispielsweise die Anwendung von Kältepackungen unter der HWS und BWS bei gleichzeitiger Wärmepackung auf dem Sternum, kombiniert mit einer Entlastungsbehandlung im Schlingentisch. Hier tritt in der Regel bei den meisten Patienten schon nach wenigen Minuten ein Gefühl der Entspannung ein, verbunden mit dem Unvermögen, kalt und warm zu differenzieren.

Die größte Schwierigkeit wird immer darin bestehen, die jeweils richtige Zuordnung der Maßnahmen zu dem Krankheitsgeschehen zu finden. Schmerzphysiotherapie erfordert deshalb viel Erfahrung und eine enge Abstimmung zwischen Arzt und Therapeut.

Es können folgende Behandlungsvorschläge gemacht werden:

- Muskelschmerzen
  - Fibromyalgie: Wärmeanwendungen, Bindegewebsmassage, Periostbehandlung, vorsichtige Muskeldehnung und Kräftigung, evtl. Entlastungsbehandlung im Schlingentisch;
  - muskuläre Überlastung: sicherste Maßnahme ist der sinnvolle Muskelaufbau;
  - fortgeleiteter Muskelschmerz: Ursachenbehandlung mit Ultraschall, Eis, Quer- oder Längsfriktion an Sehne oder Sehnenscheide;
  - traumatischer Muskelschmerz: in der Akutphase Eis, Ruhe, Galvanisation (1 MA), in der chronischen Phase (ab 4. bis 5. Tag): feuchte Wärme, Elektrotherapie, vorsichtiges Dehnen, Kräftigen;
  - Unelastizität der Muskulatur: Dehnung und exzentrische Kräftigung;
  - Insertionstendopathie: Ultraschall (US), Eis, Elektrotherapie, Periostbehandlung, Muskelbindegewebsbehandlung nach Halter (spezielle Dehntechnik), exzentrische Muskelkräftigung.
- Gelenkschmerzen
  - Fehlstellungen: Manuelle Therapie, Bewegungs- und Haltungskorrektur;
  - Blockierungen von Gelenken: Mobilisationstechniken aus der Manuellen Therapie, Stabilisation.
- Arthroseschmerz
  - akut: Eis, Entlastung;

- subakut/chronisch: Wärmeanwendung (Fango, Moor), Schlingentisch (Bewegung ohne Belastung), Verhinderung von Muskelatrophien.
- Traumatische Gelenkstörungen einschließlich Zustände nach operativen Maßnahmen
  - postoperativ oder direkt nach dem Trauma: Eis, Kaltluft, Entlastung;
  - später: assistive Bewegung, Techniken aus der Manuellen Therapie, entlastende Traktionen.
- Entzündliche Schmerzen an Gelenken nach traumatischem Geschehen
  - Entlastung, Kälteanwendungen.
- Rheumatische Gelenkreaktionen
  - in der akuten Phase: Kaltwickel, Eis, Kaltluft, assistive Bewegung unter Traktion, Schlingentisch;
  - in der chronischen Phase: Wärmeanwendung (Naturfango, Naturmoor), assistive Bewegung unter Traktion, Schlingentisch (Bewegung ohne Belastung), vorsichtiger Muskelaufbau.
- Kapselschmerz
  - Kapselbehandlung aus der Manuellen Therapie, Querfriktion, Ultraschall, Elektrotherapie (Ultrareizstrom, diadynamischer Strom);
  - bei starker Reaktion Eisbehandlung;
  - bei persistierendem Zustand ist manchmal Wärmetherapie erfolgreich (nie im akuten Zustand).
- Nervenschmerzen
  - radikuläre Schmerzen: in der Akutphase Entlastung im Schlingentisch, Kombinationsbehandlung Eis und Wärme;
  - in der chronischen Phase Wärmetherapie (Fango/Moor), Elektrotherapie, Schlingentisch (Bewegungsschulung unter Entlastung), Haltungskorrektur, Stabilisierung.
- Nervendurchtrittsschmerz
  - Behandlung der eigentlichen Ursache, z. B. beim Karpaltunnelsyndrom: Querfriktion auf dem Lig. carpi palmare und dem Retinaculum flexorum; beim Piriformissyndrom: Querfriktion an der Insertionsstelle am Trochanter major, Querdehnung, Eis, Elektrotherapie.
- Verklebung, Verbackung peripherer Nerven
  - Nervenmobilisation durch flächige Bindegewebsmassage, bindegewebige Anhakstriche und vorsichtiges Dehnen;
  - feuchte Wärme, Elektrotherapie (Iontophorese, Interferenzstrom).
- Neuralgien, Neuritiden
  - Elektrotherapie (Iontophorese, Interferenzstrom, diadynamischer Strom unterschwellig), milde feuchte Wärme, Periostblock um das Schmerzgebiet;
  - keine Bewegung in den Schmerz hinein, aber unter Entlastung ist Bewegung sinnvoll.

2.6 Rückentraining

Frederik Deemter, Jan Wolters, Joachim Meyer-Holz

Krafttraining an Geräten

Das von der Fitnessindustrie angebotene Training an Geräten ist nur für Gesunde geeignet. Es beinhaltet Bewegungsabläufe, die zwar zu einer Kraft- und Volumenzunahme der jeweils trainierten Muskeln führen, jedoch biomechanisch nicht den Verhältnissen im Alltagsleben entsprechen und deshalb als unphysiologisch anzusehen sind. Durch ein solches Training können bei Patienten latent vorhandene Probleme verstärkt werden. Vor Aufnahme des Trainings sollte eine qualifizierte ärztliche Untersuchung durchgeführt werden, deren Ergebnisse in die Trainingsgestaltung eingehen.

Rekonditionierung nach Denner

Ein im engeren Sinne medizinisches Konzept wurde von Denner vorgestellt und ist wissenschaftlich belegt (Denner 1998). Seine Schlüsselbegriffe sind Dekonditionierung und Rekonditionierung des Patienten. Auf der Grundlage sportwissenschaftlicher Vorstellungen wird zunächst eine apparategestützte Funktionsanalyse der Wirbelsäulenmuskulatur durchgeführt, die Ergebnisse werden mit den Verhältnissen bei Gesunden verglichen. Anhand dieser Untersuchung kann der Patient einem Dekonditionierungsstadium zugeordnet werden (Denner 1997). Die Rekonditionierung wird durch ein individuelles apparategestütztes Krafttraining erreicht, das eine funktionelle Adaptation und eine strukturelle Verbesserung der Muskulatur bewirken soll. Anschließend wird zur Erhaltung des optimierten Funktionszustandes ein langfristig angelegtes präventives Training durchgeführt.

Medizinische Trainingstherapie (MTT)

Auch dieses Konzept dient der strukturellen und funktionellen Adaptation des Patienten. Die medizinische Trainingstherapie wurde ursprünglich von Physiotherapeuten aus der norwegischen Schule der Manuellen Therapie entwickelt (Holten 1962). In Deutschland hat sie vorwiegend seit den 1980er Jahren ihren Platz in der berufsgenossenschaftlichen Heilbehandlung gefunden, wo sie in der Rehabilitation nach operativ versorgten schweren Verletzungen eingesetzt wird. Sie ermöglicht sowohl einen gezielten Muskelaufbau als auch die spezifische Wiedergewinnung von Bewegungsabläufen. Zwei Behandlungsverfahren sind typisch für die MTT:

Das **isokinetische Muskelfunktionstraining** wird mithilfe computergesteuerter Geräte durchgeführt. Diese gestatten diagnostische Messungen und ermöglichen ein programmiertes Training zur Verbesserung der Muskel- und Gelenkfunktion. Aufgrund der konstanten Winkelgeschwindigkeit und der computergestützten Anpassung des vom Gerät gegebenen Widerstandes geschieht das ohne Überforderung und damit ohne Gefährdung der verletzten Struktur. Solche Geräte waren zunächst für die Behandlung von Kniegelenken im Einsatz, später sind auch Systeme für die oberen Extremitäten und für die Wirbelsäule entwickelt worden.

Das **Sequenztraining** erfolgt ebenfalls an Geräten. Dabei handelt es sich im Prinzip um die gleichen Geräte, die auch im Fitnessbereich eingesetzt werden. Es werden Übungsfolgen durchgeführt, die es gestatten, alle wichtigen Muskelgruppen des Rumpfes und der Extremitäten in bestimmten Bewegungsmustern zu belasten. Es stammt in seiner ursprünglichen Form aus der Manuellen Therapie und wurde inzwischen mit einer Abrechnungsposition für gerätegestützte Krankengymnastik in den Heilmittelkatalog aufgenommen.

Rückenschule

In der Öffentlichkeit besonders wahrgenommen wird die in den 1990er Jahren stark propagierte Rückenschule. Sie ist Gegenstand zahlreicher Publikationen (zur Einführung: Nentwig 1996) und wird hier deshalb nicht näher besprochen. Es handelt sich um ein sekundärpräventives Verfahren, das darauf ausgerichtet ist, den Patienten durch Vermittlung von Kenntnissen und durch gezielte Anleitung zu rückengerechtem Verhalten zu erziehen.

Progressive Adaptationstherapie – Drei-Phasen-Reha

Die Progressive Adaptationstherapie ist ein trainingstherapeutisches Konzept, das seit Ende der 1990er Jahre von Physiotherapeuten als Alternative zur Rückenschule entwickelt wurde. Es berücksichtigt Erfahrungen, die in rund 100 Physiotherapiepraxen gesammelt wurden. Eine Studie zur wissenschaftlichen Absicherung ist noch nicht fertiggestellt. Das mit einfachen Mitteln umsetzbare Konzept soll hier vorgestellt werden.

Grundannahme

Es gilt die Grundannahme, dass es keine für die Wirbelsäule guten oder schlechten und damit auch keine erlaubten oder verbotenen Bewegungen gibt. Der Patient darf alles tun, wozu er in seinem jeweiligen Körperzustand in der Lage ist, soweit ihm das keine zusätzlichen Schmerzen bereitet.

Probleme mit dem Bewegungssystem erwachsen nicht aus einer entwicklungsgeschichtlichen Mangelkonstruktion, sondern durch individuelles Fehlverhalten. Dieses führt meistens zu einer Unterbelastung, als deren Folge nicht nur die Muskelkraft abnimmt, sondern auch die Qualität der bindegewebigen Strukturen beeinträchtigt wird, sodass es zu einem Rückgang der Belastbarkeit kommt. Im Gegensatz zur Rückenschule, die eine Änderung des Bewegungsverhaltens anstrebt, besteht die Behandlungsstrategie der Progressiven Adaptationstherapie darin, langfristig die Belastbarkeit zu erhöhen statt die Belastung zu reduzieren. Die im Training verwendeten Bewegungsabläufe orientieren sich ausschließlich an Bewegungsmustern, die im Alltagsleben vorkommen (Tab. 2.1).

Die Progressive Adaptationstherapie steht damit im Gegensatz zur klassischen Krankengymnastik. Das gilt besonders für Bodengymnastik (Abb. 2.**15**), Übungen im Bewegungsbad und das gerätegestützte Muskelauf-

Tabelle 2.**1** Funktionelles Training differenziert nicht so sehr zwischen Koordination, Kraft und Komplextraining, sondern richtet sich nach der Belastung der Wirbelsäule bei alltäglichen Bewegungen

- ■ Wichtigste Belastungen, die im Alltag auftreten:
  - – Heben
  - – Bücken
  - – Tragen
  - – Ziehen
  - – Drücken
  - – Halten
  - – Stolpern
  - – Rotieren
  - – Springen
- ■ Bei der Schwere dieser Aktivitäten spielen folgende Faktoren eine Rolle:
  - – Zusatzgewicht
  - – Winkel der Wirbelsäule
  - – Zahl der Wiederholungen
  - – Geschwindigkeit
  - – Ruckartige Momente (plyometrische Momente)

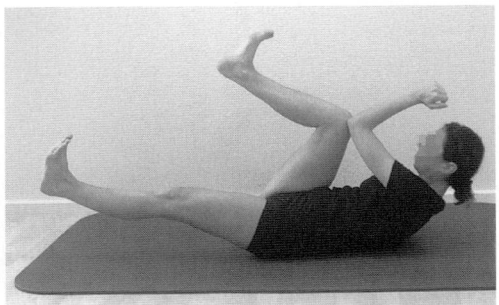

a

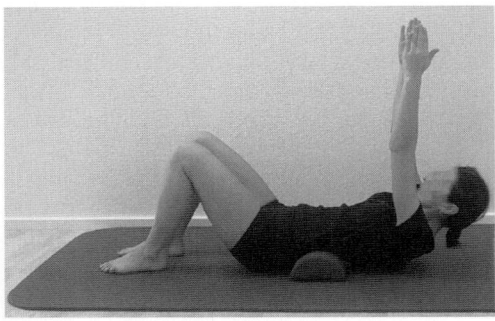

b

Abb. 2.**15a,b** Beispiel einer unphysiologischen Bauchmuskelübung ist die Stabilisation in Flexion: Der Rücken befindet sich in einer flektierten Position, die Bauchmuskeln spannen an. Diese Übung hat kein physiologisches Äquivalent im Alltag. Deshalb ist der Bewegungsablauf dem Körper unbekannt und muss vor allem bei ungeübten Personen mit Vorsicht betrachtet werden. Ein zweiter Grund, die Übung als minderwertig einzustufen, ist ihre negative Auswirkung auf die Bandscheibe: Die forcierte Flexion führt zu einer Bewegung des Nucleus nach dorsal, wodurch der Anulus fibrosus belastet wird. Bei vorgeschädigter Bandscheibe kann es durch falschen Aufbau des Übungsprogramms zu weiteren Schäden kommen, vor allem wenn der als Warnsignal auftretende Rückenschmerz ignoriert wird.
a Nichtphysiologische Stabilisation; **b** schon etwas besser: Die Flexion wird gemieden.

bautraining. Geräte (freie Gewichte) werden nur beim Trainieren von Alltagsbewegungen verwendet.

Zentrale Begriffe

Flexionsproblematik. Betroffen sind meistens jüngere Patienten. Die ersten Beschwerden werden durch ein Flexionsmoment ausgelöst. Im weiteren Verlauf führen dann bestimmte oder alle Flexionsbelastungen zu vermehrten Beschwerden. Je intensiver die Beschwerden sind, desto kleinere Flexionsbelastungen genügen, um sie auszulösen. Dagegen werden Extensionsmomente gut vertragen und lindern bei Bewegung fast immer die Schmerzen. Ein primäres Flexionsproblem mit begleitender Extensionseinschränkung besteht bei hyperakuten Beschwerden, hier sind zunächst Ruhe und passive Maßnahmen angezeigt, bevor mit dem Training begonnen werden kann.

Die Behandlung folgt dem Prinzip, das der neuseeländische Krankengymnast McKenzie in den 1980er Jahren entwickelte und das damals revolutionär war. Er benutzte die verpönte Lordose zur Therapie von Flexionsproblemen. Die zu beübenden muskulären Synergisten der Aufrichtung sind der M. erector spinae trunci und der M. multifidus. Sie können der beschwerdeauslösenden Bewegung vorbeugen und die Beeinträchtigung passiver Strukturen aktiv ausgleichen. Ihre Antagonisten sind die Bauchmuskeln. In der Phase des akuten Schmerzes löst eine Anspannung der Bauchmuskeln eine Belastung der gereizten passiven Strukturen aus und kann deshalb keine Entlastung dieser Strukturen bewirken (Tab. 2.2).

Extensionsproblematik. Hier hat man es häufiger mit älteren Patienten zu tun. Sie haben vor allem Beschwerden in der Lordose. Gehen, Bauchlage, Überkopfarbeiten werden als beschwerlich empfunden. Flexionsmomente – wie Sitzen – werden als eher angenehm empfunden (Tab. 2.2).

Therapeutisch wird eine Aufrichtung des Beckens angestrebt. Synergisten sind dabei die Bauchmuskeln, Antagonisten sind die Rückenmuskeln. Gekräftigt werden M. rectus abdominus, M. transversus abdominus, M. obliqus abdominus und Mm. glutaei. Gleichzeitig werden diejenigen Muskeln gedehnt, deren Verkürzung eine Lordose hervorruft: Mm. iliopsoas, M. rectus femoris und M. erector spinae trunci.

Instabilitätsproblematik. Als Folge einer beschleunigten Degeneration der Bandscheibe kommt es vorübergehend zu einer vergrößerten passiven Beweglichkeit innerhalb des Bewegungssegments. Auch strukturelle Fehler – wie eine Spondylolisthesis – können zu einer Instabilität führen. Typische Beschwerden einer Instabilität sind einschießende Schmerzen bei minimalen Traumen (z. B. Stolpern) als Zeichen der fehlenden passiven Stabilität und der muskulären Kontrolle. Die Therapie zielt deshalb auf eine Verbesserung der Stabilisierung ab, intensive Traktionsbehandlungen und chirotherapeutische Manipulationen sind ungeeignet (Tab. 2.2).

Tabelle 2.2 Behandlungsmöglichkeiten von Schmerzen bei Alltagsaktivitäten

Problematische Alltagsaktivität	Schmerzlindernde Aktivitäten	Problematische Therapien	Geeignete Therapie
Sitzen Bücken Zähneputzen Heben	Gehen Bauchlage Brustschwimmen (Laufen)	Bauchmuskelübungen Aufrichtung des Beckens entlordosierende Übungen	McKenzie Lordoseübungen Training des M. erector spinae trunci ADL-Instruktion „Rückenschule"
Gehen Laufen Langes Stehen Überkopfarbeiten Bauchlage Brustschwimmen	Sitzen Rückenschwimmen	Rückenmuskelübungen Lordosierung und Beckenkippung McKenzie	Aufrichtung Becken Bauchmuskelübungen Gesäßmuskelübungen Dehnung der tonischen Muskulatur
Stolpern Ausrutschen Vertreten Bücken	Korsett Schonhaltung vorsichtige Manipulationen (kurz dauernder Effekt)	Bauchmuskelübungen chirotherapeutische Manipulationen Traktion	Stabilisierung Kräftigung der Mm. transversus abdominis und multifidus Verbesserung der Koordination

Charakteristische Elemente

Funktionelles Training. Die Funktionalität resultiert aus der Integration von Kraft und Koordination, dabei ist die Steigerung der koordinativen Fähigkeiten ebenso wichtig wie die Steigerung der Muskelkraft. Das Training findet deshalb nicht überwiegend an Kraftgeräten statt.

Transfer. Das funktionelle Training wird in Körperpositionen durchgeführt, die auch im Alltag mit einer adäquaten Belastung eingenommen werden.

Belastende Aktivitäten. Belastende Aktivitäten sind erlaubt: Es wird nicht zwischen guten und schlechten Bewegungen unterschieden, sondern zwischen physiologischen und unphysiologischen. So werden auch Rumpfbeugebewegungen unter Belastung nicht abgelehnt. Angestrebt wird ein individuell angepasster Belastungsaufbau, der zu einer neuromuskulären und strukturellen Adaptation führen soll.

Ansprechen von Agonisten, Synergisten, Antagonisten. Jede passive Struktur kann muskulär entlastet oder belastet werden. Die individuelle Situation wird analysiert, um Muskeln gezielt zu beüben.

Regulieren der Alltagsbelastung. Auf der Grundlage eines Assessments werden die Patienten hinsichtlich ihrer Belastungen im Alltagsleben gezielt beraten.

Indikation

Über Indikation und Durchführung des Trainings sollte vom Arzt und vom Therapeuten gemeinsam entschieden werden. Dafür steht in der Physiotherapie keine umfangreiche apparative Diagnostik zur Verfügung. Schlussfolgerungen aus isokinetischer Computerdiagnostik sind nicht unbedingt von praktischem Wert. Schmerzfreie Funktionen wie z. B. die schmerzfreie Laufstrecke sind dagegen brauchbare Werte, die auch der Patient als Information verwerten kann. Als einfach durchzuführendes Verfahren wird deshalb die Belastbarkeitsanamnese – außer bei Rückenbeschwerden aus ernsten Ursachen – eingesetzt. Dabei geht es um folgende Fragen:

- Sind Ihre Beschwerden direkt oder indirekt mechanisch entstanden?
  Bei Beschwerden, die spontan ohne mechanische Einwirkung entstanden sind, ist eine funktionelle Kräftigung nicht indiziert, bevor ernste Pathologien ausgeschlossen worden sind.
- Sind Ihre Beschwerden haltungs- und bewegungsabhängig?
  Patienten, die bei allen Haltungen und Bewegungen die gleichen Schmerzen empfinden, sind erfahrungsgemäß therapieresistent gegenüber einem funktionellen Training.
- Was würden Sie bevorzugen – einige Zeit sitzen oder gehen?
  Anhand dieser Frage entscheidet der Therapeut, ob eher Flexionsmomente oder Extensionsmomente für den Patienten ein Problem sind. Die Angabe passt in der Regel zu den beschwerdeauslösenden Bewegungen. Traumatische Flexionsmomente lösen anschließend immer Probleme bei alltäglichen Flexionsmomenten aus. Sind z. B. nach einer sehr langen Autofahrt mit ununterbrochenem Sitzen Beschwerden aufgetreten, werden längerfristig auch Probleme bei Beugebewegung wie dem Schuheanziehen zu erwarten sein.
- Treten die Beschwerden nach relativ kleinen Traumen auf?
  Dies lässt eine segmentale Instabilität vermuten. Weitere anamnestische Hinweise sind:
  – kurzdauernde Besserung nach Manipulation,
  – Neigung zur Schonhaltung während der Schmerzperiode,

– Beschwerdenverringerung durch Benutzung eines Stürzkorsetts während der Schmerzperiode,

– Gebrauch von oralen Antikonzeptiva durch konstitutionell hypermobile junge Frauen.

- **Können Sie schmerzfrei sitzen oder stehen?**

  Ist eine dieser Belastungen schmerzfrei möglich, so ist dies ein für die Rehabilitation günstiges Zeichen. Funktionelles Training, auch intensives Training, ist möglich. Sind beide Belastungen noch schmerzhaft, müssen neben dem funktionellen Training auch passive Maßnahmen durchgeführt werden. Ein intensives Training ist dann noch nicht erlaubt.

- **Wie weit strahlt ihr Schmerz aus, wie ist die Qualität des Schmerzes?**

  Radikuläre Schmerzen sind eine Kontraindikation für funktionelles Training. Zunächst muss eine neurologische Abklärung erfolgen. Eine pseudoradikuläre Schmerzausstrahlung in das Bein, die nicht bis zum Fuß reicht, ist keine Kontraindikation für funktionelles Training.

- **Waren Sie im letzen Jahr einen Tag beschwerdefrei?**

  Je länger die Beschwerden schon andauern, um so größer ist die psychosoziale Komponente und um so kleiner die Chance, dass ein ausschließliches funktionelles Training Erfolg hat.

- **Denken Sie, dass Sie wieder an die Arbeit kommen?**

  Diese Frage ist bei chronischen Schmerzen sehr wichtig. Eine negative persönliche Zukunftserwartung führt in der Regel zu schlechten Erfolgen einer ausschließlich funktionellen Behandlung.

- **Glauben Sie, dass hartes Training ihre Beschwerden lindern kann?**

  Die Antwort auf diese Frage gibt Auskunft über die Motivation des Patienten. Wird sie positiv beantwortet, ist die Einstellung günstig für eine funktionelle Rehabilitation. Wird sie negativ beantwortet, sollte der Patient von ärztlicher Seite und durch den Therapeuten besonders motiviert werden, denn eine intensive funktionelle Rehabilitation ist mit langfristiger harter Arbeit verbunden.

Behandlungsablauf

Der Behandlungsablauf folgt einem Dreiphasenmodell:

- In der schmerzhaften Akutphase der Erkrankung sind passive Maßnahmen angezeigt. Es wird je nach Pathologie über den Umfang und die Dauer der Belastungsreduzierung entschieden. Diese sollte analog zu allen Verletzungen am Bewegungssystem nur für eine gewisse Zeit empfohlen werden. Danach muss, wenn sich der Körper von der Verletzung erholt hat, wieder eine allmähliche Erhöhung der Belastbarkeit im Alltag herbeigeführt werden. Dabei wird undogmatisch und situationsgerecht vorgegangen. Maßstab ist der Schmerz, Schlüsselbegriff die **aktive Ruhe**. **Alltägliche Bewegungen und Belastungen sind erlaubt.**

▪ Sobald eine Konsolidierung erreicht ist, beginnt die **individuell angepasste Belastungssteigerung**. Das Training fängt bereits an, wenn der Patient noch Schmerzen hat. Die Übungen dienen nicht dazu, die Schmerzphase zu verkürzen, sondern sie sollen die Belastbarkeit erhöhen. Dabei werden speziell die Synergisten der noch zu schonenden Muskeln angesprochen.

▪ Schließlich wird in der **Präventionsphase** angestrebt, einen Integritätsverlust geweblicher Strukturen – etwa nach einer Operation – durch Optimierung der neuromuskulären Situation so weit wie möglich auszugleichen. Dazu wird dem Patienten je nach individueller Situation auch ein dauerhaftes Training empfohlen.

Beispiel eines Rehabilitationsprogramms nach Bandscheibenvorfall

Innerhalb des Flexions- und Extensionsmodells kann aufgrund theoretischer Überlegung und praktischer Erfahrung das folgende Modell einer funktionellen Rehabilitation vorgeschlagen werden. Hierbei ist es möglich, die auf die Wirbelsäule wirkenden Kräfte in kleinsten Schritten zunehmen zu lassen. Nach dem Training auftretende Beschwerden sind bei richtiger Planung immer minimal. Gegebenenfalls wird die Belastung etwas reduziert, um sie anschließend wieder zu erhöhen (Tab. 2.**3**).

Beim Training wird deutlich differenziert in:

▪ **Übungen ohne Belastung der geschädigten Struktur:** Meistens handelt es sich um Übungen für die Synergisten; bei einer Flexionsproblematik kann der M. erector spinae trunci ohne Schmerzen trainiert werden. Er ist der wichtigste Muskel, der die geschädigte Struktur schützen kann.

▪ **Übungen mit Belastung der geschädigten Struktur:** Dies betrifft meist das Training der Antagonisten. Bei einer Flexionsproblematik ist die Bauchmuskulatur der Antagonist der bandscheibenschützenden Muskulatur. Das Training muss sehr umsichtig aufgebaut werden. Das Gleiche gilt für jegliche Beugebelastung.

Tabelle 2.**3** Phasengerechte Aktivitäten

Phase	Aktivität	Erschwerung

Wundheilungs-phase	McKenzie
	Gehen
	Laufen
	Neigungstraining mit Lordose
	  ohne Belastung
		Wiederholung
		Laufstrecke, Schrittlänge,
		Geschwindigkeit,
		Winkel, Armposition,
		  Wiederholung

Belastungssteige-rungsphase	Neigungstraining mit Lordose statisches Neigungstraining mit Lordose Flexionsübungen unbelastet Rotationsübungen unbelastet Fahrradpumpen Flexionsübungen halbbelastet (z. B. durch Rudern) Rotationsübungen belastet Asymmetrie: Ausfallschritt Asymmetrie: Step-up Bauchmuskelübungen physiologisch 2er-Kombi: Neigen, Rotieren 2er-Kombi: Neigen, Flektieren 3er-Kombi: Neigen, Flektieren, Rotieren	Gewicht, Winkel, Wiederh. Dauer, Gewicht, Wiederh. Wiederholungen, Winkel Wiederholungen, Winkel Gewicht, Geschwindigkeit Gewicht, Winkel Gewicht, Winkel Gewicht, Geschwindigkeit Gewicht, Geschwindigkeit Gewicht, Geschwindigkeit Gewicht Gewicht, Geschwindigkeit Gewicht, Geschwindigkeit Gewicht, Geschwindigkeit
Präventionsphase	Erhaltung mittels Trainingsprotokoll	

2.7 Orthopädietechnische Versorgung

Simon Hutter, Joachim Meyer-Holz

Auch wenn stets betont wird, dass man bei der Behandlung schmerzhafter Wirbelsäulenerkrankungen aktive Therapieverfahren wie Krankengymnastik und Rückenmuskelaufbautraining bevorzugen sollte, dürfen die Möglichkeiten der technischen Orthopädie nicht ungenutzt bleiben. Sie kann auf drei Indikationsgebieten sehr wirksame Hilfen bereitstellen:

- Orthesen zur Ruhigstellung und Entlastung sowie zur Wiedergewinnung physiologischer Funktionen durch Korrektur der Wirbelsäulenform und durch Umverteilung der einwirkenden Kräfte,
- Mobilitätshilfen,
- Hilfen zur Erleichterung von Aktivitäten des täglichen Lebens.

Jedes orthopädische Hilfsmittel muss den speziellen Bedürfnissen des Patienten entsprechen, sonst wird es nicht akzeptiert. Deshalb soll die orthopädietechnische Versorgung individuell durchgeführt werden. Um dies zu gewährleisten, ist eine enge Abstimmung zwischen dem Arzt und dem Techniker nötig.

Orthesen

Als Orthesen werden geschlossene Konstruktionen bezeichnet, die den Rumpf oder den Hals umgreifen und ihm anliegen. Je nach der Aufgabe, die sie erfüllen sollen, müssen sie komprimieren, aufrichten, stützen oder entlasten, oft ist eine kombinierte Wirkung erforderlich. Dazu müssen sie flexibel, halbsteif oder starr sein. Durch die Wahl des optimalen Konstruktionsprinzips, die Verwendung geeigneter Materialien und durch individuelle Anpassung werden diese Ziele erreicht.

Man unterscheidet in aufsteigender Reihenfolge zwischen:

- Bandagen,
- Miedern,
- Korsetts.

Eine Bandage stellt den kleinsten Eingriff in den Körperzustand des Patienten dar, ein Korsett den größten.

Bandagen sind indiziert, um bei statisch-muskulärer Insuffizienz eine aktive Haltungskorrektur zu bewirken. Ihnen wird neben einer gewissen Stützfunktion in erster Linie eine propriorezeptive Wirkung zugeschrieben. Sie bestehen aus textilem Material und komprimieren den Rumpf in definierter Weise. Dies wird erreicht, indem sie teilelastisch sind, ggf. Verstärkungszüge zum Halten des Bauches aufweisen und durch zusätzlich anzubringende Pelotten Druck auf das Kreuzbein ausüben, um eine Aufrichtung aus der Hyperlordose anzuregen. Bandagen werden meistens als industriell hergestellte Fertigprodukte abgegeben.

Gerade wegen der leichten Zugänglichkeit dieser Hilfsmittel ist es wichtig, Indikation und Wirkungsweise kritisch zu prüfen. Die praktische Erfahrung zeigt, dass nicht wenige Patienten Bandagen tragen, die orthopädisch funktionslos sind und lediglich zum Demonstrieren des Krankseins dienen.

Mieder und Korsetts richten auf, entlasten und stellen ruhig. Sie unterscheiden sich in ihrer Wirkung und deshalb auch in der Bauweise.

Mieder bestehen aus textilem Material, in das verstärkende Längsstäbe aus Federstahl und ggf. auch Aluminiumspangen zum Fassen des Beckenringes und des Thorax eingearbeitet werden. Sie schränken die Rumpfbeweglichkeit überwiegend in der Vor-, Rück- und Seitneigung ein, kaum in der Rotation.

Korsetts sind starr und sperren auch die Rumpfrotation. Dies wird erreicht, indem sie statt einer Beckenspange einen Beckenkorb besitzen, auf dem die ganze Konstruktion rahmenförmig aufgebaut ist. Sie bestehen entweder aus Metall und Kunststoff, die mit textilem Material verkleidet sind, oder sie werden in Schalenform ganz aus Kunststoff hergestellt.

Mieder und Korsetts werden vom Orthopädietechniker individuell angefertigt. Dazu muss er einen Konstruktionsplan erstellen und unmittelbar am Patienten Maß nehmen oder ein Gipsmodell des Rumpfes herstellen. Redressierende Korsetts werden immer auf einem Modellgips gebaut und der Techniker muss in Abstimmung mit dem Arzt anhand von Röntgenaufnahmen festlegen, auf welcher Höhe und in welcher Richtung Druck auf die Wirbelsäule ausgeübt oder von ihr weggenommen wird. Dazu erfolgt in der Rohbauphase eine Röntgenkontrolle mit angelegtem Korsett.

In den letzten Jahrzehnten hat es der technische Fortschritt möglich gemacht, in zunehmendem Umfang Wirbelsäulenerkrankungen operativ zu behandeln und die betroffenen Segmente intern zu stabilisieren. Dadurch können die Patienten früh mobilisiert werden. Das Behandlungsrisiko ist geringer geworden, sodass auch funktionell relevante degenerative Veränderungen bei alten Menschen operativ angegangen werden. Bis weit in die zweite Hälfte des 20. Jahrhunderts hinein waren chronische Wirbelsäulenerkrankungen eine Domäne der technischen Orthopädie, in der älteren Literatur (Hohmann 1936, 1941) sind klassische Versorgungen angegeben worden. Heute wird auf dem Markt eine große Zahl bewährter Orthesen angeboten, die sich oft nur geringfügig unterscheiden. Mieder und Korsetts können aus industriell vorgefertigten Rohkomponenten gebaut werden. Im Folgenden werden einige typische Beispiele vorgestellt, geordnet nach Indikationsgebieten.

Destruierende Prozesse

Wenn entzündliche oder tumoröse Prozesse die Stabilität eines Wirbelsäulenabschnittes beeinträchtigen oder gefährden, ist eine dreidimensionale externe Stabilisierung notwendig. Diese kann nur durch ein Korsett sichergestellt werden. Ob gleichzeitig eine Haltungskorrektur angestrebt wird, muss man im Einzelfall entscheiden.

Die Konstruktion aus Beckenkorb, longitudinalen Streben und einer Thoraxfassung richtet sich nach den jeweiligen Erfordernissen, folgt aber immer dem gleichen Prinzip: Ausgehend vom Becken wird das destruierte Segment langstreckig stabil überbrückt und in allen Bewegungsrichtungen ruhig gestellt. Dabei wird das von kranial einwirkende Körpergewicht abgefangen und auf das Becken übertragen.

Versorgung der LWS. Hier ist ein Rahmenstützkorsett angezeigt (John 1970). Der Beckenkorb umfasst den Beckenring formschlüssig und stützt sich auf den Beckenschaufeln, dem Kreuzbein und ggf. auch auf dem Schambein flächig ab. Dadurch kann das von der Wirbelsäule weggenommene Gewicht großflächig auf das Becken abgeleitet werden. Gleichzeitig bietet der Beckenkorb ein Widerlager, um korrigierende Kräfte aufzubauen, die über longitudinale Streben und daran angeordnete Pelotten auf den Rumpf einwirken. Um den Rumpf in der gewünschten Position gegenüber der Beckenebene zu fixieren und oberhalb der Läsion das Gewicht aufzunehmen, wird der Thorax mit einer umgreifenden Spange gefasst, die man durch longitudinale Streben starr mit dem Beckenkorb verbindet. Die Lordose kann durch eine überbrückende Pelotte zusätzlich stabilisiert werden, während die Bauchwand durch die textile Verkleidung nach Art eines Mieders gehalten wird (Abb. 2.**16**).

Versorgung der BWS. Erforderlich ist ein Fixationskorsett, das den Thorax sicher fasst und die Beweglichkeit der BWS so weit wie möglich aufhebt. Bei Prozessen in der oberen BWS muss auch der Kopf gestützt werden.

Von mehreren Autoren sind Konstruktionen angegeben worden, die unterschiedlichen Erfordernissen entsprechen (Hohmann 1941; Baron 1974). Grundsätzlich entspricht der Aufbau dem oben beschriebenen, wobei die Spange, die den Thorax fasst, nach ventral hochgezogen und mit Reklinationspelotten für den Brustkorb versehen wird. Wenn die obere BWS oder der zervikothorakale Übergang entlastet werden muss, kann über ventrale und dorsale Verlängerungsstreben eine Stütze angearbeitet werden, die den Kopf trägt. Die Einzelheiten der Konstruktion richten sich immer nach den individuellen Gegebenheiten beim Patienten.

Versorgung der HWS. Bei isolierter Destruktion eines Halswirbelkörpers oberhalb von C7 wird das Prinzip von Beckenkorb und Thoraxspange auf den Schultergürtel übertragen. Allerdings ist eine vollständige Immobilisierung der HWS nicht zu erreichen, denn es werden Bewegungen aus der BWS nach kranial fortgeleitet und eine Restbeweglichkeit des Kopfes muss erhalten bleiben, um den Mund öffnen zu können. Eine in vielen Fällen akzeptable Lösung ist die Versorgung mit einer steifen Zervikalstütze. Diese muss das Gewicht des Kopfes aufnehmen und es großflächig auf den Schultergürtel ableiten. Sie muss die Drehung und die Seitneigung der HWS sperren wie auch die Nutation und die Seitkippung in den Kopfgelenken einschränken. Um dies zu gewährleisten, muss die Orthese das Okziput aufladen und das Kinn stützen; sie wird so rotationsstabil wie möglich dem Schultergürtel aufgelegt. Bei normalen anatomischen Verhältnissen kann man konfektionierte Orthesen verwenden, ggf. müssen sie vom Orthopädietechniker individuell zugerichtet werden.

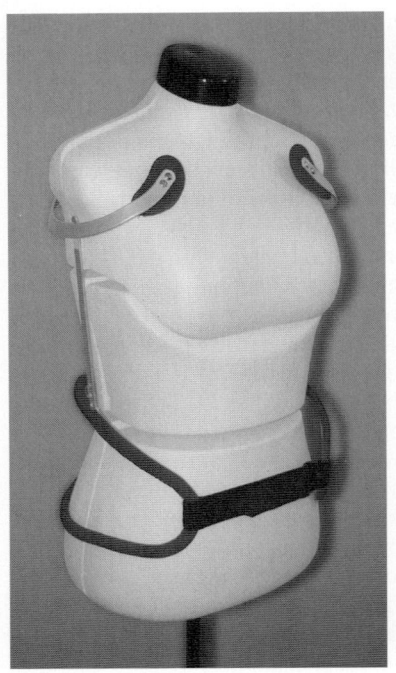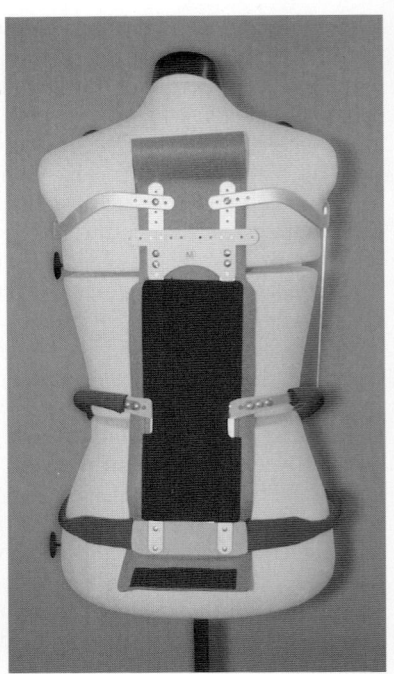

a   b

Abb. 2.**16a,b**   Rahmenstützkorsett im Rohbau von vorne und hinten.

Segmentale Instabilitäten

Akute traumatische Schädigungen, osteoporotische Verformungen und degenerative Veränderungen werden unterschiedlich behandelt:

- Radiologisch nachgewiesene Instabilitäten, die durch Wirbelfrakturen oder Bandrupturen bedingt sind, erfordern in der Regel eine operative Versorgung. Dabei wird eine übungsstabile Situation angestrebt. Ein Mieder kann im Einzelfall unterstützend gegeben werden, um den Patienten schneller zu remobilisieren.
- Droht eine Verformung der Wirbelsäule durch keilförmige Sinterung eines Wirbelkörpers nach Deckplattenfraktur, ist ein korrigierendes und stützendes Mieder angezeigt, in besonderen Fällen kann ein Korsett erforderlich sein.
- Gleiches gilt für osteoporotische Sinterungsfrakturen. Hier kommt erschwerend hinzu, dass die meist betagten Patientinnen nur ein geringes Gewicht

tragen können und dass sie oft nicht in der Lage sind, das Mieder ohne fremde Hilfe anzulegen.

- Degenerativ bedingte segmentale Instabilitäten werden in erster Linie konservativ behandelt, wobei zunächst die Möglichkeiten der aktiven muskulären Stabilisierung und der interventionellen Schmerzbehandlung ausgeschöpft werden müssen. Die Versorgung mit einem Mieder dient dazu, die Belastbarkeit in Alltagssituationen zu verbessern. Das Mieder soll deshalb nicht ständig getragen werden. Nur in Ausnahmefällen (z. B. fortschreitende Spondylolisthesis bei Spondylolyse) ist die operative Stabilisierung angezeigt.

Für die orthopädietechnische Versorgung gilt der Grundsatz: Das instabile Segment wird in Repositionsrichtung gesichert und die Fehlstatik zumindest tendenziell korrigiert. Damit die entlastete Rumpfmuskulatur nicht atrophiert, ist eine begleitende krankengymnastische Übungsbehandlung erforderlich.

Versorgung der LWS. Degenerative segmentale Instabilitäten der Lendenwirbelsäule werden am besten mit einem Überbrückungsmieder nach Hohmann versorgt. Dieses stellt eine Übergangslösung zwischen Mieder und Korsett dar, weil es durch eine Beckenspange und eine Thoraxspange, die durch longitudinale Streben miteinander verbunden sind, die Rumpfrotation und die Seitneigung nachhaltig einschränkt. Die Beckenspange erfasst vom Kreuzbein her die Spinae iliacae, die Thoraxspange ist auf der individuell benötigten Höhe unterhalb der Schulterblätter angeordnet und fasst den Brustkorb bis zur mittleren Axillarlinie. Dieses Aluminiumskelett ist in ein textiles Mieder aus Drell eingearbeitet, das ventral geschnürt wird, den Bauch komprimiert und auf diese Weise die Entlordosierung der LWS unterstützt.

Das Überbrückungsmieder ist relativ starr (Abb. 2.**17**). Bei adipösen Patienten mit lumbosakraler Hyperlordose kann die Beckenspange Probleme bereiten, indem sie bei vermehrter ventraler Beckenkippung sehr nahe über den Oberschenkeln steht und diese bei zunehmender Hüftbeugung berührt, sodass bei Hinsetzen das ganze Mieder nach oben verschoben wird. Deshalb ist – obwohl ein Baukastensystem zur Verfügung steht – der Bau eines Überbrückungsmieders ziemlich aufwändig, oft muss ein Gipsmodell des Rumpfes angefertigt werden, um darauf das Mieder herzustellen.

BWS. Die BWS wird durch den knöchernen Thorax und seine autochthone Muskulatur so stabilisiert, dass nur in wenigen Fällen eine Miederversorgung erforderlich ist. Oft wird jedoch die Versorgung der LWS mit einem Überbrückungsmieder in der Weise ausgeweitet, dass zwei dorsale longitudinale Stre-

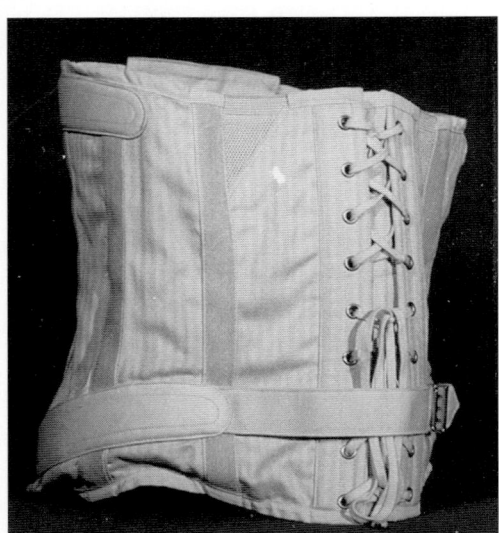

Abb. 2.**17a,b** Überbrückungsmieder (Fotos: Bundesfachschule für Orthopädie-Technik).

a

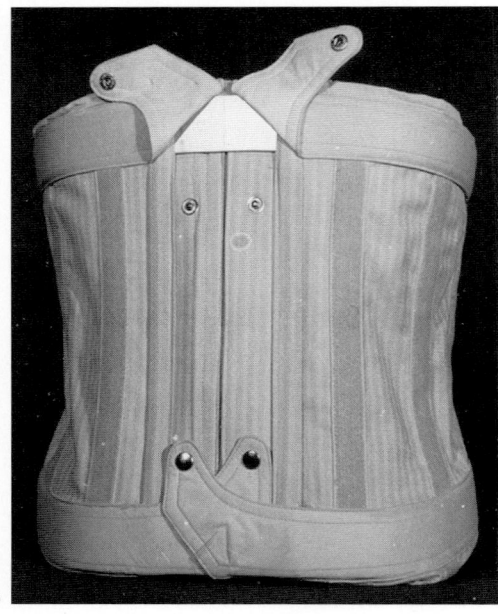

b

ben hochgezogen und von dort aus die Schultern mit ventral umgreifenden Schlaufen umfasst werden, um den Brustkorb zu reklinieren (John 1970).

HWS. Funktionell relevante Instabilitäten an der HWS sind mit einer Orthese nicht dauerhaft auszugleichen und sollten operativ behoben werden. Als Interimslösung eignet sich eine steife Zervikalstütze nach dem oben beschriebenen Muster. Eine begleitende krankengymnastische Behandlung ist zwingend erforderlich, um der sonst rasch einsetzenden Muskelatrophie entgegenzuwirken.

Arthroligamentäre Schmerzen bei degenerativen Veränderungen

Mieder für BWS und LWS. Arthroligamentäre Schmerzen entstehen meist in der lumbosakralen Übergangsregion. Die Patienten sind oft adipös, ihre Bauchmuskulatur ist insuffizient und sie haben eine lumbosakrale Hyperlordose. Dadurch wird das Rumpflot nach ventral verlagert; es kommt zu einer vermehrten Beckenkippung und daraus folgend zu einer Iliopsoasverkürzung. Die Position des Beckens wird durch eine Verkürzung der ischiokruralen Muskulatur gesichert, wobei die längerfristige Entwicklung meistens zu einer erheblichen Bewegungseinschränkung der Lenden-Becken-Hüft-(LBH-)Region führt.

Die technische Versorgung hat zum Ziel, das Becken aufzurichten und die Bauchmuskulatur zu stützen. Dabei soll die Rumpfbeweglichkeit in dem durch die Erkrankung eingeschränkten Rahmen frei bleiben und schmerzlos werden.

Allerdings kann die Aufrichtung des Beckens nur gelingen, wenn durch eine intensive krankengymnastische Behandlung die Voraussetzungen dafür geschaffen werden. Erforderlich sind das Aufdehnen des Iliopsoas, das Kräftigen der Bauchmuskulatur und die aktive Aufrichtung des Beckens. Die Patienten können das weder eigentätig noch im Rahmen einer Gymnastikgruppe schaffen, sondern es ist eine längere fachgerechte krankengymnastische Behandlung erforderlich.

Das geeignete Hilfsmittel ist ein langes Drellstützmieder nach Maß mit dorsalen Verstärkungsstäben, Kreuzbeinpelotte und – wenn es sich um sehr adipöse Patienten handelt – Bauchhebezügen.

Das aus straffem Textil (Drell) gearbeitete Mieder umfasst den Rumpf unter Einschluss der Beckenkämme und der unteren Thoraxapertur formschlüssig. Es enthält keine elastischen Einsätze. Paravertebral dorsal und dorsolateral sind flache Federstahlstäbe zur Verstärkung eingearbeitet. Das Mieder hat keine Beckenspange (Abb. 2.**18**).

Durch diese Konstruktion wird die LWS großflächig gestützt und gleichzeitig Kompression auf den Bauch ausgeübt, um eine aktive Aufrichtung der LWS

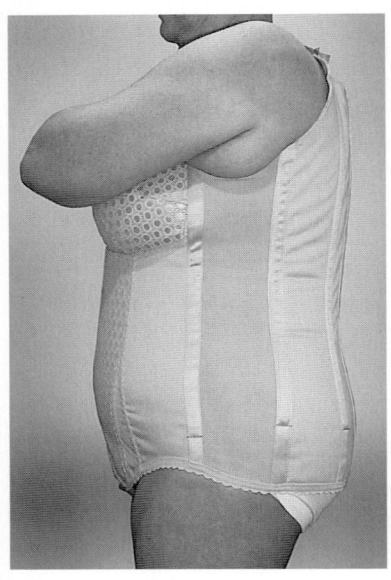
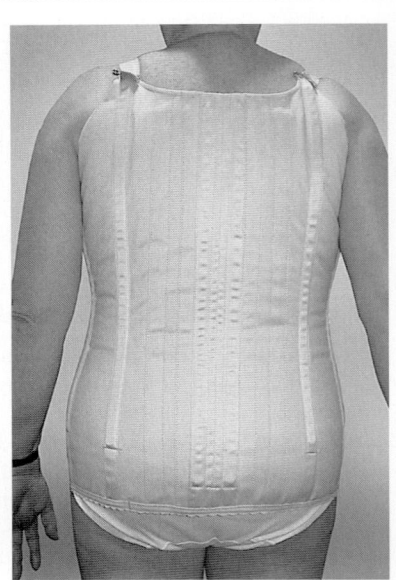

a   b

Abb. 2.**18a,b** Rumpfstützmieder von der Seite und von hinten (Fotos: OTM Thomas Wiggers, Oldenburg).

herbeizuführen. Wenn der Bauch schwer ist und hängt, wird er durch Bauchhebezüge gefasst, die von ventrokaudal aus der Mittellinie heraus schräg nach dorsokranial verlaufen und dort straff gezogen werden können. Durch einen zusätzlichen zirkulär verlaufenden Gurt kann weitere Kompression aufgebaut werden. Die Aufrichtung des Beckens wird gefördert, indem ein kaudalisierender Druck auf das Kreuzbein ausgeübt wird. Hierzu dient eine Pelotte mit propriorezeptiver Wirkung. Sie ist nicht größer als das Kreuzbein und wird im Mieder so angebracht, dass sie die Beweglichkeit im lumbosakralen Übergang nicht behindert.

Bei ausgeprägter Haltungsinsuffizienz mit lumbosakraler Hyperlordose und kompensatorisch vermehrter Dorsalkyphose kann das Mieder weit hochgezogen und mit einem angearbeiteten Büstenteil versehen werden. Dadurch wird es möglich, der Mastoptose und der Protraktion der Schultern, die zu einer Pektoralisverkürzung führt, entgegenzuwirken.

Zervikalstützen. Es gibt heute kaum noch Indikationen für Zervikalstützen. Bei unspezifischen arthroligamentären oder myofaszialen Schmerzen, die auf degenerativen Veränderungen, muskulärer Insuffizienz und habituierten Fehlhaltungen beruhen, sind aktive krankengymnastische Maßnahmen angezeigt. Natürlich ist zunächst eine suffiziente Schmerzlinderung nötig. Diese wird aber nicht in erster Linie durch Ruhigstellung erreicht, sondern durch Pharmakotherapie, lokale Infiltrationen, Wärmeanwendung und Lagerungstechniken. Zur nächtlichen Lagerung empfehlen wir nicht in erster Linie die klassischen HWS-Lagerungskissen mit Schaumstoffkern, weil diese nur eine optimale Standardposition bieten. Sinnvoller ist die Verwendung von Körnerkissen (Dinkelkissen etc.). Sie sind verformbar und passen sich an, stützen gut und geben gespeicherte Wärme ab.

Wenn bei starken subjektiven Beschwerden eine Orthese gegeben werden soll, die einen lokalen Wärmestau bewirkt, die Bewegungsumfänge der HWS etwas einschränkt und eine gewisse Abstützung für den Kopf bietet, kann man eine Zervikalstütze nach Henßge verordnen. Es handelt sich um ein konfektioniertes Hilfsmittel, das aus einer textil verkleideten Schaumstoffmanschette besteht, die dem Hals einigermaßen formschlüssig anliegt und sich weich auf der Schulter-Nacken-Muskulatur abstützt. Im Handel werden zahlreiche weitere Zervikalstützen angeboten, die entweder dem gleichen Prinzip folgen oder die Beweglichkeit der HWS stärker einschränken. Unseres Erachtens bieten sie keinen Vorteil, solange nicht die Immobilisation der HWS gewünscht wird.

Juvenile Hyperkyphose

Juvenile Wachstumsstörungen der Wirbelkörper im Sinne eines M. Scheuermann führen zur Rundrückenbildung. Diese kann nur im Wachstumsalter mit einer korrigierenden Rumpforthese behandelt werden. Dafür stehen verschiedene Möglichkeiten zur Verfügung:

- Korrigierende **Mahnbandagen** und vorgefertigte **Hyperextensionsorthesen**, die nach dem Dreipunktprinzip funktionieren: Sie stützen sich am Schambein ab, um das Ausweichen der LWS in die Hyperlordose und die damit einhergehende ventrale Beckenkippung zu vermeiden und geben Druck auf den Kyphosescheitel und das Brustbein.
- Individuell nach Maß angefertigte **Korsetts**, die es gestatten, auf definierter Höhe redressierende Kräfte gegen die Kyphose wirken zu lassen (z. B. das aktive Becker-Korsett oder das verstellbare Hepp-Korsett).

Skoliose

Als Richtwert für die Notwendigkeit einer Korsettbehandlung gilt ein Krümmungswinkel oberhalb 20 ° Cobb, gemessen an der Primärkrümmung. Die Indikation sollte von einem erfahrenen Spezialisten gestellt werden, denn die hoch differenzierten Möglichkeiten der technischen Versorgung sind für den allgemein orthopädisch Tätigen, der nur wenige Skoliosen sieht, nicht ohne Schwierigkeiten überschaubar.

Als Maß der Behandlungswirksamkeit mit einem Korsett bestimmten Typs kann die darunter erzielte Minderung der Operationsinzidenz gelten. Weiß et al. haben darauf hingewiesen, dass sowohl das früher häufig bei thorakolumbalen Skoliosen verordnete Milwaukee-Korsett nach Blount als auch das zur Derotation bei Lumbalskoliosen verwendete Boston-Brace von geringerer Wirksamkeit sind als das Cheneau-Korsett (Weiß u. Weiß 2004). Weiterhin haben Weiß et al. in einer Studie zur Bedeutung der Qualitätssicherung von Orthopädiewerkstätten zeigen können, dass es neben der Auswahl der geeigneten Orthese vor allem auch auf die Leistungsfähigkeit der Techniker ankommt, die das Korsett bauen (Weiß et al. 2003). Diese Erkenntnis sollte dazu Anlass geben, nur solche Werkstätten zu beauftragen, die nachweislich über einschlägige Erfahrungen verfügen und an qualitätssichernden Maßnahmen teilnehmen.

Bei der Behandlung thorakaler und thorakolumbaler Skoliosen gilt das Cheneau-Korsett als Standardversorgung (Abb. 2.**19**). Es bietet die Möglichkeit einer dreidimensionalen Korrektur der Wirbelsäule bis Th 8. Eine markante und präzise Beckenfassung schafft die Voraussetzung für das starke Derotationsdrucksystem. Typische Merkmale sind die großflächigen Aussparungen in den Bereichen, in die der Rumpf durch die Atmung und durch den Druck korrigierender Pelotten ausweichen soll. Die subklavikularen Anlagen sind beim Cheneau-Korsett effektive Druckanlagen zur Fixation und Derotation gegen das Becken.

Aktuelle Neuentwicklungen sind die Skolioseorthese TRIAC nach Veldhuizen und das Sagittal Realignement Brace (SRB) nach Weiß. Die TRIAC-Orthese soll bei Skoliosen bis 35 ° Cobb und 19 ° Rotation weitgehende Bewegungsfreiheit des Patienten in Flexion, Extension und Rotation gewährleisten. Das SRB soll die Wiederherstellung des seitlichen Profils der Wirbelsäule zusätzlich zu den bisherigen Zielsetzungen der Krümmungsaufrichtung und der Derotation in das Therapiekonzept einbeziehen. Langfristige Beobachtungen liegen noch nicht vor.

Osteoporose

Wesentliche Ziele der Behandlung sind die Erhaltung der Mobilität und die Vermeidung osteoporotischer Wirbelkörperfrakturen. Herkömmliche Mieder und Korsetts beeinträchtigen die meist betagten Patientinnen durch eingeschränkten Tragekomfort und finden deshalb wenig Akzeptanz.

Von mehreren Firmen wurde deshalb eine neue Generation von Orthesen auf den Markt gebracht, die in Leichtbauweise hergestellt sind, vom Ortho-

Orthopädietechnische Versorgung

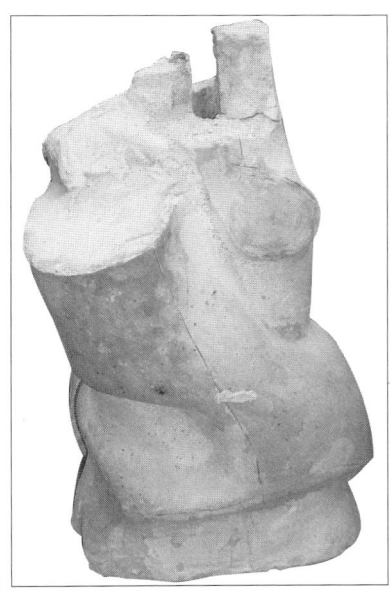

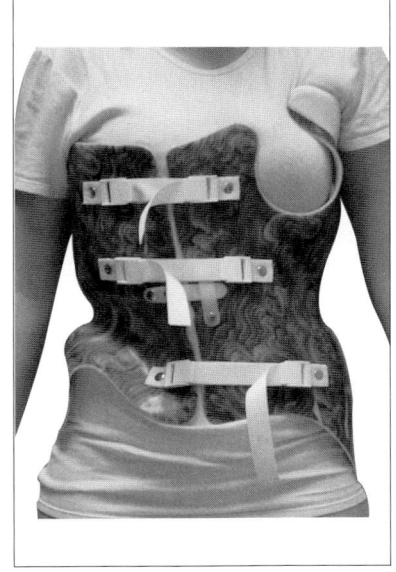

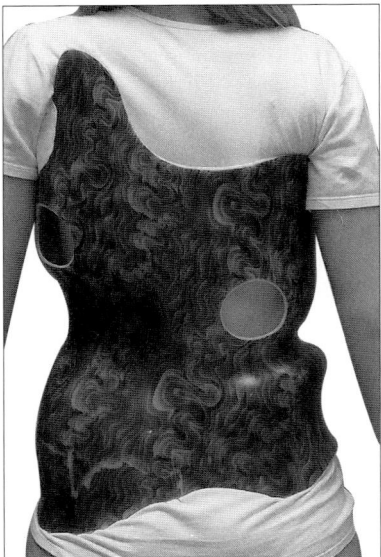

Abb. 2.**19a–c** Modifiziertes Chenau-Korsett. **a** Modellgips, auf dem das Korsett gearbeitet wird, **b,c** fertiges Korsett von vorn und von hinten. (Fotos: ORTHO-NOVA GmbH Wiesbaden, Michael Dzygoluk. Das Korsett wurde von Michael Anken modelliert und gefertigt.)

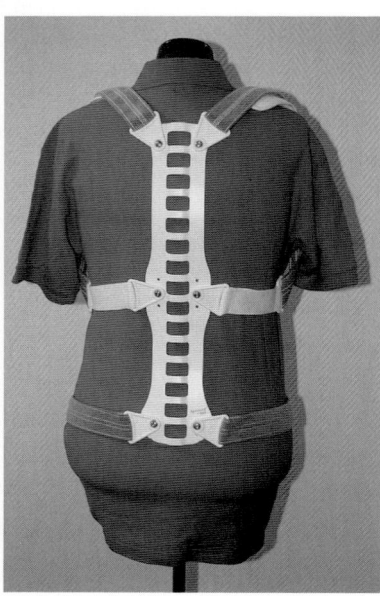

Abb. 2.**20** Spinomed-Orthese von hinten.

pädietechniker individuell zugerichtet werden müssen und von den Patientinnen mit geringer Belästigung getragen werden können. Sie haben aufrichtende und stützende Funktion, sind aber in erster Linie als Mahnbandagen propriorezeptiv wirksam. Zwei Beispiele sollen vorgestellt werden.

Die **Spinomed-Orthese** besteht aus einer der Wirbelsäule anformbaren langen Rückenschiene mit seitlich angesetzten Gurten, die zur Retraktion der Schultern und über einen flächigen Bauchhebezügel zur Erhöhung des intraabdominellen Druckes und damit zur Aufrichtung der LWS dienen (Abb. 2.**20**). Begerow et al. (2003) konnten in einer randomisierten Studie an 60 Frauen die Wirksamkeit der Orthese nachweisen.

Die **Osteomed-Orthese** ist wie ein Body gearbeitet, kann also als Kleidungsstück getragen werden. Sie enthält dorsale und ventrale Stoffzügel, die nur gering längselastisch und nicht querelastisch sind, lumbal werden sie durch quere Zügel mit Klettverschlüssen verbunden. Aufblasbare Pelotten – zwei im thorakalen Abschnitt und eine im lumbalen Abschnitt – sind propriorezeptiv wirksam, die Wirbelsäule richtet sich unter Bewegung und Belastung auf. In einer Studie konnte die Wirksamkeit der Orthese durch ultraschalltopometrische Messungen an 29 Frauen nachgewiesen werden (Hildebrandt et al. 2003).

Mobilitätshilfen

Gehstöcke und Unterarmgehstützen sind zur Verbesserung der Mobilität alter Patienten nur bedingt geeignet, weil diese oft koordinativ eingeschränkt und deshalb von Stürzen bedroht sind, die das größte Risiko für eine Schenkelhalsfraktur darstellen. Hier ist die Verordnung eines Rollators sinnvoller. Dabei handelt es sich um einen mit Bremsen ausgerüsteten Gehwagen, der je nach Ausführung die Möglichkeit bietet, sich abzustützen, sich während einer benötigten Pause auf den Rollator zu setzen und Gegenstände – etwa nach einem Einkauf – in einem angearbeiteten Korb mitzuführen. Für Rheumatiker gibt es Rollatoren mit einer Vorrichtung zur flächigen Auflage der Unterarme, um die Handgelenke zu entlasten. Es sind auch faltbare Rollatoren erhältlich, die leicht im Auto transportiert werden können (Abb. 2.21).

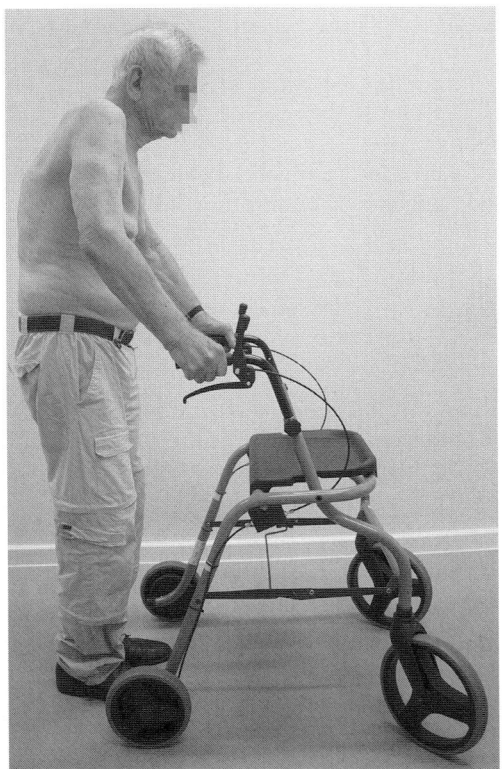

Abb. 2.21 Rollator.

Der eingeschränkten Mobilität insbesondere alter Osteoporosepatientinnen muss durch Umrüstung ihrer Wohnung Rechnung getragen werden. Türschwellen und Teppichkanten sind Stolperfallen und müssen beseitigt werden. Steile Treppen können durch Treppenlifter überwunden werden. Sehr einfache, aber dennoch effektive Hilfen sind

- Stuhl oder Sessel als Aufstehhilfe,
- Toilettensitzerhöhung.

Hilfen zur Erleichterung von Alltagsaktivitäten

Es stehen zahlreiche Hilfsmittel zur Verfügung, um den Patienten ein selbstbestimmtes Leben zu ermöglichen. Der Hilfsmittelbedarf sollte von Ergotherapeuten oder Physiotherapeuten in Abstimmung mit dem Arzt festgestellt werden. Da Osteoporosepatienten in erster Line einem Sturzrisiko unterliegen, sollten Hilfsmittel verordnet werden, die gerade dieses Risiko mindern können.

Dabei haben oft die einfachsten Hilfsmittel den größten Effekt:

- rutschfeste Matten für die Dusche und die Badewanne,
- Duschhocker oder Duschklappsitz,
- Greifzange, so genannte „helfende Hand", um ohne stabilitätsgefährdende tiefe Rumpfbeuge Gegenstände aufheben zu können.

2.8 Pharmakotherapie

Joachim Meyer-Holz, Arne Ernst

Zur medikamentösen Behandlung von Rückenschmerzen liegen evidenzbasierte Empfehlungen der Arzneimittelkommission der deutschen Ärzteschaft vor (AVP-Sonderheft Juni 2000). Dort wird eine Auswahl geeigneter Stoffe aus den Gruppen der

- Analgetika,
- NSAR,
- Opioidanalgetika,
- Myotonolytika

vorgestellt und kommentiert. Die Empfehlungen können aus dem Internet unter http://www.akdae.de/35/index.html heruntergeladen werden.

Eine ebenfalls 2000 veröffentlichte gemeinsame Leitlinie der Deutschen Gesellschaft zum Studium des Schmerzes, der Deutschen Gesellschaft für Rheumatologie und des Schmerztherapeutischen Kolloquiums gibt gut nachvollziehbare Handlungsanweisungen, die an Krankheitsbildern orientiert sind (Wörz et al. 2000).

Das bekannte Stufenschema der WHO kann zur Orientierung dienen. Die Besonderheiten der Pathophysiologie vertebragener Schmerzen machen jedoch eine differenzierte Betrachtung – und Behandlung – erforderlich.

Aus praktischer Erfahrung empfehlen wir,

- Therapieschienen für die medikamentöse Behandlung festzulegen,
- davon nur unter sorgfältiger Reflexion der Umstände abzuweichen und
- nur eine überschaubar kleine Zahl von Substanzen zu verwenden, mit denen man hinreichend Erfahrung hat.

Die Pharmakotherapie des Rückenschmerzes stellt einen erheblichen Eingriff nicht nur in das Bewegungssystem dar; sie muss deshalb mit jeder Medikation, die der Patient aus anderen Indikationen erhält, kompatibel sein. Die zu verwendenden Stoffe sollten im Hinblick auf ihre Wirkungsweise, ihre Risiken und ihre charakteristischen unerwünschten Wirkungen mit Bedacht ausgewählt werden. Bei ihrer Anwendung sind die pharmakologischen Tatsachen zu beachten. Es ist z. B. nicht nachvollziehbar, dass immer noch Diclofenac i. m. gespritzt wird, obwohl die Risiken dieser Anwendungsweise bekannt sind und man weiß, dass der Patient nur sehr kurze Zeit von der Schmerzlinderung profitiert. Ebenso wenig ist zu verstehen, warum Pharmaka, von denen man weiß, dass sie nicht oder kaum über die Haut resorbiert werden, als Einreibungen verordnet werden. Haut reizende Wärmepflaster und salizylathaltige Rheumabäder sind keine geeigneten medikamentösen Behandlungsmaßnahmen.

Die Therapie soll so lange wie nötig und so kurz wie möglich durchgeführt werden. Sie soll zielgerichtet dort angreifen, wo der größte Effekt zu erwarten ist. Eine suffiziente Schmerzlinderung ist Voraussetzung für das Gelingen anderer – z. B. physiotherapeutischer – Maßnahmen.

Als **NSAR** verwenden wir:

- Diclofenac (initial 3-mal 50 mg/Tag als wasserlösliche Tabletten, bei Gabe >1 Woche, 100 – 150 mg/Tag als Retardform),
- Ibuprofen (3-mal 600 mg/Tag, kurzzeitige Steigerung bis 3-mal 800 mg/Tag möglich),
- Naproxen (2-mal 500 mg/Tag),
- Indometacin (3-mal 25 mg/Tag).

Mit *Diclofenac* liegen sicher die meisten Erfahrungen in der Praxis vor, deshalb verwenden wir es als Mittel der ersten Wahl. Die initiale Gabe in drei Einzeldosen ermöglicht rasche Änderungen bzw. das Absetzen, wenn das Präparat nicht vertragen wird. *Ibuprofen* ist dann eine Alternative. *Naproxen* bietet den Vorteil der längeren Halbwertszeit und wird von manchen Patienten besser vertragen als Diclofenac oder Ibuprofen. Indometacin ist stark antiphlogistisch und gut schmerzlindernd wirksam, bietet aber ein hohes Nebenwirkungsrisiko.

Als **Monoanalgetikum** mit muskelrelaxierender Nebenwirkung verwenden wir *Flupirtin*. Bei der Behandlung der unspezifischen Lumbalgie eignet es sich als alleinige Medikation, bei pseudoradikulären oder radikulären Schmerzen geben wir es gern in Kombination mit einem NSAR, in der Regel Diclofenac. Flupirtin wirkt zentral sowie spinal und hemmt elektrochemisch die Weiterleitung des Schmerzsignals an den Synapsen, reduziert also den nozizeptiven Input und soll auf diese Weise auch der Chronifizierung von Schmerzen entgegenwirken können.

Die Substanz wird in Kapseln und Suppositorien zu 100 mg angeboten, für die Akutbehandlung steht sie auch zur i. m.-Gabe zur Verfügung. Die Patienten scheinen unterschiedlich auf Flupirtin anzusprechen. Eine praxisgerechte Dosierung für normalgewichtige Erwachsene ist nach unserer Erfahrung 1 – 1 – 2 Kps., sie kann mit 3-mal 50 mg Diclofenac kombiniert werden, bei schweren Schmerzen ist auch die zusätzliche Gabe von Tramadol möglich.

Für **Muskelrelaxanzien** vom Benzodiazepintyp bestehen nur sehr wenige Indikationen. Wir verwenden:

- *Tetrazepam* kurzzeitig (bis 1 Woche) in der Dosierung 25 – 25 – 50 mg in Kombination mit einem NSAR nur bei schmerzgeplagten und dadurch unruhigen Patienten.
- Ein zur längerfristigen Gabe geeignetes Muskelrelaxans ist *Tolperison*, das nur peripher wirkt. Auch hier scheint die individuelle Reaktion auf das Pharmakon unterschiedlich zu sein, wir empfehlen den Einstieg mit 3-mal 50 mg und das Hochtitrieren der Dosis bis 3-mal 100 mg. Eine noch höhere Dosierung ist zwar möglich, erscheint uns aber nicht sinnvoll; man sollte dann nach anderen Möglichkeiten suchen.

Opioidanalgetika setzen wir als Zusatztherapie bei schweren Schmerzen ein. Dabei verwenden wir:

- *Tramadol* als Mittel der ersten Wahl. Die Tageshöchstdosis von 400 mg sollte möglichst nicht erreicht werden. Bei akut aufgetretenen Schmerzen kann man initial 100 mg parenteral geben. Es bietet sich an, dies im Zusammenhang mit einer Infiltrationsbehandlung zu tun, nach der der Patient in Entlastungshaltung gelagert wird. Man kann dabei das Tramadol in einer Kurzinfusion verabreichen; es wird dann besser vertragen, Übelkeit tritt kaum auf. Für die Weiterbehandlung stehen Retardformen in 100, 150 und 200 mg Stärke zur Verfügung, Schmerzspitzen können durch zusätzliche Gabe von Tropfen gekappt werden.

- Wenn Tramadol schlecht vertragen wird oder den Schmerz nicht ausreichend lindert, kann zur oralen Gabe das stärker wirksame *Tilidin/Naloxon* eingesetzt werden. Es ist auch zur längerfristigen Anwendung geeignet.

Trizyklische Antidepressiva kann man zur Schmerzdistanzierung vorwiegend zur Nacht sowie **Morphin** zur Behandlung chronischer schwerer Schmerzen einsetzen. Unseres Erachtens sollten diese Stoffe jedoch nur im Rahmen einer speziellen Schmerztherapie Verwendung finden.

Eine Sonderindikation ist die Behandlung von Schmerzen, die durch osteoporotische Sinterungsfrakturen verursacht werden. Neben einer adäquaten Analgesie ist hier vor allem die leitliniengerechte kurative Behandlung durch **Bisphosphonate** wichtig:

- *Alendronat* und
- *Risedronat*

sind für die Praxis die Mittel der ersten Wahl. Produkte aus älteren Generationen sollte man wegen ihrer geringeren Wirksamkeit nicht mehr einsetzen, auch wenn sie – wie das Etidronat – unter Hinweis auf den günstigen Preis beworben werden.

3 Krankheitsbilder

3.1 Halswirbelsäule

Arne Ernst, Joachim Meyer-Holz

Zervikozephalgie

Beschwerden. Beklagt werden Kopfschmerzen, die vom Nacken heraufziehen.

Klinisches Bild. Vertebragene Kopfschmerzen werden meistens durch segmentale Funktionsstörungen der Halswirbelsäule verursacht (Bogduk 2000). Es handelt sich um pseudoradikuläre Schmerzen, für die folgende Ursachen infrage kommen:

- Der Schmerz kann von den Kopfgelenken ausgehen. Atlantoaxialarthrosen sind sehr selten. Schmerzursache ist meistens eine Kopfgelenksblockierung, wobei zwischen Blockierungen des oberen und des unteren Kopfgelenkes zu unterscheiden ist. Im oberen Kopfgelenk, das von den Okziputkondylen und dem Atlas gebildet wird, findet eine Nutationsbewegung statt. Im unteren Kopfgelenk, das von C1/2 gebildet wird und in das man C2/3 funktionell einbeziehen sollte, finden Seitneigung und Rotation statt. Der Schmerz wird ausgelöst, wenn man den Kopf in die gesperrte Richtung bewegt. In Schonhaltung ist er nicht vorhanden oder zumindest deutlich gebessert. Außerdem ist er einseitig bzw. mit sehr deutlicher Seitenbetonung ausgeprägt.
- Es kann sich um Schmerzen handeln, die von einem degenerativ veränderten Segment der unteren HWS über die Nackenmuskeln auf den Hinterkopf projiziert werden. Häufig finden sich Blockierungen C5 und C6, die zugehörigen Sell-Insertionszonen in der Linea nuchae sind druckschmerzhaft. Die Blockierungen können Schutzfunktion für die betroffenen Segmente haben. Deshalb ist es nicht sinnvoll, sie nach dem Motto „die Diagnostik geht nahtlos in die Behandlung über" zu lösen.
- Blockierungen in der oberen HWS können als Begleitsymptome subarachnoidaler Blutungen auftreten. Jeder hochzervikale Dauerschmerz, der eher diffus und wenig bewegungsabhängig ist und bei dem insbesondere die manualmedizinische Diagnostik keine freie Richtung erbringt, bedarf neurologischer Abklärung und stellt eine Kontraindikation für jede Art der Manipulation dar.

Schulkinder haben Kopfgelenksblockierungen oft aufgrund unphysiologischer Kopfhaltung. Diese kann durch ein Missverhältnis zwischen der Körpergröße des Kindes und den Schulmöbeln bedingt sein. Auch die unentdeckte und deshalb nicht ausgeglichene Fehlsichtigkeit ist eine häufige Ursache muskulärer Verspannungen und daraus resultierender Fehlhaltungen im Schulter-Nacken-Gürtel.

Bei jungen Erwachsenen – häufiger bei Frauen – kann die konstitutionelle Hypermobilität ein schwerwiegendes Problem sein. Rezidivierende HWS-Blockierungen sind dafür charakteristisch; sie werden oft von stummen Blockierungen der BWS und der LWS bzw. der Iliosakralgelenke begleitet.

Ältere Patienten bieten dagegen meistens eine komplexe Problemkonstellation mit Bewegungseinschränkung der unteren HWS bei Osteochondrose und vermehrter Irritierbarkeit der darüber liegenden Segmente. Wenn ein fixierter Rundrücken besteht, wird der Hals kompensatorisch vorgestreckt, die obere HWS vermehrt kyphosiert und der Kopf rekliniert gehalten. Daraus resultiert eine Fehlbeanspruchung der Nackenmuskulatur.

Diagnostik. Für vertebragene Kopfschmerzen gibt es weder ein pathognomonisches Zeichen noch einen zuverlässigen Test, deshalb ist stets eine differenzialdiagnostische Abgrenzung gegen andere Formen des Kopfschmerzes erforderlich.

> Die Abgrenzung gegen eine Migräne kann schwierig sein, zumal Kopfgelenksblockierungen häufig als Sekundärstörung bei Migräne auftreten. Die Manualtherapie ist dann zwar schmerzlindernd wirksam, jedoch behandelt man damit nicht die Migräne, sondern nur ihr Epiphänomen.
> Neben den geläufigen Formen wie Cluster-Kopfschmerz oder dem Costen-Syndrom sollte auch an die Möglichkeit eines Glaukoms und an zerebrale Ursachen gedacht werden.

Anamnese und klinischer Befund sind wegweisend. Bildgebende Untersuchungen helfen meist nicht viel weiter, jedoch sollte aus forensischen Gründen eine Röntgenuntersuchung der HWS in 2 Ebenen durchgeführt werden. Die verschiedenen in der Manualmedizin praktizierten Verfahren zur Stellungsanalyse des Atlas sind nicht wissenschaftlich gesichert und weisen viele Fehlermöglichkeiten auf, wobei die technisch mangelhafte Durchführung wahrscheinlich zumindest in der Kinderradiologie am meisten zu beklagen ist. Eine unseres Erachtens gute Anleitung zur Darstellung des zervikozephalen Überganges gibt Coenen (unveröffentliche Kursunterlagen zur manuellen Kinderbehandlung), wenngleich die aus den Bildern abzuleitenden Richtlinien für die Behandlung nach Arlen eher rituellen Charakter haben.

Folgende Faktoren sprechen für die Annahme vertebragener Kopfschmerzen:
- lange Anamnese mit paroxysmalem Auftreten der Schmerzen,
- vorwiegend einseitige Lokalisation,
- Provozierbarkeit durch Lagerungsmanöver,
- nachhaltige Besserung durch Manualtherapie und therapeutische Lokalanästhesie (TLA).

Gegen die Annahme vertebragener Kopfschmerzen sprechen:
- kurze Anamnese mit akutem Schmerzereignis,
- keine eindeutige Lokalisierbarkeit,
- Dauerkopfschmerz,
- tendenzielle Zunahme der Schmerzen.

In die körperliche Untersuchung wird stets die ganze Wirbelsäule einbezogen, um eventuell vorhandene Verkettungssyndrome aufzudecken. Rezidivierende HWS-Blockierungen stellen in der Regel kein selbständiges Krankheitsbild dar, sondern sind im Rahmen einer komplexen Störung zu erklären. Es können Zusammenhänge mit einer fixierten Fehlstatik der BWS, mit Funktionsstörungen des Beckenringes oder der Iliosakralgelenke bestehen.

Bei entsprechender Symptomatik (Kopfschmerzen, Bruxismus) muss auch an eine Kiefergelenksmyarthropathie gedacht werden (Freesmeyer 1993, 2000, 2001; von Piekartz 2001).

> Diese ist auch für den ungeübten Untersucher an folgenden klinischen Zeichen erkennbar:
> - unvollständige Mundöffnung,
> - asymmetrische Bewegung des Unterkiefers,
> - Hypertrophie des M. masseter,
> - Druckschmerz über dem M. masseter und über dem Kiefergelenk,
> - unphysiologischer Abschliff der Zähne durch nächtliches Knirschen.

Wenn eine segmentale Blockierung Ursache der Schmerzen ist, bietet die orientierende neurologische Untersuchung immer einen Normalbefund. Das zervikale Myelon ist erst ab C4 segmental der Schultermuskulatur zuzuordnen, C3 wird summarisch dem Hals und C2 dem Nacken-Hinterhaupt-Bereich zugeschrieben. Für C1 und C0 sind keine Dermatome angegeben.

Mit dem typischen Untersuchungsgang, wie er in den Ausbildungskursen der manualmedizinischen Fachgesellschaften gelehrt wird, kann man segmentale Blockierungen schnell und sicher feststellen. Danach richtet sich die Therapie.

Therapie. Bei der Behandlung muss unterschieden werden zwischen akut schmerzlindernden Maßnahmen und der längerfristig angelegten Korrektur der zugrunde liegenden Störung. Ein brauchbares Therapiekonzept sollte beide Aspekte angemessen berücksichtigen. Keinesfalls dürfen rezidivierende Kopfgelenksblockierungen unkritisch durch häufige situationsabhängige Manipulationen behandelt werden. Wir empfehlen folgendes Vorgehen:

- Unkomplizierte akzidentielle Blockierungen werden manuell gelöst und bedürfen keiner weiteren Behandlung. Wenn sie über mehrere Tage bestanden haben und die Nackenmuskulatur schmerzhaft hyperton ist, sollte für einige Tage Flupirtin zur Rezidivprophylaxe gegeben werden. Die Patienten sollen sich im Alltagsleben normal bewegen. Zur subjektiven Beschwerdelinderung können sie ein wärmendes Halstuch, einen Schal oder einen Rollkragenpullover verwenden, Zervikalstützen sind nicht sinnvoll.

- Traumatisch entstandene Blockierungen, wie sie häufig nach HWS-Distorsionen gesehen werden, erfordern eine besonders sorgfältige Diagnostik und einen hohen Dokumentationsaufwand. Meistens sind Anfragen von Versicherungen oder Gerichten zu erwarten, bei denen es um die Klärung des Kausalzusammenhanges und die Entwicklung des Krankheitsbildes geht (s. Merksatz S. 142). In der Regel liegt ein komplexes Störungsmuster vor. Auch wenn keine strukturelle Verletzung festgestellt wurde, bietet sich die Manipulation nicht als primäre Maßnahme an. Je nach Ausprägung der Schmerzen sollte eine medikamentöse Behandlung mit einer Kombination aus Diclofenac, Flupirtin und ggf. abendlicher Zugabe von Tramadol durchgeführt werden. Die Verwendung einer Zervikalstütze ist nur in manchen Fällen sinnvoll, insbesondere wenn die Patienten Kopf und Hals anders nicht schmerzfrei lagern können. Man sollte dann aber nur für wenige Tage eine Zervikalstütze nach Henßge verordnen. Zur Schmerzlinderung können physiotherapeutische Maßnahmen eingesetzt werden; nach unserer Erfahrung haben sich einige kraniosakrale Techniken als hilfreich erwiesen. Die Bewegungseinschränkung kann durch vorsichtige Mobilisation behandelt werden, wobei in der Anfangsphase Muskelenergietechniken einen guten Einstieg bieten. Wenn nach Abklingen der akut schmerzhaften Phase noch eine klar zu lokalisierende Blockierung besteht, kann diese in üblicher Technik gelöst werden. Bei protrahiertem Verlauf müssen Diagnostik und Therapie revidiert werden, um einerseits sicherzustellen, dass kein struktureller Schaden übersehen wurde und um andererseits eine sekundäre Chronifizierung rechtzeitig zu erkennen.

- Wenn eine Verkettungssymptomatik vorliegt, muss gewichtet werden, welche Befunde im Rahmen des Krankheitsbildes die größte Bedeutung haben. Hier hat die Behandlung anzusetzen.

- Bei rezidivierenden Blockierungen und bei Verkettungssyndromen ist die alleinige Manipulation oder Mobilisation keine angemessene Behandlung. Physiotherapeutische Maßnahmen werden zur Haltungskorrektur, zur Verbesserung der Bewegungsabläufe und zur muskulären Stabilisierung eingesetzt.

Als gefährliche Komplikation von HWS-Manipulationen wird immer wieder die Dissektion der A. vertebralis genannt. Es ist schwer vorstellbar, dass man ein gesundes Gefäß durch einen lege artis durchgeführten chirotherapeutischen Eingriff schädigen kann. Eher ist anzunehmen, dass eine nicht diagnostizierte Durchblutungsstörung Ursache der Schmerzen ist und dass die deletäre Manipulation in Fehleinschätzung der Situation vorgenommen wird. Eine subtile neurologische Untersuchung der Kopf-Hals-Region ist vom Orthopäden oder Allgemeinarzt sicher nicht zu verlangen, er sollte aber auf diskrete Befunde achten. Ein Horner-Symptomenkomplex, Nausea, Schwindel, Nystagmus und die Angabe von Missempfindungen können auf eine Durchblutungsstörung der A. vertebralis hinweisen. Die üblichen klinischen Tests sind unsicher und haben nur orientierenden Charakter. Wenn sich aus Anamnese und Beschwerdeschilderung der Verdacht auf eine neurogene Ursache ergibt, muss eine fachneurologische Untersuchung einschließlich der erforderlichen Bildgebung durchgeführt werden. Jede probatorische Behandlung durch HWS-Manipulation ist verboten, solange die Diagnose nicht gesichert ist.

Bei der ersten ärztlichen Untersuchung nach einer HWS-Distorsion sollten folgende Punkte dokumentiert werden:
- Wann, wo und wie geschah der Unfall?
- In welcher Weise war der Patient betroffen (z. B. Fahrer, Beifahrer, angeschnallt, Sitzposition, Anprall des Kopfes)?
- Wie verhielt sich der Patient und welche Beschwerden hatte er unmittelbar nach dem Unfall (Bewusstlosigkeit, Übelkeit, Erbrechen, Sehstörungen, Schmerzen, Bewegungseinschränkung)?
- Welche Maßnahmen der ersten ärztlichen Hilfe erfolgten?
- Wann traten die Beschwerden auf, die zu der jetzigen Konsultation führten?
- Wie entwickelten sie sich und wie sind sie aktuell zu beschreiben?
- Bisherige Behandlungsmaßnahmen?
- Orientierender orthopädischer Status mit genauer Angabe des Lokalbefundes, des neurologischen und des manualmedizinischen Befundes.
- Röntgenbefund, ggf. Nachbefundung von Aufnahmen, die gleich nach dem Unfall angefertigt wurden.
- Eigene Diagnose und geplante Therapie.

Bei einer Begutachtung sahen wir einen Mann, der 9 Jahre zuvor als PKW-Insasse bei einem Auffahrunfall eine HWS-Distorsion erlitten hatte und nun ein zervikoenzephales Syndrom als Unfallfolge geltend machte. Der Erstbefund, die Entwicklung der Befunde und der Behandlungsverlauf waren schlecht dokumentiert. Der Verletzte hatte in einem Zeitraum von 4 Jahren über 700 manuelle Behandlungen erhalten, je zur Hälfte durch einen Arzt und durch einen Physiotherapeuten. Wir konnten rückblickend nicht mehr feststellen, ob der aktuelle Zustand Unfallfolge oder Behandlungsfolge war.

Zervikobrachialgie

Beschwerden. Geklagt werden seitenbetonte Nackenschmerzen mit Ausstrahlung in den gleichseitigen Arm. Selten treten sie doppelseitig auf, dabei ist meistens eine Seite stärker betroffen.

Klinisches Bild. Aufgrund der engen räumlichen Verflechtung wichtiger anatomischer Strukturen ist nicht immer sofort ersichtlich, von wo die primäre Störung ausgeht (Abb. 3.1). Es kommen folgende Beschwerdeursachen infrage:

- Eine Nervenwurzelaffektion, von der meistens die Wurzeln C6 und C7, selten C5 und C8 betroffen sind: Bei jungen Patienten muss man in erster Linie an einen lateralen Bandscheibenvorfall denken. Neben dem radikulären Schmerz sind dann auch objektivierbare Nervenwurzelkompressionszeichen zu erwarten. Die Beschwerden treten oft schlagartig auf, geklagt wird über heftige Schmerzen in der Halswirbelsäule mit Ausstrahlung in einen Arm, verbunden mit einer ausgeprägten Schonhaltung und belastungsabhängiger Schmerzzunahme mit nur geringer Besserung durch symptomatische Behandlung. Bei Patienten ab etwa der Mitte des fünften Lebensjahrzehnts werden radikuläre Schmerzen häufig durch knöcherne foraminale Stenosen verursacht. Sie treten subakut rezidivierend auf, bessern sich im Verlauf spontan, sprechen auf symptomatische Maßnahmen an und gehen eher nicht mit Wurzelkompressionszeichen einher.
- Funktionsstörungen der Segmente unterhalb C4 oder eine Blockierung der 1. Rippe mit pseudoradikulärer Schmerzausstrahlung: Bei jungen Patienten können radikuläre und pseudoradikuläre Krankheitsbilder normalerweise deutlich unterschieden werden. Dagegen bieten ältere Patienten oft ein gemischt radikulär-pseudoradikuläres Krankheitsbild. Es ist gekennzeichnet von den Auswirkungen der physiologischen Bandscheibendegeneration, mit der auch Veränderungen der Wirbelgelenke einhergehen, die zu einer bewegungs- und belastungsabhängigen Irritation der Gelenkkapsel führen.

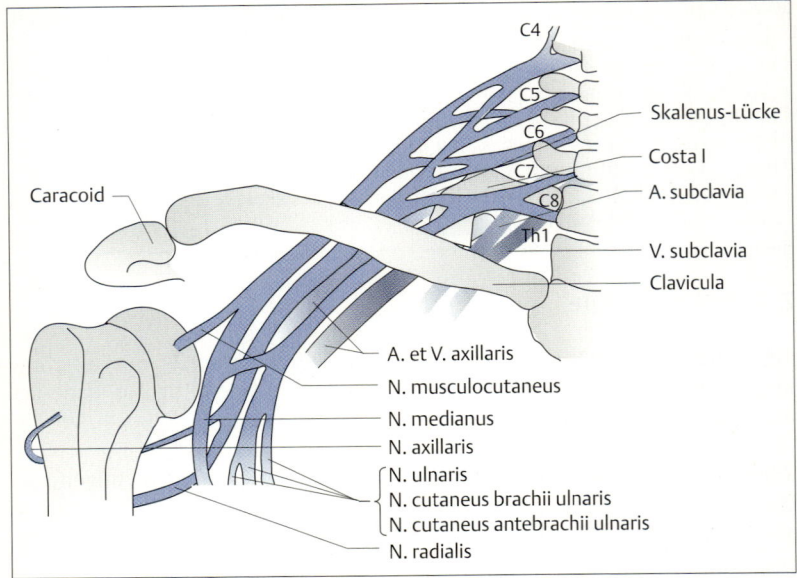

C4
C5
C6
C7
C8
Th1

Skalenus-Lücke
Costa I
A. subclavia
V. subclavia
Clavicula

Caracoid

A. et V. axillaris
N. musculocutaneus
N. medianus
N. axillaris
N. ulnaris
N. cutaneus brachii ulnaris
N. cutaneus antebrachii ulnaris
N. radialis

Abb. 3.**1** Anatomische Schemazeichnung nach Mumenthaler (1982).

Das Krankheitsbild ist oft zusätzlich durch statisch-myalgische Beschwerden unterlegt.

- Periarthropathien der Schulter: Aufgrund der segmentalen Zuordnung können schmerzhafte Funktionseinschränkungen der Schultermuskulatur pseudoradikuläre HWS-Beschwerden auslösen. Schmerzen, die von einer Tendinitis der langen Bizepssehne ausgehen, ziehen oft bis in den II. und III. Finger.
- Periphere Nervenkompressionssyndrome und Engpasssyndrome der oberen Thoraxapertur: Nicht selten bietet ein durch pseudoradikuläre HWS-Beschwerden überlagertes Karpaltunnelsyndrom Abgrenzungsprobleme gegenüber einer radikulären Symptomatik.

Diagnostik. Das Beschwerdebild ist altersabhängig unterschiedlich ausgeprägt. Durch die sorgfältig erhobene Anamnese und durch die differenzierte körperliche Untersuchung soll herausgefunden werden, ob es sich um ein radikuläres oder um ein pseudoradikuläres Geschehen handelt. Diagnostisch wegweisend sind die Angaben des Patienten zum Schmerzcharakter, zur

Schmerzausbreitung und zu den Bedingungen, unter denen der Schmerz auftritt.

Radikuläre Schmerzen sind dermatombezogen und können bei der Untersuchung durch Manöver zur Querschnittsverkleinerung des Intervertebralforamens oder durch Dehnung der Wurzel provoziert werden.

Pseudoradikuläre Zervikobrachialgien werden durch segmentale Blockierungen der HWS verursacht, deren Segmenthöhe mithilfe der Manualdiagnostik festgelegt werden kann.

- Der Patient sitzt gerade, aber in möglichst entspannter Haltung auf einem nicht drehbaren Hocker, seine Schultern hängen locker herab, er hat die Arme in den Ellenbogengelenken angewinkelt und die Hände drucklos auf seine Oberschenkel gelegt.
- Nach der Inspektion (Zwangshaltung?, Muskelkulisse?, Horner-Syndrom?) wird der Schulter-Nacken-Gürtel palpiert, die Kibler-Falte gibt Auskunft über die zu erwartende Segmenthöhe einer Wirbelsäulenfunktionsstörung. Die Beweglichkeit der Schultergelenke wird geprüft.
- Sensibilität und Reflexverhalten der oberen Extremitäten werden im Seitenvergleich geprüft, ebenso die Kraft der Kennmuskeln (vgl. Kap. 1.6, Tabellen 1.1 bis 1.3). Ein unsicheres oder abnormes Ergebnis gibt Anlass zu einer fachneurologischen Untersuchung. Äußert der Patient radikuläre Schmerzen, kann man eine Schmerzverstärkung durch folgende Manöver provozieren:
  1) Der Kopf des aufrecht sitzenden Patienten wird passiv rekliniert und zur schmerzhaften Seite rotiert, um das Intervertebralforamen einzuengen.
  2) Der Kopf des aufrecht sitzenden Patienten wird passiv zur schmerzhaften Seite geneigt und die Wirbelsäule vom Kopf her axial federnd gestaucht. Auch dadurch wird der Querschnitt des Intervertebralforamens verkleinert (Spurling-Test).
  3) Der Patient liegt flach auf dem Rücken. Sein Kopf wird passiv maximal zur nicht schmerzhaften Seite geneigt, während gleichzeitig an dem schmerzhaften Arm in Längsrichtung des Körpers gezogen wird, um einen Nervendehnungsschmerz auszulösen.
- Die Beweglichkeitsprüfung der HWS gilt zunächst der Arbeitsbewegung, also der globalen Bewegungsfunktion bei der Inklination und Reklination, Lateralflexion und Rotation nach rechts und links sowie in den Komplexbewegungen.
- Es folgt die segmentale Prüfung nach den Regeln der manualmedizinischen Schulen. Die Kopfgelenke kommen nicht als Verursacher einer Zervikobrachialgie in Betracht. Zu beachten ist aber, dass die Rotationsbewegung der HWS bis in das Segment C3/4 hinunterläuft und dass Blockierungen des zervikothorakalen Überganges und der oberen Brustwirbelsäule zu einer Schmerzausstrahlung in den Arm führen können.

- Wurde eine Blockierung festgestellt, muss durch einen Probezug ermittelt werden, ob die Bewegung in der nicht gesperrten Richtung schmerzlos frei ist. Wenn keine freie Richtung vorliegt, besteht der Verdacht, dass die Blockierung Symptom eines Bandscheibenvorfalls ist. Die Diagnostik muss entsprechend erweitert werden.

Bildgebende Untersuchungen sind in der primären Diagnostik unverzichtbar. Im Verlauf sollten sie nur wiederholt werden, wenn sich das Krankheitsbild wesentlich ändert und dadurch neue Fragen entstehen. Benötigt werden Röntgenbilder der HWS in 2 Ebenen, ergänzt durch eine schräge Projektion zur Darstellung der Foramina intervertebralia auf der Seite der Beschwerden.

Häufige Befunde bei jüngeren Patienten sind Streckhaltungen der HWS mit angedeuteten kurzstreckigen Kyphosen, bei Kindern auch oft mit angulären Kyphosen C2/3. Ob diese Befunde eine klinische Bedeutung haben, ist nicht sicher. Es wird immer wieder vermutet, dass die Streckhaltung Ausdruck eines zervikalen Schmerzsyndroms sei.

Bei Patienten ab der Mitte des fünften Lebensjahrzehnts findet man fast obligat eine Bandscheibendegeneration im Segment C5/6. Sie ist individuell unterschiedlich ausgeprägt und stellt sich im seitlichen Röntgenbild als Höhenminderung des Zwischenwirbelraums bzw. als Osteochondrose dar, in den Schrägaufnahmen als Retrospondylose mit bohnen- bis brezelförmiger Einengung des Intervertebralforamens. Die Bedeutung dieses Befundes hängt davon ab, ob ihm eine klinische Symptomatik entspricht.

Bei eindeutig radikulären Beschwerden und bei hartnäckigen pseudoradikulären Krankheitsbildern mit radikulären Anteilen ist eine Schnittbilduntersuchung angezeigt. Dabei ist die Kernspintomografie das überlegene Verfahren.

Bandscheibenvorfälle sind bei jungen Patienten in der Regel monosegmental und gut abzugrenzen. Dagegen liegen bei älteren Patienten überwiegend mehrsegmentale degenerative Veränderungen vor, von denen die Etagen C4/5 bis C6/7 betroffen sind. Sie stellen sich in der Computertomografie als foraminale Stenose dar, das MRT zeigt meistens eine Bandscheibenprotrusion, oft auch einen Bandscheibenprolaps C5/6 mit flaschenhals- oder kneifzangenartiger Einengung des Wirbelkanals. Wichtig ist, ob im MRT das Myelon noch von Liquor umflossen ist. Bei einer Myelonkompression muss mit einer zervikalen Myelopathie gerechnet werden. Da Zeichen der langen Bahnen gerade bei älteren Patienten unerkannt bleiben oder fehlinterpretiert werden können, ist zur Abklärung ausgeprägter HWS-Veränderungen immer eine fachneurologische Untersuchung anzuraten.

Therapie. Die Behandlung richtet sich nach der Ursache der Symptomatik. Dabei ist eine suffiziente Schmerzbekämpfung ebenso gefordert wie eine zielgerichtete kausale Therapie.

Bei radikulären Krankheitsbildern

- empfehlen wir eine medikamentöse Schmerzbehandlung mit der schon genannten Kombination aus Diclofenac, Flupirtin und Tramadol. Eine kurzzeitige partielle Immobilisation mit einer Zervikalstütze kann sinnvoll sein.
- kann zugewartet werden, wenn sich die Symptomatik unter der schmerzlindernden Behandlung rasch zurückbildet. Eine krankengymnastische Therapie ist sinnvoll, aber sie sollte nicht zu früh beginnen und in Anlehnung an das Modell der Drei-Phasen-Reha durchgeführt werden.
- sollte bei anhaltenden oder zunehmenden Beschwerden alsbald die Indikation zu einer interventionellen oder operativen Behandlung geklärt werden. Wenn der Schmerz im Vordergrund steht und keine neurologischen Defizite vorliegen, ist eine PRT als primäre Therapiemaßnahme sinnvoll.
- ist eine stationäre Rehamaßnahme keine angemessene Behandlung, solange neurologische Symptome bestehen.
- sollte man während der ersten Wochen nach einer Bandscheibenoperation auf eine Rehamaßnahme im Sinne der EAP verzichten. Operierte Wirbelsäulen brauchen in erster Linie Ruhe und leichte Alltagsbewegungen, sie müssen in der Anfangsphase mit großer Zurückhaltung physiotherapeutisch behandelt werden. Eine intensive krankengymnastische Remobilisation, wie sie leider in manchen Kliniken durchgeführt wird, stellt keine Hilfe dar. Wenn der Patient drei Monate post operationem noch keine Alltagsbelastbarkeit wiedererlangt hat, sollten zunächst Diagnose und Therapie überprüft werden, oft ergeben sich daraus spezifische Behandlungsansätze.

Bei pseudoradikulären Krankheitsbildern

- werden manualmedizinische, physiotherapeutische und medikamentöse Behandlungsmaßnahmen simultan zur Schmerzbehandlung eingesetzt. Nach erfolgter Deblockierung kann man je nach Schwere des Krankheitsbildes die segmental zugeordneten Muskelinsertionen in der Linea nuchae mit einem Lokalanästhetikum infiltrieren, den Ansatz des M. levator scapulae am Schulterblattwinkel anspritzen und krankengymnastische manuelle Therapie verordnen. Die kurzzeitige Gabe eines Monoanalgetikums mit muskelrelaxierender Nebenwirkung (Flupirtin) oder eines schwachen Muskelrelaxans (Tolperison) ist oft sinnvoll. Dabei muss die Einstiegsdosis hoch genug gewählt werden, um einen sicheren Effekt zu erreichen.
- stellt die Physiotherapie eine wichtige Behandlungsschiene dar. Die Maßnahmen sollten auf den jeweiligen Fall individuell abgestimmt sein und in ausreichender Frequenz kontinuierlich über einen ausreichend langen Zeit-

raum erfolgen. Dazu ist eine Absprache zwischen Arzt und Physiotherapeut erforderlich. Es nützt nichts, nach den Vorgaben des Heilmittelkataloges sechs Anwendungen zu verordnen, die in unregelmäßiger Folge von unterschiedlichen Behandlern durchgeführt werden. Stets müssen Ziele definiert sein, die in bestimmten Behandlungssequenzen nachprüfbar zu erreichen sind. Wenn das Akutstadium überwunden ist, kann eine Trainingstherapie zur Stabilisierung des Erreichten begonnen werden. Physiotherapeutische Dauerbehandlungen („alle 14 Tage Kranio") mögen dem Wohlbefinden dienen, sind aber medizinisch nur in Ausnahmefällen sinnvoll.

- sollte eine interventionelle Behandlung durch Facettendenervierung rechtzeitig in Betracht gezogen werden, um bei protrahierten Verläufen oder bei Rezidiven einer Chronifizierung entgegenzuwirken.
- muss man bei häufigen Rezidiven auch die psychosoziale Situation des Patienten als Beschwerdeauslöser oder Krankheitsursache in Betracht ziehen.

Gemischt radikulär-pseudoradikuläre Krankheitsbilder erfordern ein stark differenziertes Vorgehen:

- Die degenerativ veränderten Halswirbelsäulen älterer Patienten vertragen keine aggressive Behandlung. Manualmedizinische Maßnahmen sollten sich auf behutsame Mobilisationen beschränken, Atlastherapie nach Arlen und kraniosakrale Techniken können schmerzlindernd wirksam sein.
- Die PRT ist angezeigt, wenn der radikuläre Anteil am Beschwerdebild dauerhaft erheblich ist.
- Bei der medikamentösen Therapie muss an Wechselwirkungen mit den anderen Mitteln gedacht werden, die ältere Patienten meistens einnehmen. Auch steigt bei langfristiger NSAR-Gabe die Gefahr gastrointestinaler Komplikationen.

Vertebragene Hör- und Gleichgewichtsstörungen

Beschwerden. Geklagt wird über Ohrgeräusche, mangelndes Hörvermögen und Schwindel.

Klinisches Bild. Insbesondere bei akuten Störungen im Bereich der HWS (akuter Schiefhals, Kopfgelenksblockierung, akute statische Fehlbelastung) kann es zu Störungen im Hör- und Gleichgewichtssystem kommen (Tab. 3.**1**). Diese manifestieren sich in folgender Weise:

- akute Innenohrschwerhörigkeit („Hörsturz", meist im tieffrequenten Bereich),

- akuter, einseitiger Tinnitus (fluktuierend, beeinflussbar durch Kopf oder Lagewechsel, zumeist als tieffrequentes Rauschen),
- Schwindel (Drehschwindel nach Fehlbelastung oder als Lagerungsschwindel).

Diagnostik. Die wichtigsten Hinweise auf die Ursache der Störung geben die Anamnese und der Untersuchungsbefund der HWS. Neben der üblichen Inspektion und Palpation ist eine manualdiagnostisch-segmentale Befunderhebung unerlässlich. Eine HNO-fachärztliche Hör- und Gleichgewichtsdiagnostik sollte sich anschließen (Tab. 3.**2**).

Therapie. Wenn differenzialdiagnostisch wichtige Erkrankungen auf dem HNO-Fachgebiet ausgeschlossen worden sind, lassen sich die begleitenden Störungen im Hör- und Gleichgewichtssystem zumeist durch eine kausale Therapie der Störungen an der HWS beheben. Dafür gelten die oben erläuterten Grundsätze.

Tabelle 3.**1** Gegenüberstellung typischer manualdiagnostischer Befunde mit dem jeweiligen HNO-Krankheitsbild (nach Lewit 1992; Pfeifer 1994)

Hypomobiles Segment	Entsprechendes Krankheitsbild
C0/C1	Gleichgewichtsstörung (akut), Zephalgien, Tinnitus
C0/C1 – C3/C4	Hyoidtendinopathie
C2/C3	Globusgefühl, Dysphagie, Tinnitus
Zervikothorakaler Übergang (ZTÜ)	Zustand nach Beschleunigungsverletzung, Hyoidtendinopathie

Tabelle 3.**2** Diagnostisches Vorgehen bei Verdacht auf vertebragene Hör- und Gleichgewichtsstörungen

- HNO-ärztliche Untersuchung, insbesondere Trommelfellmikroskopie bds. zum Ausschluss akut-entzündlicher Veränderungen
- Audiometrische Diagnostik (Schwellenaudiogramm, TEOAE-Messung bds.) zur Differenzierung von Mittelohr-/Innenohrschwerhörigkeit
- Bei Schwindel zusätzlich neurootologische Diagnostik (kalorische Prüfung, Fahndung nach Zervikalnystagmus – aber nicht im Akutstadium –, vestibulospinale Tests, ggf. de-Kleijn-Probe)
- Manualdiagnostik

TEOAE = transiente evozierte otoakustische Emission

Vertebragene Stimmstörungen

Vertebragene Stimmstörungen sind selten und kommen zumeist als isoliert und akut auftretende Ereignisse bei Blockierungen im Bereich der HWS vor, von denen überwiegend die Segmente C3/4 und C4/5 betroffen sind. Verbunden ist die Stimmstörung ("Heisersprechen", zumeist als hypofunktionelle Dysphonie) dann häufig mit einem Globusgefühl. Die wichtigsten Hinweise gibt die manualdiagnostisch-segmentale Befundung.

Differenzialdiagnostisch bedeutsam ist eine stroboskopische Untersuchung des Kehlkopfes, um isolierte Kehlkopferkrankungen auszuschließen (Tab. 3.**3**).

Therapeutisch kommt eine gezielte Manualtherapie infrage, um die Gelenkblockaden zu lösen.

Posttraumatische Funktionsstörungen der HWS und des kraniozervikalen Überganges

Beschwerden. Die meisten Patienten, die eine Traumatisierung der HWS bzw. des Kopfgelenkbereiches hinter sich haben, konsultieren den HNO-Arzt wegen folgender Leitsymptome (Ernst 1998):

- Schmerzen im Kopf/Hals-Gebiet,
- Hör- und Gleichgewichtsstörungen,
- Dysphagie und Globusgefühl (selten: Stimmstörung).

Klinisches Bild. Das klinische Bild ist auf den ersten Blick unspezifisch und kann oft nicht ohne Schwierigkeiten mit einer Ursache in Zusammenhang gebracht werden. Der häufigste Unfallmechanismus, der diese Störungen auslöst, ist die HWS-Distorsion nach Beschleunigungsverletzung (kurz: HWS-Weichteildistorsion; Abb. 3.**2**).

Tabelle 3.**3**   Diagnostisches Vorgehen beim Verdacht auf eine vertebragene Dysphonie

- HNO-ärztliche Untersuchung, insbesondere Lupenlaryngoskopie und Stroboskopie (Ausschluss organische Ursache, insbesondere Malignome)
- Phoniatrische Zusatzdiagnostik
- Manualdiagnostik

Abb. 3.**2**   Typischer vierphasiger Pathomechanismus im Rahmen einer Beschleunigungsverletzung (aus: Ernst A, Herzog M, Seidl R. Traumatologie des Kopf-Hals-Bereichs. Stuttgart: Thieme; 2004: 43).

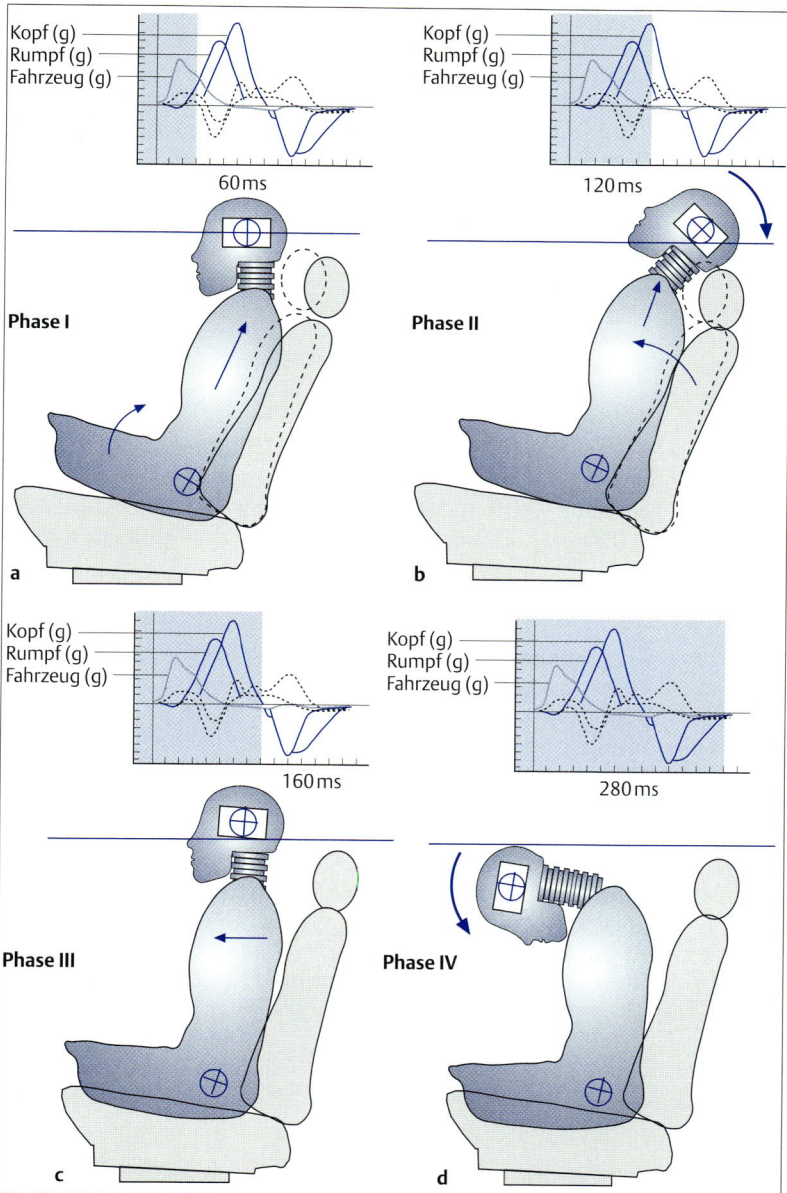

Kopf (g)
Rumpf (g)
Fahrzeug (g)

60 ms

Phase I

a

Kopf (g)
Rumpf (g)
Fahrzeug (g)

120 ms

Phase II

b

Kopf (g)
Rumpf (g)
Fahrzeug (g)

160 ms

Phase III

c

Kopf (g)
Rumpf (g)
Fahrzeug (g)

280 ms

Phase IV

d

Bei der Beschleunigungsverletzung muss zwischen dem *Unfallmechanismus* (Beschleunigung/Schleuderung, Abknickung nach Frontal-, Heck-, Seitenkollision oder Kombinationen) und der *resultierenden Verletzung* unterschieden werden. Das Ausmaß und der Schweregrad der eintretenden Verletzung hängt wiederum von der so genannten *„kollisionsdynamischen Belastung des Fahrzeugs"* (z. B. Deformationsausmaß, Fahrzeugverzögerung), von der aktuell eintretenden *„biomechanischen Belastung des jeweiligen Insassen"* (z. B. Insassenverzögerung durch Gurtsystem, Kopfstützen, Anprallstellen) sowie den *patientenimmanenten Faktoren* ab, wie z. B.:

- Alter, Beruf, Konstitution, Geschlecht,
- Aufmerksamkeit im Moment des Aufpralls (Schutz durch Anspannung der Nackenmuskulatur),
- mögliche Kopf-Hals-Torsion im Moment des Anpralls (erschwerend!) (Hierholzer u. Heitmeyer 1994).

Die Beschleunigungsverletzung führt meistens zu Schäden an den Bändern, Gelenken, Bandscheiben und Muskeln der Kopf-Hals-Region (Hämatome, Überdehnungen, Faserrisse, Subluxation), erst bei schweren Verletzungen treten auch Frakturen bzw. Infrakturen mit Wurzel- und Gefäßirritationen (bzw. Ein- oder Abrisse) auf.

Nach dem klassischen Schema werden drei verschiedene *Schweregrade der HWS-Distorsion* nach Beschleunigungsverletzung unterschieden. Dieses Schema wurde in neuester Zeit um den Schweregrad 4 (mit tödlichem Ausgang) erweitert und mit Einzelbefunden (z. B. aus der Unfallforschung) stärker unterlegt. Kritisch bemerkt werden soll jedoch, dass sich 10 % der Unfallopfer nicht in dieser klassischen Form einteilen lassen (Wolff 1996).

Dieses Schema eignet sich aus unserer Sicht zur *Quantifizierung des Verletzungsausmaßes*, während in Abhängigkeit von der *klinischen Symptomatik* folgende Syndrome (auch kombiniert auftretend) unterschieden werden sollen (Hierholzer u. Heitmeyer 1994):

- *lokales posttraumatisches Zervikalsyndrom* (Nackenschmerz, Bewegungseinschränkung, Schulter- und dorsoskapulärer Schmerz; Cervical Syndrome),
- *zervikoenzephales posttraumatisches Syndrom* (Kopfschmerz, „Schwindel" – häufig als allgemeine Unsicherheit, Sehstörungen, Tinnitus, Drop Attacks, Merk- und Konzentrationsstörungen; Cervicocephalic Syndrome) (Krämer 1981),
- *zervikobrachiales posttraumtisches Syndrom* (radikuläre Schmerzen in den jeweiligen Dermatomen, d. h. Daumen – C6, Zeigefinger – C7, Kleinfinger – C8; Cervical Radiculitis),
- *zervikomedulläres posttraumatisches Syndrom* (Kraftschwäche der unteren Extremität, Claudicatio intermittens, Darmstörungen; Cervical Myelopathy).

Tabelle 3.**4**   Auftreten klinisch relevanter Störungen in unterschiedlichem zeitlichen Abstand zum Unfallereignis (nach Wolff 1996, Hierholzer u. Heitemeyer 1994)

Zeitpunkt des Auftretens nach dem Unfallereignis	Art der Störung
2 – 6 Monate	Sehstörungen
2 – 3 Monate	Stimm- und Schluckstörung
1 – 2 Monate	ungerichteter Schwindel (i. S. Unsicherheit)
1 – 2 Monate	Ohrgeräusche (Tinnitus)
1 – 2 Monate	Parästhesien sowie ausstrahlender Armschmerz
unter 1 Monat	Hörstörung
stark variierend	Inappetenz, Befindlichkeitsstörung, Globusgefühl, Merk- und Konzentrationsstörung, Leistungsknick

Diese Klassifikation wird sowohl dem amerikanischen (Wiesel u. Rothman 1982) als auch dem deutschen Standard gerecht, zumal sie in Deutschland vom Arbeitskreis „Degenerative Wirbelsäulenerkrankungen" der DGOT (Krämer 1981) vorgeschlagen wurde. Eine Reihe von Symptomen, wie z. B. Globusgefühl, Nackenkopfschmerzen, Schlafstörungen, sekundäre Persönlichkeitsveränderungen durch länger dauernde Schmerzen, entzieht sich der eindeutigen Einordnung bzw. Klassifikation, ist jedoch häufig beschrieben (Wolff 1996, zur Übersicht vgl. Frey 1997). Außerdem muss berücksichtigt werden, dass die klinischen Beschwerden z. T. im Intervall auftreten (Tab. 3.**4**).

Diagnostik. Die exakte Dokumentation der Ausgangssituation und des Verlaufs ist von überragender Bedeutung (vgl. Merksatz S. 142). Dabei müssen sowohl die subjektiv angegebenen Beschwerden als auch die objektiv erhobenen Befunde festgehalten werden.
Die Erstuntersuchung nach dem Unfall umfasst
- den orthopädisch-traumatologischen Status,
- eine orientierende neurologische Untersuchung,
- die segmentale Funktionsprüfung der HWS nach manualmedizinischen Kriterien,
- Standardröntgenbilder zum Ausschluss einer Knochenverletzung.

Wenn die Situation damit nicht hinreichend klären lässt, sind qualifizierte fachgebietsbezogene Untersuchungen (HNO, Neurologie und bei Angabe kognitiver Beeinträchtigung auch Neuropsychologie, Radiologie) erforderlich. Allerdings sollten die Untersucher mit der Materie vertraut sein. Es ist nicht sinnvoll, einen Patienten, der nach einer HWS-Distorsion über Kopfschmerzen und eine unsystematische Lagewahrnehmungsstörung klagt, bei einem HNO-Arzt oder einem Neurologen vorzustellen, der das Krankheitsbild der Kopfgelenksblockierung nicht kennt.

Durch einen unglücklichen Gang der Diagnostik und durch ungeschickte Mitteilungen an den Patienten kann die Entwicklung des Krankheitsbildes nachhaltig negativ beeinflusst werden:

- Einerseits werden einfach zu behandelnde segmentale Funktionsstörungen nicht erkannt und deshalb nicht behoben, sodass es zu einer Chronifizierung kommt, ohne dass der Schmerz einem strukturellen Organschaden zugeordnet werden kann.
- Andererseits wächst, gerade wenn eine Fülle sich wiederholender bildgebender Untersuchungen durchgeführt wird, bei dem Patienten die Überzeugung, einen schweren und möglicherweise irreversiblen Schaden erlitten zu haben. Je weniger die „schulmedizinische" Diagnostik erbringt, umso eher sucht er Zuflucht in obskuren Verfahren.

Die rechtlichen Aspekte protrahierter und chronischer Behandlungsverläufe nach HWS-Distorsion und die zu ihrer Objektivierung eingesetzten diagnostischen Verfahren sind höchst umstritten (Castro et al. 1998; Hierholzer et al. 1997; Kügelgen 1995; Kügelgen u. Kügelgen 2002; Lohse-Busch u. Graf-Baumann 1997), darauf soll an dieser Stelle nicht eingegangen werden.

Therapie. Die Therapie richtet sich nach dem, was man gefunden hat. Strukturelle Schäden werden nach den dafür geltenden unfallmedizinischen Grundsätzen behandelt. Liegt eine Weichteildistorsion mit daraus resultierender segmentaler Funktionsstörung vor, sollte

- eine suffiziente Schmerzbehandlung durch adäquate Medikation und TLA erfolgen,
- die Funktionsstörung mit der gebotenen Vorsicht und Umsicht manualmedizinisch behandelt werden,
- eine stabilisierende Physiotherapie durchgeführt werden,
- der Patient über den Charakter des Krankheitsbildes aufgeklärt werden und möglichst bald wieder seine normalen Alltagsaktivitäten aufnehmen.

Die längerfristige Ruhigstellung mit einer Zervikalstütze ist nicht angezeigt, eine therapeutische Polypragmasie ist kontraproduktiv.

Wenn sich dennoch eine Chronifizierung einstellt, sollte der Fall unter Hinzuziehung ausgewiesener Fachleute reevaluiert werden, um einen Ansatz für ein besseres Therapiekonzept zu finden.

3.2 Brustwirbelsäule und Thorax

Joachim Meyer-Holz

Beschwerden. Die Patienten klagen über unspezifische Schmerzen im knöchernen Thorax, die aus der Brustwirbelsäule zu kommen scheinen, manchmal pseudopektanginösen Charakter haben und einseitig in den Arm oder in die Brust ziehen können. Oft sind sie bewegungs- und atemabhängig.

Klinisches Bild. Schmerzen, die in der Brustwirbelsäule oder im Brustkorb empfunden werden, sind meistens nicht von der BWS verursacht. Hier manifestieren sich häufig Symptome, die von Störungen benachbarter Wirbelsäulenabschnitte ausgehen oder durch Erkrankungen innerer Organe verursacht werden. Bei einseitigen periskapulären Beschwerden muss auch an die Möglichkeit einer beginnenden neuralgischen Schulteramyotrophie gedacht werden.

Erfahrungsgemäß kann man sich an folgender Regel orientieren:

- Schmerzen in der *oberen BWS* werden meistens durch Erkrankungen im Bereich der unteren Halswirbelsäule oder der oberen Thoraxapertur verursacht.
- Schmerzen in der *mittleren BWS* haben eher eine lokale Ursache oder sind durch Erkrankungen der Thoraxorgane bedingt.
- Schmerzen in der *unteren BWS* sind meistens auf abdominelle oder retroperitoneale Erkrankungen zurückzuführen und werden nur selten durch Wirbelsäulenveränderungen verursacht.
- Interkostalneuralgien sind der betroffenen Etage klar zugeordnet. Sie können akzidentiell auftreten (z. B. Zwangshaltung und Auskühlung beim Motorradfahren) und bessern sich dann spontan. Ansonsten muss man daran denken, dass sie Symptome von spinalen, mediastinalen oder thorakalen Prozessen sein können.
- Degenerative Veränderungen der BWS bleiben meistens asymptomatisch. Wenn sie Beschwerden verursachen, treten diese eher in Gestalt muskulärer Schmerzen im Bereich der Hals- und Lendenwirbelsäule auf, weil dort die Bewegungseinschränkung der BWS kompensiert werden muss.

Vertebragene Schmerzen durch knöcherne Veränderungen der BWS sind selten. Bei älteren Patienten muss man an Destruktionen durch Tumormetastasen oder osteoporotische Sinterungsfrakturen denken, bei Jugendlichen an einen M. Scheuermann, bei Kindern auch an ein eosinophiles Granulom. Klinisch relevante Bandscheibenvorfälle werden nur vereinzelt gesehen. In den knöchernen Thorax ausstrahlende Schmerzen werden eher durch segmentale Funktionsstörungen verursacht.

Bei der Bewertung des klinischen und röntgenologischen Befundes muss beachtet werden, dass die Brustwirbelsäule aufgrund ihrer anatomischen Verhältnisse einige funktionelle Besonderheiten aufweist. Hieraus ergeben sich die Voraussetzungen für Funktionsstörungen und Erkrankungen.

Die *obere BWS* ist funktionell der Halswirbelsäule zuzuordnen. Die HWS ist der mobilste Wirbelsäulenabschnitt und ihre Rotationsbewegungen laufen bis zum Segment Th 3/4 in die wesentlich weniger mobile BWS hinein, wobei der knöcherne Thorax stabilisierend wirkt. Es kommt dadurch zu einer wechselseitigen Beeinflussung von HWS und BWS:

- Pseudoradikuläre Schmerzen, die von der unteren HWS ausgehen, werden nach kaudal in die paravertebrale Muskulatur bis in den Bereich zwischen den Schulterblättern projiziert und dort oft am medialen Rand der Skapula empfunden.
- Umgekehrt führen Blockierungen der oberen BWS zu einer schmerzhaften Bewegungseinschränkung der HWS.
- Th4-Blockierungen verursachen Schmerzen, die einseitig oder jedenfalls mit Seitenbetonung in den Thorax ausstrahlen und als Organschmerzen fehlgedeutet werden können. Bei Frauen besteht häufig eine Ausstrahlung in die Mamma, bei Männern können pektanginöse Schmerzen vorgetäuscht werden.

In der zervikothorakalen Übergangsregion sind zwei dem knöchernen Thorax zuzuordnende Strukturen wichtige Entstehungsorte von Beschwerden:

- Bei mehrsegmentalen Störungen der HWS besteht oft eine Blockierung der 1. Rippe. Sie findet sich oft bei pseudoradikulären Zervikobrachialgien, die nach Spondylodesen C5/6 oder C6/7 auftreten. Blockierungen der 1. Rippe können Schmerzen im Plexus brachialis vortäuschen.
- Subluxationen eines Sternoklavikulargelenks werden oft erst wahrgenommen, wenn schon eine deutliche Deformität und ein lokaler Druckschmerz bestehen. Bereits wesentlich früher verursachen sie einen schwer zuzuordnenden halbseitig betonten Schmerz im Schulter-Nacken-Gürtel mit unspezifischer Ausstrahlung in den Hals, den Brustkorb und den Oberarm.

Die *mittlere BWS* ist meistens klinisch stumm. Sie ist durch den knöchernen Thorax so stabilisiert, dass auch gröbere degenerative Veränderungen kaum Schmerzen hervorrufen. Wenn man im Röntgenbild eine ausgedehnte Spondylose oder eine Arthrose der Kostotransversalgelenke sieht, handelt es sich dabei nicht zwangsläufig um die Ursache von Beschwerden.

Die *untere BWS* ist Projektionsgebiet von Schmerzen aus dem Oberbauch (z. B. Galle) und wird durch den am Rippenbogen ansetzenden M. quadratus lumborum von der Lendenwirbelsäule her beeinflusst. Bei älteren Patientinnen muss man an die Möglichkeit einer osteoporotischen Sinterungsfraktur in der unteren BWS oder der oberen LWS denken. Bei Verkettungssyndromen treten segmentale Blockierungen im thorakolumbalen Übergang auf.

Eine fixierte Fehlstatik der BWS führt in der Regel eher zu Schmerzen in den benachbarten Wirbelsäulenabschnitten als in der BWS selbst. Sowohl beim typischen Flachrücken als auch beim Hohlrundrücken treten muskulär und ligamentär bedingte Schmerzen auf:

- Überwiegend bei Frauen, die über Schmerzen im Nacken und zwischen den Schulterblättern klagen, findet sich eine charakteristische Fehlstatik mit Flachrücken, kantig geformtem Schulterprofil, verkürzter seitlicher Hals-Nacken-Muskulatur, schmerzhaften Verspannungen im Levator scapulae und der periskapulären Muskulatur sowie schlecht auf dem Thorax verschieblichen Schulterblättern.
- Patienten mit langstreckig fixiertem oder teilfixiertem Rundrücken müssen die vermehrte Dorsalkyphose kompensieren, um im Lot zu bleiben. Dazu wird die HWS hyperlordosiert und der Rumpf insgesamt rekliniert (Abb. 3.**3**). Das entstehende Muskelungleichgewicht führt zu Nacken-Kopfschmerzen und zu lumbalen Rückenschmerzen.

Diagnostik. Die wichtigste differenzialdiagnostische Aufgabe besteht darin, herauszufinden, ob es sich um vertrebragene Schmerzen handelt oder ob eine Erkrankung innerer Organe eine Schmerzprojektion verursacht.

Der orthopädische Untersuchungsgang folgt dem üblichen Vorgehen:

- Es wird zunächst der frei stehende Patient insgesamt betrachtet, um die Frage zu beantworten, ob seine Wirbelsäule statisch ausgeglichen ist oder ob ein Rumpfüberhang muskulär kompensiert werden muss.
- Die globale und die segmentale Beweglichkeitsprüfung zeigen Funktionsstörungen auf. Wenn der Patient flach auf dem Bauch liegt, lässt man ihn tief einatmen und kann sowohl optisch als auch mit der aufgelegten Hand die segmentale Beweglichkeit der BWS kontrollieren. Auch bei der Untersuchung in Rückenlage des Patienten wird deutlich, ob die Wirbelsäule ausreichend gestreckt werden kann.
- Der Tastbefund, die Kibler-Falte, Klopfschmerz, Fersenfallschmerz und axialer Stauchungsschmerz geben Hinweise auf mögliche Lokalbefunde.

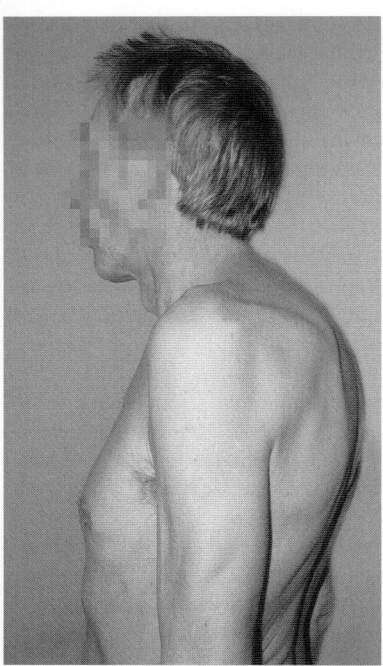

Abb. 3.**3** Patient mit fixierter Fehlstatik der BWS nach abgelaufenem Morbus Scheuermann.

Durch bildgebende Untersuchungen ist zu klären, ob eine Skoliose, ein Morbus Scheuermann, tumoröse oder entzündliche Destruktionen bestehen. Degenerative BWS-Veränderungen sind nur im Zusammenhang mit den klinischen Befunden zu bewerten. Sie bedeutungslos, wenn Beschwerdeangabe und Funktionsstörung nicht auf den radiologischen Befund bezogen werden können.

Therapie. Die kausale Therapie richtet sich nach den gefundenen Ursachen. Wenn es sich um Beschwerden handelt, die von der HWS oder der LWS ausgehen, liegt dort auch der Ansatzpunkt für die Therapie. Meistens ist dann eine längere physio- und trainingstherapeutische Behandlung erforderlich. Besteht eine dekompensierte Fehlstatik von BWS und LWS, so kann die Versorgung mit einem langen Drellstützmieder sinnvoll sein, das ggf. mit einer Beckenspange und einem angearbeiteten Büstenteil aufgerüstet werden muss.

Wenn man die unmittelbar schmerzhaften Funktionsstörungen beheben will, setzt das eine suffiziente Schmerzbekämpfung voraus. Sie kann wie folgt durchgeführt werden:

- medikamentös mit NSAR und einem Muskelrelaxans sowie durch Infiltration der interspinösen Bänder (erfolgt analog der HWS) und paravertebralen Infiltrationen in der Nähe der Kostotransversalgelenke, ggf. auch durch perineurale Infiltration der Interkostalnerven,
- physiotherapeutisch durch Wärmeanwendung, Mobilisation der Rippen und Triggerpunktbehandlung.

Chirotherapeutische Manipulationen sollte man nur bei jüngeren Patienten durchführen. Bei älteren Patienten, deren BWS schon partiell eingesteift ist, besteht die Gefahr, dass asymptomatische, degenerativ veränderte Wirbelgelenke irritiert werden. Wenn eine Osteoporose besteht oder zu vermuten ist, sollten Manipulationen unterbleiben.

3.3 Lendenwirbelsäule

Joachim Meyer-Holz

Lumbalgie

Beschwerden. Geklagt werden akut aufgetretene tief lumbale Rückenschmerzen und Schmerzen in der Kreuzbeingegend ohne Ausstrahlung. Sie bessern sich meistens nach einigen Tagen von selbst.

Klinisches Bild. Die akute Lumbalgie ist die häufigste Form des Rückenschmerzes und in den meisten Fällen harmlos. Der Schmerz tritt oft nach Überbeanspruchung der lumbalen Rückenmuskulatur durch ungewohnte Arbeit oder langes Sitzen in Zwangshaltung auf. Er wird durch Rumpfbewegungen beim Lagewechsel provoziert, etwa beim Aussteigen aus dem Auto oder bei dem Versuch, sich die Schuhe zuzubinden. In Entlastungshaltung – meist in leichter Hyperlordose – ist er gut auszuhalten. Eine Schmerzausstrahlung in die Beine besteht nicht und kann auch nicht provoziert werden.

Diagnostik. Das Krankheitsbild stellt mehr ein diagnostisches als ein therapeutisches Problem dar. Auch wenn es in aller Regel harmlos ist, müssen ernste Beschwerdeursachen differenzialdiagnostisch ausgeschlossen werden. Dabei sollte man nach den Grundsätzen „jedes Lebensalter hat seine typischen Erkrankungen" und „häufige Krankheiten sind häufig, seltene Krankheiten sind selten" vorgehen. Es ist also nicht erforderlich, sofort eine umfangreiche Diagnostik zu betreiben, wenn nicht die Umstände, unter denen der Schmerz auftrat, dies nahe legen.

Durch eine gezielt erhobene Anamnese und eine sorgfältige körperliche Untersuchung (nicht nur orientierend, der Patient muss sich dazu ausziehen!) und eine Basislaboruntersuchung können die von Waddell genannten „Red flags" weitgehend ausgeschlossen werden. Insbesondere ist auf Folgendes zu achten (Waddell 2004):

- Lebensalter unter 20 oder über 55 Jahre,
- voraufgegangenes Trauma,
- konstanter, zunehmender, nicht mechanisch ausgelöster Schmerz,
- Schmerzen im Brustkorb,
- schwere Erkrankungen in der Vorgeschichte,
- allgemeines Unwohlsein, Gewichtsverlust,
- neurologische Symptome,
- Skelettdeformitäten.

Häufige nichtvertebragene Ursachen lumbaler Rückenschmerzen sind
- Harnwegsinfekte,
- gynäkologische Erkrankungen,
- Erkrankungen der Bauchorgane (wobei Gallensteine häufig Schmerzen verursachen, die auf die BWS bezogen werden).

Bei der akuten Lumbalgie nehmen manche Patienten im freien Stand eine schmerzreflektorische Zwangshaltung ein, die fälschlich als Ischiasskoliose bezeichnet wird. Sie unterscheidet sich von der strukturellen Skoliose dadurch, dass bei der Ischiasskoliose stets ein Rumpfüberhang besteht, während eine strukturelle Skoliose fast immer statisch ausgeglichen ist, indem die Primärkrümmung durch die Ausgleichskrümmung kompensiert wird.

Therapie. Wenn die Beschwerden nach drei bis vier Tagen eine deutliche Besserungstendenz zeigen und die Basisuntersuchung nur blande Befunde erbracht hat, sind keine speziellen Maßnahmen erforderlich, auch keine Bettruhe. Die Lumbago heilt trotz Therapie. Lokale Wärmeanwendungen und eine schmerzlindernde Medikation sind ausreichend.

Lumboischialgie

Beschwerden. Geklagt werden lumbale Rückenschmerzen mit Ausstrahlung in ein Bein, selten in beide Beine.

Klinisches Bild. Lumboischialgien können radikulär oder pseudoradikulär verursacht sein. Sie unterscheiden sich dabei deutlich in ihrer Symptomatik.

Radikuläre Schmerzen werden durch eine Nervenwurzelreizung hervorgerufen. Sie sind fast immer einseitig und folgen dem Versorgungsgebiet der betroffenen Nervenwurzel. An der Lendenwirbelsäule ist ein Bandscheibenvorfall die häufigste Ursache. Dieser Begriff ist umgangssprachlich und kann wegen seiner Ungenauigkeit missverstanden werden. Er sollte deshalb in Befundberichten nicht verwendet werden.

Man unterscheidet zwischen einer Bandscheibenprotrusion und einem Bandscheibenprolaps. Bei der Bandscheibenprotrusion wölbt sich die Bandscheibe mehr oder weniger breitbasig gegen den Spinalraum vor, ohne dass der Anulus fibrosus durchbrochen ist. Sie kann auch in das Intervertebralforamen reichen. Als Bandscheibenprolaps bezeichnet man das umschriebene Austreten von Anteilen des Nucleus pulposus durch den Anulus fibrosus. Sie können als subligamentärer Prolaps noch vom Lig. longitudinale posterius gedeckt sein oder als sequestrierter Prolaps das Ligament durchbrochen und sich von der Bandscheibe gelöst haben.

Die häufigste Form des Bandscheibenprolaps ist der mediolaterale Prolaps. Er drückt im Spinalkanal auf die in gleicher Höhe abgehende Nervenwurzel. Ist der Prolaps nach kranial oder kaudal umgeschlagen, kann auch die jeweils benachbarte Wurzel mit betroffen sein. Ein lateraler Prolaps erreicht intra- oder extraforaminal die Nervenwurzel aus der darüber liegenden Etage.

Der akute Massenprolaps betrifft durch Aufbrauchen des Spinalraums mehrere Wurzeln und führt zu einer massiven Symptomatik, die zu sofortiger neuroradiologischer Diagnostik Anlass gibt und in der Regel operative Konsequenzen hat.

Der mediane Prolaps ohne Nervenwurzelkompression stellt einen Sonderfall dar. Er verursacht nur bei Wurzelkontakt radikuläre Schmerzen, ansonsten stehen pseudoradikuläre Schmerzen im Vordergrund, sie entstehen durch die Dehnung des Lig. longitudinale posterius. Die Symptomatik kann unterschiedlich sein.

Pseudoradikuläre Schmerzen entstehen nicht durch eine Nervenwurzelreizung. Es handelt sich um nozizeptive Schmerzen aus dem Segment, meistens aus den Wirbelgelenken und den intervertebralen Kapselbandstrukturen. Sie lösen auf spinaler Ebene eine Schmerzprojektion aus, die nicht streng dermatombezogen ist, sondern eher einer Muskelkette folgt. Während bei radikulären Krankheitsbildern der Beinschmerz im Vordergrund steht, wird bei pseudoradikulären Krankheitsbildern stets über umschriebene Rückenschmerzen geklagt, die durch Druck auf Triggerpunkte provoziert werden können und in das Becken sowie das Bein ausstrahlen. Oft findet sich eine segmentale Blockierung. Die Nervendehntests sind negativ. Stattdessen sind Muskelfunktionen gestört, daraus resultieren das Patrick-Zeichen und der Pseudo-Lasegue. Der neurologische Befund ist normal und ändert sich auch bei Kontrollen nicht.

Die Schmerzausstrahlung wird oft einseitig angegeben. Auf Nachfragen und bei der Untersuchung zeigt sich oft, dass auch auf der kontralateralen Seite ähnliche Beschwerden empfunden werden und dass auch dort schmerzhafte Triggerpunkte und funktionsgestörte Muskelketten zu finden sind. Auf der hauptsächlich betroffenen Seite wird der Schmerz intensiver empfunden und reicht meistens auch weiter nach distal.

Bei beginnender Chronifizierung klagen die Patienten nicht selten, dass ähnliche Schmerzen jetzt auch mit zunehmender Tendenz auf der Gegenseite auftreten.

Diagnostik. Zunächst muss – so trivial das erscheinen mag – sicher sein, dass Rückenschmerzen und Beinschmerzen zu demselben Krankheitsbild gehören. Es kommt z. B. gelegentlich vor, dass eine Meralgie für eine L3- oder L4-radikuläre Schmerzausstrahlung gehalten wird, weil die Schnittbilder auf dieser Höhe einen Bandscheibenvorfall zeigen, dessen Alter nicht bekannt ist. Über solche Fallstricke darf man nicht stolpern. Entscheidend ist, dass der Befund die Beschwerden erklärt. Technische Untersuchungen – insbesondere Schnittbilduntersuchungen – sollen erst veranlasst werden, wenn eine genaue klinische Fragestellung formuliert worden ist.

Anhand klinischer Parameter muss zwischen radikulären und pseudoradikulären Schmerzen unterschieden werden. Zur Diagnosesicherung und für die Verlaufsbeurteilung eines radikulären Krankheitsbildes sollte ein Neurologe zugezogen werden, insbesondere ist eine neurophysiologische Untersuchung sinnvoll, um im Falle einer Operation den Krankheitsverlauf nachvollziehbar zu dokumentieren.

Für *radikuläre Schmerzen* spricht die Angabe einer dermatombezogenen Schmerzausstrahlung, auch wenn bei der klinischen Untersuchung kein sensibles oder motorisches Defizit und keine Seitendifferenz der Reflexe festzustellen ist. Es besteht immer eine Abwehrspannung der paravertebralen Muskulatur, die zu einer Bewegungseinschränkung führt. Bei der radikulären Lumboischialgie ist auch das Umschaltphänomen zu beobachten: Bei der Rumpfbeuge weicht die Wirbelsäule zur schmerzfreien Seite aus.

Radikuläre Schmerzen sind durch Nervendehntests provozierbar. Der N. femoralis (Femoralisdehntest) wird von den Wurzeln L2 – 4 gebildet, der N. ischiadicus (Zeichen nach Lasègue, Bragard, Straight-Leg-Raising-Test) von den Wurzeln L4–S3.

Wenn es sich um radikuläre Schmerzen handelt, sind engmaschige Kontrollen notwendig, denn diskrete neurologische Symptome können übersehen werden und Nervenwurzelkompressionszeichen entwickeln sich im Verlauf von Stunden bis Tagen.

Radikuläre Beschwerden aus höher gelegenen Etagen können als pseudoradikulär fehlgedeutet werden, weil die geläufigen Nervendehnungszeichen fehlen. Hier muss die Schmerzangabe auf das Versorgungsgebiet der aus dem Plexus lumbalis hervorgehenden Nerven bezogen werden, eine qualifizierte neurologische Untersuchung ist unerlässlich.

Die Dermatomgrenzen überschreitende Schmerzen und Sensibilitätsstörungen können zusätzlich vorkommen, wenn gleichzeitig ein pseudoradikulärer Anteil an dem Beschwerdebild besteht. Solche Befunde sind bei chronischen Krankheitsbildern relativ häufig. Im Hinblick auf die Therapie muss dann entschieden werden, welcher Anteil der wichtigere ist.

Bei *pseudoradikulären Schmerzen* sind die Nervendehnungstests negativ und auch der sonstige neurologische Untersuchungsbefund ist normal. Darin liegt die wichtigste Unterscheidung gegenüber einer Nervenwurzelaffektion. Typisch sind dagegen Auffälligkeiten bei der manualmedizinischen Funktionsprüfung, Druckschmerz über den lumbosakralen Triggerpunkten und Verkürzungen der ischiokruralen Muskulatur, bei chronischen Zuständen auch des Iliopsoas und des Quadratus lumborum.

Therapie. Die Verordnung von Fango und Massage zur Behandlung einer Lumboischialgie ist Unsinn. Bei radikulären Beschwerden schützt die lumbale Abwehrspannung das betroffene Segment und bei pseudoradikulären Schmerzen ist die Muskulatur druckschmerzhaft. Sonderformen der Massage können in bestimmten Fällen zur Schmerzbekämpfung eingesetzt werden.

Radikuläre Schmerzen erfordern eine stringente Schmerzbekämpfung durch

- systemische Medikation z. B. mit der schon vorgestellten Kombination aus Diclofenac, Flupiritin und reichlicher Zugabe von Tramadol, dessen Dosis bis zum Eintritt einer zufrieden stellenden Wirkung hochtitriert werden kann,
- entlastende Lagerung im Stufenbett,
- ggf. interventionelle Maßnahmen im Sinne einer periradikulären Therapie (PRT).

Lokale Infiltrationen des Lig. iliolumbale und der Muskelinsertionen am Beckenkamm sind nicht wirksam. Sie helfen nur, wenn ein nennenswerter pseudoradikulärer Anteil am Beschwerdebild besteht.

Physiotherapie ist sinnvoll, soweit sie als passive Maßnahme zur Schmerzlinderung eingesetzt wird. Hilfreich sind entlastend-trahierende Schlingentischaufhängungen und reflektorisch wirksame Verfahren wie Fußreflexzonenmassage und TENS-Elektrotherapie. Aktive Krankengymnastik soll im Akutstadium radikulärer Schmerzen nicht durchgeführt werden.

Adjuvante manualmedizinische Maßnahmen können Schmerzen lindern, die im Rahmen einer Sekundärpathologie auftreten. Sie sollten nur von sehr erfahrenen Behandlern durchgeführt werden. Manipulationen des radikulär betroffenen Segments sind verboten.

Pseudoradikuläre Schmerzen werden genau andersherum behandelt:

- Maßnahmen der manuellen Medizin,
- lokale Infiltrationen,
- passive und aktive Physiotherapie

stehen im Vordergrund des Therapiekonzeptes. Die systemische Medikation wird adjuvant eingesetzt. Sie soll während der akuten Schmerzphasen hoch genug dosiert werden, um den Schmerz zu durchbrechen. Um die Chronifizierung im Sinne des Schmerzgedächtnisses zu vermeiden, ist in manchen Fällen eine längerfristige Medikation erforderlich. Hier kommt es darauf an, die Behandlung konsequent durchzuführen und eine Unterdosierung zu vermeiden: 2-mal 400 mg Ibuprofen pro Tag sind für einen Mann mit 90 kg Körpergewicht zu wenig, er sollte dann besser nichts einnehmen.

Piriformis-Syndrom

Es handelt sich um eine echte Ischialgie, die fast immer einseitig auftritt und nicht durch eine Nervenwurzelirritation verursacht ist. Der N. ischiadicus kreuzt im Foramen ischiadicum den M. piriformis und kann von diesem komprimiert werden. Der Schmerz ist provozierbar durch Dehnung des M. piriformis, durch punktuellen Druck auf den Muskelbauch (z. B. Sitzen auf hartem Stuhl mit Portemonnaie in der Tasche) und durch mechanische Irritation des N. ischiadicus (z. B. im Auto mit gestreckten Beinen auf einem niedrigen Sitz mit zu kurzer Oberschenkelauflage).

Wir haben das Piriformis-Syndrom nie isoliert auftreten sehen, es entwickelt sich im Rahmen einer komplexen Funktionsstörung der Lenden-Becken-Hüft-Region. Entsprechend ist die Therapie darauf ausgerichtet, hier wieder physiologische Verhältnisse herzustellen. Akute starke Schmerzen können durch lokale Infiltrationen des Muskelansatzes am Trochanter maior und des Muskelbauches (cave Ischiasnerv!) gelindert werden.

Tractus-iliotibialis-Syndrom

Beschwerden. Die Patienten klagen über Schmerzen auf der Außenseite des Oberschenkels, streifenförmig vom Becken bis zum Kniegelenk ziehend. Der Schmerz tritt belastungsabhängig auf z. B. beim Treppensteigen und besonders beim Liegen auf der betroffenen Seite, oft auch in flacher Rückenlage. Die

Betroffenen bekommen Erleichterung, wenn sie in Rückenlage das schmerzende Bein etwas in Hüfte und Knie beugen und es nach außen rotieren. Es sind überwiegend Frauen betroffen.

Klinisches Bild. Das Krankheitsbild wird oft als Lumboischialgie fehlgedeutet, kann aber damit eigentlich nicht verwechselt werden, denn die Schmerzausstrahlung folgt keinem Dermatom und ist mit keiner neurologischen Symptomatik verbunden. Der Schmerz folgt dem Verlauf des Tractus iliotibialis.

Schmerzen im Tractus iliotibialis weisen auf eine gestörte Gehmechanik und eine Fehlfunktion des Beckenringes hin. Die Ursachen können im Fuß, im Knie oder in der Hüfte zu suchen sein:

- Häufig besteht eine Abrollstörung des gleichseitigen Fußes aufgrund einer Arthrose im Großzehengrundgelenk. Man findet diese Situation oft bei Menschen mit Spreizfuß, Hallux valgus et rigidus und Hammerzehen. Sie entlasten ihre schmerzhaften Metatarsalköpfchen II und III, indem sie über den Fußaußenrand abrollen. Meistens besteht bei ihnen auch eine Fibulaköpfchenblockierung. Die Fehlbelastung des Beckengürtels kann im weiteren Verlauf zu lumbalen Rückenschmerzen führen.
- Wenn jemand eine einseitige Kniebeugekontraktur hat, entwickelt er einen unrunden Gang und es kommt zu einer Beckenverwringung. Daraus resultiert eine nicht seitengleiche Belastung des Tractus iliotibialis, Schmerzen werden auf der nichtkontrakten Seite geklagt.

Schmerzen im Tractus iliotibialis können auch Symptom einer beginnenden Koxarthrose sein. In diesen Fällen ist die Scharnierbeweglichkeit der Hüfte noch frei, während die Innenrotation schon stark eingeschränkt ist.

Diagnostik. Die klinische Untersuchung erfolgt zunächst in flacher Rückenlage des Patienten. Man kann einen umschrieben Druckschmerz über dem Trochanter maior auslösen, der bei passiver Beugung, Innenrotation und Adduktion der Hüfte zunimmt. Es wird eine Schmerzfortleitung entsprechend dem Verlauf des Tractus iliotibialis angegeben. Oft ist der M. tensor fasciae latae druckschmerzhaft verspannt zu tasten und der distale Ansatz des Traktus ist druckschmerzhaft.

Um den Traktusschmerz einer Ursache zuordnen zu können, müssen die Wirbelsäule, der Beckenring und die Gelenke der Beine einschließlich der Füße untersucht werden. Der neurologische Befund ist immer normal. Eine LBH-Röntgenaufnahme a.p. im Stehen und ein seitliches Bild der LWS sind sinnvoll, um die anatomischen Lagebeziehungen zu studieren und Hinweise auf eine Lumbalskoliose, eine Beckenverwringung oder eine Koxarthrose zu erhalten.

Therapie. Behandlungsziel ist zunächst das Ausschalten der lokalen Schmerzquelle, um danach zu versuchen, die physiologische Funktion der Becken-Bein-Muskulatur wiederherzustellen.

Erster Behandlungsschritt ist die punktgenaue Infiltration der Muskelansätze am Trochanter maior mit einem lang wirkenden Lokalanästhetikum, z. B. Bupivacain. Dies geschieht am besten, indem der Patient auf der beschwerdefreien Seite liegt, das unten liegende Bein gestreckt und das zu behandelnde Bein in Hüfte und Knie gebeugt und dabei leicht innenrotiert hält, damit sich die Muskulatur anspannt und man den Schmerzpunkt gut tasten kann. Wenn durch diese Maßnahme eine schnell einsetzende und über mindestens einen halben Tag anhaltende deutliche Beschwerdelinderung erreicht wird, kann man die Infiltration mit Zusatz eines kristallgebundenen Kortisons wiederholen, z. B. mit Triamcinolon 10 mg. Meistens sind mehrere Infiltrationen erforderlich, wobei die Infiltration mit Bupivacain in kurzen Intervallen erfolgen kann, während zwischen den Kortisongaben längere Abstände liegen sollten, bei 10 mg Triamcinolon mindestens 14 Tage. Höhere Dosen empfehlen wir nicht.

Danach wird das Lig. iliolumbale nahe an seiner Insertion am Beckenkamm ebenfalls mit einem lang wirkenden Lokalanästhetikum infiltriert. Blockierungen in der unteren LWS wie auch Iliosakralgelenk-(ISG-)Blockierungen lassen sich dann leichter behandeln.

Anschließend werden alle gefundenen Blockierungen mittels einer klassischen chirotherapeutischen Technik gelöst. Welche Griffe man verwendet, hängt davon ab, wie man die Situation beurteilt und über welches Repertoire von Techniken man verfügt. Wenn eine schmerzhafte und nicht auf Anhieb zu lösende Blockierung in der LWS vorliegt, kann man eine facettengelenksnahe Infiltration mit einem Lokalanästhetikum durchführen. Allerdings darf das Segment dann nicht in gleicher Sitzung manipuliert werden.

Als zweiter Behandlungsschritt muss eine zielgerichtete Physiotherapie durchgeführt. Diese soll folgende Maßnahmen umfassen:

- Triggerpunktbehandlung, Fußreflexzonenbehandlung oder Periostmassage zur Schmerzbekämpfung,
- tiefe Querfriktion über dem Tractus iliotibialis und Iontophorese z. B. mit Diclofenac,
- manuelle Therapie zur Dehnung verkürzter Muskeln und zur Mobilisation der blockierten Wirbelsäulensegmente sowie des Iliosakralgelenkes, ggf. auch des Fibulaköpfchens und des Fußes,
- übende Verfahren zur Gangschulung.

Falls eine Abrollstörung des Fußes besteht, die physiotherapeutisch nicht behoben werden kann, ist als dritter Behandlungsschritt eine orthopädisch-schuhtechnische Versorgung erforderlich. Sie umfasst

- individuell angefertigte Einlagen,
- Ballenrollen oder Schmetterlingsrollen,
- je nach Krankheitsbild auch eine Schuhaußenranderhöhung (bei Varusgonarthrose) oder Pufferabsätze (bei Koxarthrose).

Es hat keinen Zweck, orthopädische Zurichtungen an ungeeigneten Schuhen anzubringen. Der Patient muss vom Orthopädieschuhmacher dabei beraten werden, Schuhe auszuwählen, die seinen körperlichen Gegebenheiten entsprechen. Solange die Gehmechanik nicht in Ordnung ist, wird die Therapie keinen Erfolg haben.

Besonderheit. Das Tractus-iliotibialis-Syndrom kommt auch in Kombination mit dem Piriformis-Syndrom vor. Wir sehen gelegentlich Frauen, die eine charakteristische Befundkonstellation bieten: In Verbindung mit dem Traktusschmerz kann man einen Druck- und Provokationsschmerz über dem M. piriformis mit Ausstrahlung in den dorsalen Oberschenkel auslösen und es findet sich eine hypomobile Funktionsstörung des gleichseitigen ISG, oft auch eine Blockierung in der oberen Lendenwirbelsäule, besonders wenn eine Lumbalskoliose besteht. Überraschend häufig liegt in diesen Fällen ein Z. n. gynäkologischer Operation vor, meistens mit Pfannenstiel-Narbe. Die Autoren kennen keine Untersuchung, in der dieser Zusammenhang beforscht wurde.

Die Behandlung solcher Patientinnen ist schwierig, weil nicht bekannt ist, nach welchem Muster die Störung funktioniert. Deshalb sollten die üblichen Therapiemaßnahmen so ausgetestet werden, dass ihre Effekte einzeln zugeordnet werden können. Das Unterspritzen einer Pfannenstielnarbe und eine physiotherapeutische Narbenbehandlung haben sich als hilfreich erwiesen.

3.4 Schräglagesyndrome der Säuglinge

Joachim Meyer-Holz

Beschwerden. Die Kinder liegen in einer typischen Zwangshaltung mit zur Seite gekrümmter Wirbelsäule. Oft sind sie unruhig, schreien viel, trinken schlecht und haben einen Blähbauch.

Klinisches Bild. Mögliche Ursachen von Schräglagedeformitäten sind
- der muskuläre Schiefhals,
- die infantile Zerebralparese,
- reflektorische Fehlhaltungen aufgrund segmentaler Funktionsstörungen der Wirbelsäule, meistens Kopfgelenksblockierungen, im Sinne von Verkettungssyndromen auch ISG-Blockierungen.

Der *muskuläre Schiefhals* ist selten. Er wird durch eine strukturelle einseitige Verkürzung des M. sternocleidomastoideus hervorgerufen. Durch den asymmetrischen Muskelzug wird der Kopf zur Seite der Verkürzung geneigt und gleichzeitig mit dem Gesicht zur Gegenseite gedreht, wobei sich im weiteren Verlauf eine charakteristische Verformung des Gesichtsschädels entwickelt, die man als Gesichtsskoliose bezeichnet.

Bei Säuglingen ist die Induration des M. sternocleidomastoideus nicht immer eindeutig zu tasten und seine Verkürzung manchmal schwer abzugrenzen. Der Befund muss engmaschig kontrolliert werden. Ein wichtiges Unterscheidungsmerkmal gegenüber anderen Schräglagesyndromen ist das Fehlen weiterer Symptome. Abgesehen von ihrer Kopfschiefhaltung verhalten und entwickeln sich die Kinder normal.

Die *infantile Zerebralparese* kann von unerfahrenen Untersuchern insbesondere während der ersten Lebensmonate des Kindes leicht übersehen werden, wenn sie wenig ausgeprägt ist. Deshalb muss bei jedem Schräglagesyndrom der entwicklungsneurologische Status des Kindes sehr sorgfältig geprüft werden. Dazu ist im Zweifelsfall eine neuropädiatrische Untersuchung erforderlich.

Reflektorische Fehlhaltungen aufgrund segmentaler Wirbelsäulenfunktionsstörungen können unterschiedlich stark ausgeprägt sein. Im typischen Fall sind die Kinder schon vom Aspekt her auffällig. Sie liegen mit c-förmig gekrümmter Wirbelsäule, wobei der Kopf zur Seite der Konkavität geneigt und mit dem Gesicht zur Seite der Konvexität gedreht ist (Abb. 3.**4**). Oft besteht phasenweise ein angedeuteter Opisthotonus. Da keine strukturelle Skoliose vorliegt, wird die Zwangsfehlhaltung als Skoliosierung bezeichnet. Die Kinder bewegen ihre Extremitäten nicht seitengleich. Sie verlassen ihre Zwangslage nicht aktiv, der Versuch einer passiven Korrektur der Kopfhaltung löst Schmerzen aus und wird mit Widerstand beantwortet. Aufgrund der ständigen Schräglage verformt sich der Kopf und auf der schräg seitlich am Hinterkopf befindlichen Auflagestelle sind die Haare abgescheuert (Abb. 3.**5**).

Die Prüfung der statomotorischen Funktionen und der Reflexe erbringt einen altersentsprechenden Befund ohne Hinweis auf eine infantile Zerebralparese.

Bei der manualmedizinischen Untersuchung zeigen sich segmentale Blockierungen. Meistens findet sich eine hypomobile Funktionsstörung im Übergang von der Halswirbelsäule zum Kopf, in der Manuellen Medizin wird sie als Kopfgelenksblockierung bezeichnet. Auch ISG-Blockierungen können zu Schräglagesyndromen führen; bei diesen fehlt aber die Zwangshaltung des Kopfes, zumindest ist sie deutlich geringer ausgeprägt. Häufig bestehen Verkettungssyndrome, die gekennzeichnet sind durch

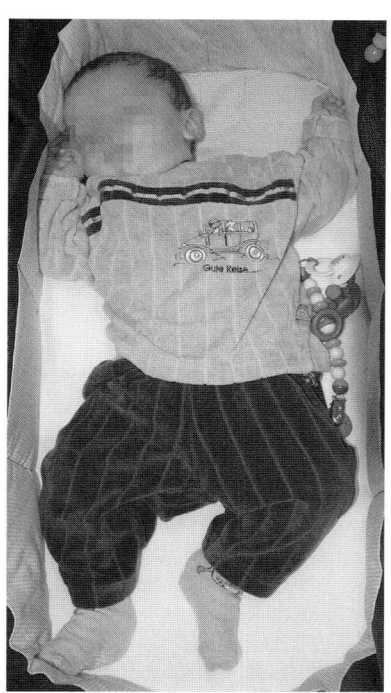

Abb. 3.**4** Schräglagesyndrom: Das Kind liegt mit c-förmig gekrümmter Wirbelsäule.

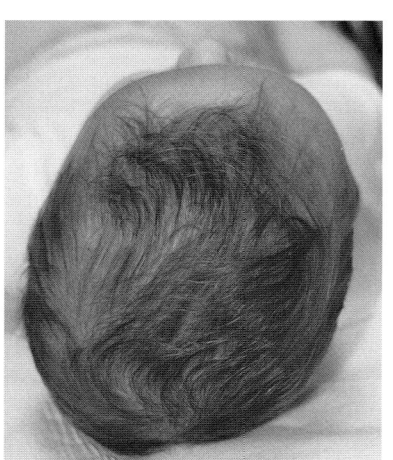

Abb. 3.**5** Schräglagesyndrom: Das Kind zeigt eine Verformung des Kopfes.

- eine Kopfgelenksblockierung,
- eine gleichseitige ISG-Blockierung,
- und nicht selten durch eine Blockierung im thorakolumbalen Übergang.

Die manualmedizinische Untersuchung kleiner Kinder ist schwierig und muss in Kursen erlernt werden, die von den Fachgesellschaften angeboten werden. Die Qualität der Befunderhebung hängt wesentlich von der Erfahrung des Untersuchers ab.

Wer nicht manualmedizinisch ausgebildet ist, kann folgende Tests durchführen, um sich zu orientieren, ob sein Patient einem Kindermanualtherapeuten vorgestellt werden sollte:

- *Kopfgelenke:* Das Kind befindet sich in flacher Rückenlage auf der Untersuchungsliege, der Untersucher sitzt am Kopfende. Seine Hände umgreifen locker den Kopf des Kindes von dorsolateral, sodass seine ulnaren Handkanten parallel liegen und der Kopf des Kindes nur minimal von der Unterlage abgehoben wird. Die Mittelfingerkuppe des Untersuchers liegt rechts wie links auf dem Atlasquerfortsatz des Kindes, der in dem Winkel zwischen dem aufsteigenden Ast der Mandibula und dem Mastoid zu tasten ist. Am Atlasquerfortsatz soll in keiner Weise manipuliert werden, die Handanlage dient nur der anatomischen Orientierung. Die Weichteile über dem Atlasquerfortsatz sind sehr druckempfindlich, deshalb soll die tastende Fingerkuppe nur mit minimalem Druck aufgelegt sein. Aus der Mittelstellung heraus wird der Kopf langsam und vorsichtig in einer gleichförmigen Bewegung zunächst nach rechts, dann nach links gedreht, wobei der Schub über die Handflächen und die Fingergrundglieder ausgeübt wird. In gleicher Weise wird die Seitneigung geprüft. Besteht eine Blockierung, ist die Drehung bzw. die Seitneigung in einer Richtung eingeschränkt oder gesperrt. Mit einiger Übung kann man bald unterscheiden, ob das Kind sich gegen einen ungeschickten Untersucher wehrt oder ob ein Bewegungshindernis in der Halswirbelsäule besteht (Abb. 3.**6**). Als pathognomonisches Zeichen kann gelten, dass Säuglinge, bei denen eine Kopfgelenksblockierung besteht, sich beim Seitneigetest wie ein Uhrzeiger um eine sagittale Achse drehen, die etwas kranial des Bauchnabels verläuft.
- *Iliosakralgelenke:* Das Kind befindet sich in flacher Rückenlage auf der Untersuchungsliege, der Untersucher sitzt am Fußende. Er fixiert mit seiner linken Hand das Becken des Kindes von der linken Beckenschaufel her. Er umgreift mit der rechten Hand locker den rechten Unterschenkel des Kindes, beugt dessen rechtes Bein in Hüfte und Knie auf 90° und prüft aus dieser Ausgangsstellung heraus das Patrick-Zeichen. In analoger Weise wird auf der linken Seite vorgegangen. Wenn eine einseitige Abspreizhemmung vorliegt und eine Hüftdysplasie als deren Ursache als sonogra-

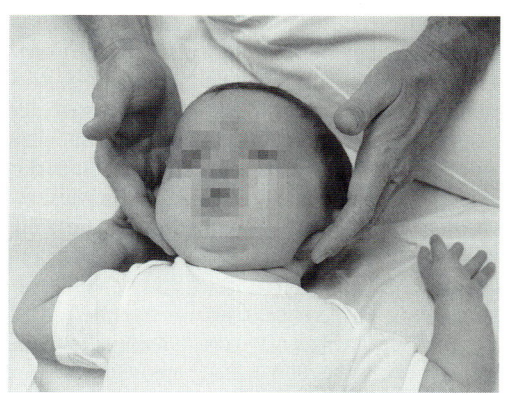

Abb. 3.**6**   Manuelle Untersuchungstechnik. Kind in Rückenlage, Hände des Untersuchers am Kopf des Kindes.

fisch ausgeschlossen ist, liegt höchst wahrscheinlich eine ISG-Blockierung vor.

- Orientierende Hinweise auf Blockierungen anderer Wirbelsäulenetagen gibt die Kibler-Falte.

Wenn man eine seitendifferente Abspreizfähigkeit der Hüften feststellt, muss eine Sonografie der Hüftgelenke durchgeführt werden, um eine Hüftdysplasie auszuschließen. Besteht eine Kopfgelenksblockierung, muss durch eine Röntgenaufnahme des zervikozephalen Überganges a. p. nach Sandberg-Gutmann und eine seitliche HWS-Aufnahme geklärt werden, ob dort regelwidrige anatomische Verhältnisse bestehen.

Therapie. Der *muskuläre Schiefhals* erfordert eine konsequente physiotherapeutische Behandlung über einen langen Zeitraum. Abhängig von der Entwicklung des jeweiligen Falles kann später eine operative Korrektur erforderlich werden.

Kinder mit *infantiler Zerebralparese* benötigen dauerhaft eine individuelle Förderung. Diese umfasst:

- Krankengymnastik auf neurophysiologischer Grundlage (Bobath, Vojta),
- manualmedizinische Maßnahmen,
- orthopädische Hilfsmittel (Lagerungs-, Sitz-, Steh- und Gehhilfen, Rollstuhl, Orthesen, Einlagen, Schuhe, behindertengerechte Ausstattung der Wohnung),
- situationsgerechte klinisch-orthopädische Maßnahmen, ggf. operative Korrekturen, um die Gehfähigkeit zu erreichen,
- pädagogische Maßnahmen, z. B. konduktive Förderung nach Petö.

Die manuelle Medizin bietet zerebralparetischen Kindern eine bedeutende Hilfe, indem sie die aus der zerebralen Bewegungsstörung entstehende Sekundärpathologie behandelt. Durch die abnorme Muskelspannung und die gestörten Bewegungsabläufe kommt es zu segmentalen Funktionsstörungen der Wirbelsäule, die schmerzhaft sind und die Beweglichkeit noch weiter verschlechtern. Hier kann man durch Atlastherapie nach Arlen den Tonus der Skelettmuskulatur insgesamt senken, durch Weichteiltechniken die Muskelfunktion der Extremitäten verbessern und durch klassische Chirotherapie die blockierten Segmente der Wirbelsäule frei bekommen. Die Kinder sitzen besser, sie bewegen sich im Rahmen ihrer Möglichkeiten freier und haben weniger Schmerzen.

Bei *Schräglagesyndromen aufgrund segmentaler Wirbelsäulenfunktionsstörungen* ist eine kurative manualmedizinische Behandlung möglich. Sie geschieht unter der Vorstellung, dass man segmentale Fehlfunktionen beseitigen und den Muskeltonus normalisieren muss, um die Voraussetzungen für physiologische Bewegungsabläufe zu schaffen.

In allen deutschen manualmedizinischen Schulen herrscht übereinstimmend die Ansicht, dass die zervikozephale Übergangsregion eine Schlüsselrolle für die Bewegungssteuerung der gesamten Wirbelsäule und für die Tonusregulation der Skelettmuskulatur besitzt. Dabei werden die Einzelheiten, wie dieser steuernde Einfluss ausgeübt wird, unterschiedlich gesehen. Die Iliosakralgelenke sind als zweites Zentrum der Bewegungssteuerung der Wirbelsäule von Bedeutung.

Die Therapiekonzepte sind im Wesentlichen darauf ausgerichtet, durch eine Manipulation der oberen Halswirbelsäule die freie Bewegungsfunktion des Kopfgelenkkomplexes wiederherzustellen, um dadurch die Beweglichkeit der Wirbelsäule insgesamt freizubekommen und einer normalen Bewegungsentwicklung den Weg zu öffnen. Auch an den Iliosakralgelenken werden Manipulationen durchgeführt. Physiotherapie wird adjuvant eingesetzt.

Die Manipulationsbehandlung erfolgt durch chirotherapeutisch weitergebildete und kindermanualtherapeutisch erfahrene Ärzte ohne verpflichtende Vorgabe für die anzuwendende Grifftechnik.

3.5 Rückenschmerzen alter Menschen

Joachim Meyer-Holz

Claudicatio spinalis intermittens bei degenerativer lumbaler Spinalstenose

Beschwerden. Da es verschiedene Formen dieser Erkrankung gibt, können die Beschwerden im Detail sehr unterschiedlich sein:

- Bei der neurogenen Form, die von Benini als „Claudicatio intermittens der Cauda equina" bezeichnet wird (Benini 1986, 1991) und die pathogenetisch keineswegs einheitlich ist, werden haltungsabhängige Beschwerden geklagt. Die Patienten bekommen nach einer gewissen Gehstrecke, die im Krankheitsverlauf kürzer wird, radikuläre Beinschmerzen meistens beidseitig. Es können Sensibilitätsstörungen und in schweren Fällen auch motorische Defizite auftreten. Wenn sich die Patienten hinsetzen oder hinhocken und die LWS kyphosieren, bilden sich die Beschwerden rasch zurück. Sie treten beim Gehen erneut auf, wenn die Lordosierung der LWS wieder zunimmt. Es gibt auch Patienten, die bei längerem Stehen scharfe, stechende Schmerzen in der unteren LWS bekommen, verbunden mit dem Gefühl des im Kreuz Abbrechens und mit unspezifischen Missempfindungen in den Beinen. In schweren Fällen können radikuläre Schmerzen, auftreten, die längeres Stehen unmöglich machen.
- Selten klagen Patienten über Beschwerden im Sinne einer Claudicatio intermittens, die durch muskuläre Belastung provoziert werden und nicht auf einer peripheren arteriellen Verschlusskrankheit beruhen. Stöhr erklärt diese Beschwerden als Folgen einer belastungsabhängigen Minderdurchblutung des Beinplexus aufgrund einer Stenose der A. iliaca communis oder der A. iliaca interna (Stöhr 1996).

Klinisches Bild. Bei der überwiegend anzutreffenden neurogenen Form der Claudicatio spinalis intermittens wird das klinische Bild bestimmt durch

- den Körperbau der Patienten, die oft übergewichtig sind und eine lumbale Hyperlordose aufweisen,
- die Anatomie des Wirbelkanals, der anlagebedingt eng sein kann oder durch degenerative Veränderungen der Bandscheiben, der Facettengelenke und durch Hypertrophie der Ligg. flava eng geworden ist,
- Stenosen der Recessus laterales,
- segmentale Instabilitäten.

Als pathogenetische Mechanismen werden eine mechanische Kompression der betroffenen Wurzeln im intraspinalen Verlauf bzw. in den Recessus laterales und eine durch die engen Verhältnisse bedingte relative Minderdurchblutung der Wurzelarterien diskutiert.

In der Praxis werden Stenosen auf Höhe L4/5 am häufigsten gesehen, hier ist der Wirbelkanal physiologisch ohnehin relativ eng, sodass sich degenerativ bedingte Einengungen stärker auswirken. Einseitige monoradikuläre Krankheitsbilder sind vorwiegend durch Rezessusstenosen verursacht.

Bei jüngeren Patienten sind die Stenosen des Wirbelkanals meistens mono- oder bisegmental, oft werden sie bei Spondylolisthesen gesehen. Mehretagige Stenosen finden sich dagegen bei älteren Patienten. Bei sehr alten Menschen sieht man auch langstreckige Stenosen aufgrund polysegmentaler Bandscheibenveränderungen.

Diagnostik. Allein die Beschwerdeangabe führt sicher zur Diagnose, deshalb muss die Anamnese besonders sorgfältig erhoben werden. Die Patienten schildern meist spontan Beschwerden, die den Verdacht in die richtige Richtung lenken (Abb. 3.7). Die Einzelheiten müssen vom Untersucher erfragt werden, da die verschiedenen pathogenetischen Mechanismen das Krankheitsbild bestimmen.

Der klinisch-neurologische Befund ist meistens normal. In ausgeprägten Fällen können mit neurophysiologischen Untersuchungen messtechnisch erfassbare Veränderungen dargestellt werden.

Bei der körperlichen Untersuchung sollte besonders darauf geachtet werden, ob sich – auch im Hinblick auf die Anamnese – Hinweise auf einen pseudoradikulären Beinschmerz ergeben, der von den Facettengelenken des stenotisch degenerierten Segments ausgeht. Er kommt im Rahmen des komplexen Beschwerdebildes älterer Patienten nicht selten vor und kann relativ gut behandelt werden. Gegebenenfalls ist eine diagnostische facettengelenksnahe Testinfiltration mit einem Lokalanästhetikum angezeigt.

Bildgebende Untersuchungen sind zwingend erforderlich. Dazu gehören Standardröntgenaufnahmen der LWS in 2 Ebenen, bei Verdacht auf eine segmentale Instabilität auch seitliche Funktionsaufnahmen in Vor- und Rückneigung. Zur Beurteilung der knöchernen Verhältnisse im Wirbelkanal und den Seitenrezessus dient eine Computertomografie. Wenn eine Wurzelkompression unter der Frage eines möglichen operativen Vorgehens abgeklärt werden muss, kann auf eine Kernspintomografie nicht verzichtet werden. Dabei ist kritisch zu bedenken, dass keine gesicherte Beziehung zwischen den radiologisch darstellbaren Veränderungen und den Beschwerden besteht (Benini 1991).

Therapie. Die Möglichkeiten der konservativen Therapie sind bescheiden. Man muss versuchen, die LWS zu entlordosieren, um eine Dekompression der neuralen Strukturen im Wirbelkanal zu erreichen.

Dazu kann man den Patienten mit einem langen Drellstützmieder versorgen, das mit Längsstäben dorsal stabilisiert ist, Druck auf das Abdomen ausübt, um eine aktive Aufrichtung der LWS zu erzwingen und über eine entlordosierende Pelotte die ventrale Beckenkippung vermindert. Bei stark adipösen Patienten sollte es mit Bauchhebezügen ausgestattet werden.

Solche Mieder schränken die Beweglichkeit ein und sollten nur zu Gelegenheiten getragen werden, bei denen erfahrungsgemäß Claudicatio-Symptome auftreten. Eine krankengymnastische Behandlung ist als begleitende Maßnahme sinnvoll, reicht aber als alleinige Therapie nicht aus.

Wenn das Krankheitsbild zu einem wesentlichen Teil von pseudoradikulären Beschwerden aufgrund einer Arthrose der Wirbelfacettengelenke geprägt ist, kann eine Facettengelenksdenervierung nachhaltig Linderung bringen. Bei radikulären Schmerzen sind interventionelle Maßnahmen von fraglichem Wert, weil sie meist nur eine kurzzeitige Besserung bewirken können.

Bei jüngeren Patienten in gutem Allgemeinzustand und mit kurzstreckigen Stenosen ist die operative Sanierung die Therapie der Wahl. Auch bei alten und sogar bei sehr alten Patienten muss immer häufiger eine operative Behandlung in Betracht gezogen werden. Die Menschen werden älter, befinden sich oft noch auf einem relativ hohen Leistungsniveau und stellen entsprechende Forderungen an ihre körperliche Belastbarkeit. Der subjektive Aspekt des lebenswerten Daseins sollte bei allen Überlegungen besonders berücksichtigt werden. Durch schonende Operationsverfahren und verbesserte perioperative Betreuung ist das Risiko von Eingriffen an der Wirbelsäule auch bei alten Menschen auf ein vertretbares Maß gesunken. Unter unseren eigenen Patienten sind mehrere über 80-Jährige, die wegen einer Claudicatio spinalis intermittens das Tennisspielen aufgeben mussten und nach operativer Dekompression wieder sehr viel Lebensfreude gefunden haben.

Rückenschmerzen bei Osteoporose

Beschwerden. Es sind vorwiegend alte Frauen, die über chronische Rückenschmerzen und eine zunehmende Verformung ihres Rumpfes klagen. Nicht selten kommt es zu akuten Schmerzereignissen bei wirbelsäulenbelastenden Verrichtungen im Haushalt.

Klinisches Bild. Die Osteoporose ist eine systemische Erkrankung des Skelettsystems mit Verringerung der Knochenmasse und Veränderung der Mikroarchitektur des Knochengewebes sowie einer daraus folgenden Erhöhung der Knochenbrüchigkeit und Zunahme des Frakturrisikos (Kanis 1995). Hieraus erklärt sich die Symptomatik:

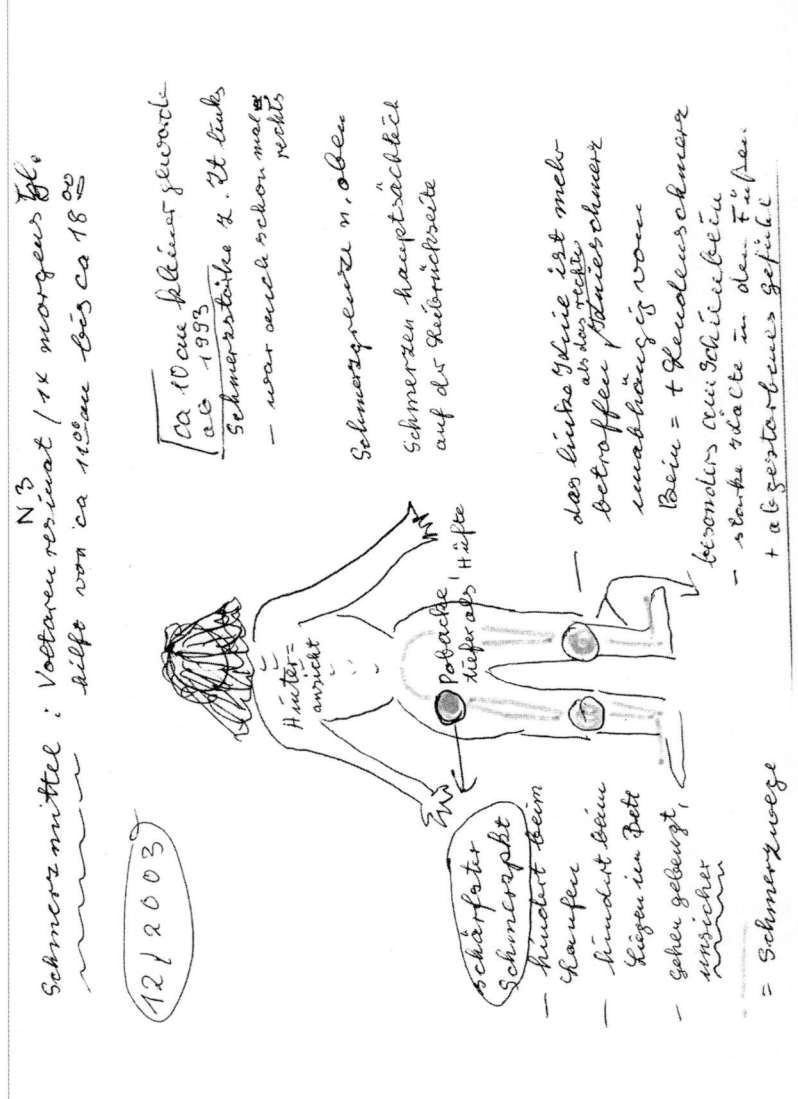

Abb. 3.**7** Zeichnung einer Patientin zur Beschwerdeangabe bei Claudicatio spinalis intermittens und gleichzeitigem pseudoradikulärem Schmerz aus den Wirbelfacettengelenken.

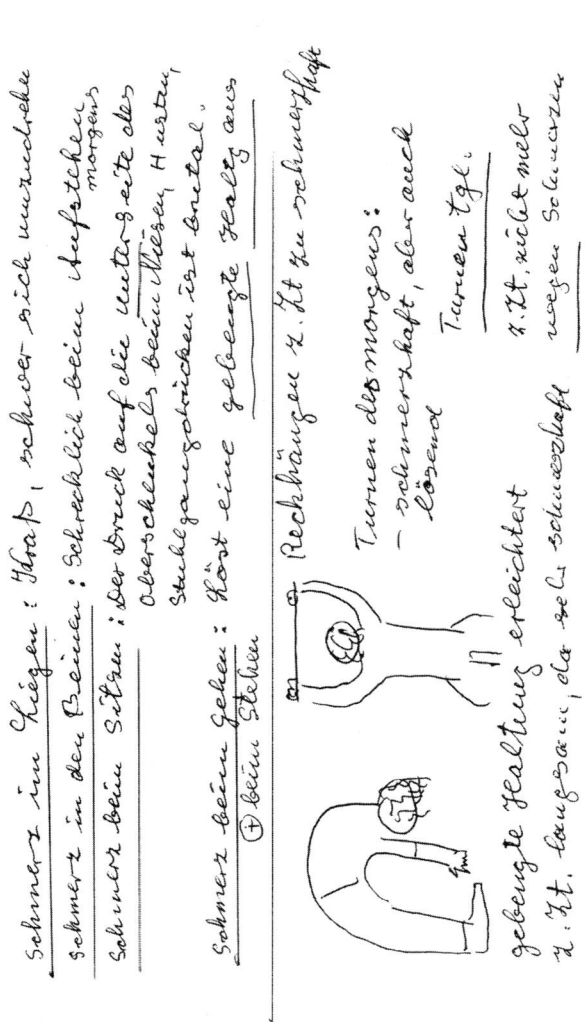

(Zeichnung: Gertrud Behrends, Oldenburg)

- Durch die Rarefizierung der Spongiosa ist die Tragfähigkeit des Wirbels vermindert, er sintert, bis das Verhältnis von Volumen und Inhalt (Struktur) wieder stimmt. Bei der Sinterung bleibt normalerweise die Hinterkante des Wirbels erhalten, sodass eine Keilform resultiert.
- Durch die keilförmige Deformierung der Wirbel nimmt die Dorsalkyphose zu, die Lendenlordose nimmt ab. Dadurch kommt es zu einer Abnahme der Körperlänge, zu einem Rumpfüberhang nach ventral und zu einer Dysproportionalität zwischen der Wirbelsäule und den Extremitäten.

Bei typischer Ausprägung ist die BWS im Sinne einer Buckelbildung kyphosiert, der Rumpf ist insgesamt gestaucht und dadurch das Abdomen vorgeschoben. Die Extremitäten wirken im Verhältnis zum Rumpf zu lang.

Die Rückenschmerzen sind zu erklären als

- statisch-muskulär bedingte Schmerzen bei überdehnter thorakaler und verkürzter lumbaler Rückenmuskulatur sowie gleichzeitig verkürzter Brust- und überdehnter Bauchmuskulatur im Sinne eines gekreuzten Syndroms (Lewit),
- Periost- und Bänderschmerzen aufgrund der langsamen Sinterung von Wirbelkörpern,
- Akutschmerzen bei osteoprotischen Wirbelkörperfrakturen, die sich z. B. bei Arbeiten im Haushalt ereignen.

Nach Literaturangaben erleiden 20 % der Osteoporosepatientinnen, bei denen eine Wirbelkörperfraktur festgestellt wurde, innerhalb eines Jahres eine weitere Wirbelfraktur. Für die Betroffenen bedeutet das eine beträchtliche Abnahme ihres körperlichen Leistungsvermögens und damit den Weg in die Unselbständigkeit und in die soziale Isolation.

Trotzdem ist das Hauptproblem bei der Osteoporose nicht die Wirbelkörperfraktur, sondern die Schenkelhalsfraktur. Sie muss operativ versorgt werden. 15 % der Patienten überleben nicht das erste Jahr nach der Operation. Nur etwa ein Viertel der Operierten wird wieder voll bewegungsfähig, ungefähr die Hälfte ist im Alltag auf fremde Hilfe angewiesen, das restliche Viertel wird pflegebedürftig. Das Risiko, auch auf der Gegenseite eine Fraktur zu erleiden, beträgt ca. 10 % (Kanis 1995).

Diagnostik. Anamnese (familiäre Belastung!), klinischer Befund, Osteodensitometrie, Röntgenbefund und laborchemischer Befund führen zur Diagnose. Ganz überwiegend sind ältere Frauen betroffen, zumindest ist die Krankheit bei Frauen besser untersucht. Man unterscheidet folgende Formen der Osteoporose:

- postmenopausal:
  - bei Frauen, die keine ovariell gesteuerte Menstruation mehr haben;

- senil:
  - bei Frauen ab 70 Jahren, es besteht dann kein Zusammenhang mehr mit einer Hormonmangelsituation;
- senile Osteoporose als Sonderform:
  - durch Mangel an Bewegung, Sonne, Vitamin D und Kalzium,
  - durch Vitamin-D-Resistenz;
- sekundäre Osteoporose:
  - induziert durch Kortison oder durch gastrointestinale Resorptionsstörungen.

Als *Differenzialdiagnosen* kommen in Betracht:
- Hyperparathyreoidismus:
  - Osteomalazie;
- Systemkrankheiten:
  - Lymphom,
  - Mastozytose;
- osteolytische Metastasen:
  - Mammakarzinom,
  - Nierenzellkarzinom,
  - Schilddrüsenkarzinom,
  - Bronchialkarzinom.

Metastasen des Prostatakarzinoms können dagegen im Röntgenbild wie ein Morbus Paget aussehen.

Differenzierte Angaben zur Diagnostik finden sich in den Leitlinien des Dachverbandes der osteologischen Fachgesellschaften, die unter www.bergmannsheil.de im Internet veröffentlicht sind.

Therapie. Als Krankheit des Knochenstoffwechsels muss die Osteoporose in erster Linie durch eine adäquate medikamentöse Behandlung bekämpft werden. Basistherapie ist die Behandlung mit einem modernen Bisphosphonat unter Supplementation von Kalzium und Vitamin D_3. Dazu kommen
- Physiotherapie,
- orthopädietechnische Versorgung.

Die physiotherapeutischen Maßnahmen sollen keine Zunahme der Knochendichte bewirken, sondern dienen zur Verbesserung der koordinativen Fähigkeiten und damit zur Verminderung der Sturzgefahr (Meyer-Holz 2002). Außerdem können sie schmerzlindernd wirken und die Mobilität steigern.

Auch die orthopädietechnische Versorgung ist in erster Linie auf die Erhaltung und Verbesserung der Mobilität ausgerichtet. Dazu dient die Versorgung mit Wirbelsäulenorthesen in moderner Leichtbauweise (Kap. 2.7, S. 132), die Gefahr einer Schenkelhalsfraktur kann durch den Einsatz von Hüftprotektoren vermindert werden.

Bei osteoporotischen Wirbelkörperfrakturen sollten die Patientinnen nicht durch Bettruhe immobilisiert werden. Frakturen bis zur Höhe von Th7 kann man durch eine Rumpforthese ausreichend stabilisieren. Auch scheint eine neue Form der interventionellen Behandlung Hilfe zu bringen: Bei der Vertebroplastie bzw. der Kyphoplastie wird der betroffene Wirbel durch das Einbringen von Knochenzement aufgerichtet und stabilisiert. Das Verfahren ist noch nicht als Routine etabliert und wird hier deshalb nicht besprochen.

4 Atteste und Gutachten

Kai U. Hopp, Kerstin Jansen

Begrifflich ist das Attest nicht mehr und nicht weniger als eine schriftliche Bescheinigung und das Gutachten eine begründete Stellungnahme eines Sachkenners der betreffenden Problematik. Inhalt, Art und Zweck von Attesten und Gutachten ergeben sich daher maßgeblich aus den Anforderungen der vorgesehenen Verwendung. So benötigen Patienten Atteste und Gutachten in der Regel dazu, um gegenüber Dritten Rechte zu wahren und/oder durchzusetzen. Stets wird es dann darum gehen, dass der Patient einen medizinischen Sachverhalt gegenüber Dritten nicht nur in der Sache beschreibend darlegen, sondern auch durch die Bestätigung eines neutralen – an der Durchsetzung des betreffenden Anspruchs unbeteiligten – Dritten belegen muss. Denn auf seine bloße Behauptung hin, er habe eine bestimmte Krankheit oder eine bestimmte Verletzung erlitten, wird der Patient keinen Anspruchsgegner dazu bewegen können, beispielsweise eine Invalidität anzuerkennen oder ein Schmerzensgeld zu zahlen.

4.1 Grundlagen

Verschwiegenheit

Gewisse Grundstrukturen sind allen Attesten und Gutachten gemein, die unbedingt berücksichtigt werden müssen. Von entscheidender Bedeutung ist es zuallererst, dass der Patient den Arzt von seiner Verschwiegenheitspflicht befreit, wenn der Arzt das Attest oder das Gutachten Dritten überlassen soll. Wer das nicht berücksichtigt, macht sich strafbar, weil der Verstoß gegen die Verschwiegenheitspflicht bekanntermaßen durch § 203 I StGB strafbewehrt ist. Allein gegenüber dem Patienten attestierend oder gutachterlich tätig zu werden, ist freilich problemlos zulässig. Denn dann hat es ja der Patient in der Hand, welchem Dritten er die der Verschwiegenheitspflicht unterliegenden Belange mitteilt.

Feststellung: Gewissheit

Mit welchem Maß an Sicherheit die begutachtete Frage beantwortet oder der attestierte Sachverhalt bestätigt werden kann, ist eine zweite, ganz entscheidende Frage. Sie lässt sich am ehesten aus der Sicht des juristischen „Anforderungsprofils" beantworten.

In allen Prozessordnungen (ZPO, VwGO, SGG, StPO etc.) wird der an die Gewissheit anzulegende Maßstab einhellig auf der Grundlage der sog. Anastasia-Entscheidung (BGH Z 53, S. 245 – 264) des Bundesgerichtshofs bestimmt. In dieser Entscheidung hatte der Bundesgerichtshof dazu Stellung genommen, wann ein Richter eine Tatsachenbehauptung einer Prozesspartei als erwiesen ansehen und seiner rechtlichen Würdigung zu Grunde legen darf. Die dabei aufgestellten Grundsätze sind bis heute maßgeblich:

Ein Gericht darf danach keine unumstößliche Gewissheit verlangen: Wer eine von *allen* Zweifeln freie Überzeugung des Richters von der Wahrheit einer Behauptung verlange, verstieße gegen das Gesetz. Ebenso wenig maßgeblich ist es – so der BGH – wenn sich das Gericht mit einer bloßen Wahrscheinlichkeitsaussage begnüge – gleich, welches Maß der Wahrscheinlichkeit man dabei zu Grunde lege. Sogar das Maß der an Sicherheit grenzenden Wahrscheinlichkeit dürfe der Richter nicht zur Grundlage machen, wenn es darum geht, sich die für § 286 ZPO erforderliche Überzeugung der Wahrheit einer Tatsachenbehauptung zu bilden.

Entscheidend sei es vielmehr, dass der Richter einen persönlichen (!), für das praktische Leben brauchbaren Grad an Gewissheit erlangt, der „den Zweifeln Schweigen gebietet, ohne sie völlig auszuschließen".

Damit ist viel gewonnen: Wer also im Rahmen eines Gutachtens lediglich aus logischen Gründen oder „weil man ja nie weiß" meint, der Patient habe eine bestimmte Verletzung nicht, lässt die o. g. Anforderungen außer Acht. Richtigerweise weist ein Gutachten ebenso wie ein Attest aus, ob es an dem attestierten bzw. begutachteten Sachverhalt aus fachlicher Sicht vernünftige Zweifel gibt oder nicht.

Freie Überzeugung

Nicht immer kommt es aber auf diese recht strengen Anforderungen an. Ordnet z. B. § 286 I ZPO noch an, dass das Gericht eine Tatsache als wahr oder nicht wahr erachten muss, gibt es auch Tatsachen, die das Gericht nach sog. freier Überzeugung seinem Urteil zu Grunde legen darf (§ 287 I 1 ZPO). Obwohl also durchaus noch sachlich begründbare und begründete Zweifel an der Richtigkeit einer Behauptung bestehen, darf das Gericht die Behauptung seinem Urteil zu Grunde legen!

In einer bereits 1976 veröffentlichten Entscheidung hat der BGH beispielsweise festgestellt, dass eine bestimmte Erkrankung auf einem Jahre zurückliegenden Unfall beruht und Art sowie Höhe des Schadenersatzes danach zu bemessen seien: Ein Kind hatte einen Säugling aus dem Bett gehoben und fallen gelassen, ohne dass Einzelheiten des Geschehens feststellbar gewesen waren. Nachdem der Säugling aus dem Krankenhaus entlassen worden war, litt er zunächst an Krampf- und Kollapszuständen, 5 Jahre später an Lähmungen und schließlich an Epilepsie.

Der BGH hat es nicht beanstandet, die Kausalität des Jahre früheren Geschehens (Sturz auf den Boden) als Ursache für die Epilepsie anzusehen. Obgleich Zweifel daran begründbar gewesen sind, genüge die Feststellung, dass ein solcher Unfall durchaus zu einer Epilepsie führen könne und sowohl das vorhandene pränatale Trauma des Säuglings als auch die bei ihm vorhandene Ernährungsstörung als Ursache der Epilepsie ausgeschlossen werden konnten.

4.2   Zivilrecht

Kausalität

Im Zivilrecht kommt es bei medizinischen Gutachten vornehmlich darauf an, ob ein bestimmtes Ereignis eine oder gar „die" Ursache für ein bestimmtes Patientenleiden ist oder nicht. Die für jeden zivilrechtlichen Anspruch zu prüfende Kausalität ist aus juristischer Sicht zunächst eine Tatsache, wie das objektive Bestehen der Verletzung an sich.

Im ersten Schritt wird die Verursachung einer Folge durch einen Umstand stets mit der – wenn auch logisch-analytisch zweifelhaften – sog. **Äquivalenztheorie** geprüft. Danach ist ein Umstand für einen Erfolg ursächlich, wenn der Umstand nicht hinweggedacht werden kann, ohne dass der Erfolg entfällt. Weil es dabei nicht auf eine bestimmte Qualität ankommt, vielmehr jeder demgenügende Umstand auch Ursache im Rechtssinne ist, spricht man von der Äquivalenz der Ursachen.

Ob man aus juristischer Sicht nun ohne weiteres von einer Verursachung im Rechtssinne ausgehen darf oder nicht, ist eine zweite Frage. Für Atteste und Gutachten ist die mit der o. g., auch Conditio-sine-qua-non-Formel beschriebene Frage die entscheidende. Anschließend wird vornehmlich im gutachterlichen Bereich die Frage zu beantworten sein, ob denn der Erfolg auch eine adäquate Folge des Umstandes ist. Um beispielsweise die Haftung auch für entfernt liegende Folgen eines Handelns nicht ausufern zu lassen, schränkt die Rechtsprechung die Äquivalenztheorie in einem zweiten Schritt ein; sie fragt danach, ob denn das Ereignis auch im Allgemeinen und nicht nur unter ganz besonders eigenartigen, unwahrscheinlichen und nach dem gewöhnlichen Verlauf der Dinge außer Betracht zu lassenden Umständen geeignet ist, den eingetretenen Erfolg zu bedingen (sog. **Adäquanztheorie**). Jedes Gutachten zu Kausalitätsfragen sollte ebenso zweistufig vorgehen und beide Schritte sorgsam trennen. Denn der erste Schritt bezieht sich auf die naturwissenschaftlich begründete Verursachung, der zweite betrifft eine allein rechtswissenschaftlich begründete Zurechnungsschranke, die lediglich im Tatsachenbereich ihre Grundlage besitzt.

Atteste

Die wahrscheinlich am häufigsten zu attestierenden Umstände sind die durch einen Verkehrsunfall des Patienten erlittenen Verletzungen. Insbesondere für Unfälle mit Kollisionsgeschwindigkeiten bis zu 15 km/h bezweifeln immer mehr Gerichte die Richtigkeit von Attesten, weil einige unfallanalytische Studien zu dem Ergebnis gelangt sind, dass bis zu dieser Kollisionsgeschwindigkeit z. B. HWS-Verletzungen regelmäßig nicht auftreten könnten (der Bundesgerichtshof hat einer Kollisionsgeschwindigkeitsautomatik aber eine Absage erteilt!). Es kommt deshalb bereits für die Verwertbarkeit eines Attestes immer häufiger darauf an, dass der Arzt Anschluss- und Befundtatsachen deutlich ausweist und die Folgerung (Art und Schwere der Verletzung) nachvollziehbar werden lässt.

Man sollte im Attest präzise formulieren und insbesondere unterscheiden, welche Art der sog. Minderung der Erwerbsfähigkeit in welchem Ausmaß besteht. In der Regel geht es um die Auswirkungen der Erkrankung in allen Lebensbereichen, also nicht nur im beruflichen Umfeld! Manche zivilrechtlichen Ansprüche stellen aber auf Besonderheiten ab, so z. B. der sog. **Haushaltsführungsschaden**:

Kann der durch den Verkehrsunfall Verletzte wegen der Verletzungen nicht die von ihm im Haushalt sonst erledigten Arbeiten verrichten, benötigt er das Attest des Arztes allein auf diese Problematik bezogen. Das Unfallopfer wird seinen Schadenersatzanspruch insoweit nur durchsetzen können, wenn das ärztliche Attest zweifelsfrei auf die Minderung der Arbeitsfähigkeit im häuslichen Bereich abstellt.

4.3 Privates Unfallversicherungsrecht

Im Rahmen einer privaten Unfallversicherung erhält der Versicherte eine Kapital- oder Rentenleistung, wenn der Unfall zu seiner **Invalidität** führt. Der Begriff der Invalidität ist streng von den im Sozialrecht verwandten Begriffen wie „Minderung der Erwerbsfähigkeit" oder „Grad der Behinderung" zu unterscheiden. Die Begriffsinhalte sind ebenso wie die Voraussetzungen grundlegend verschieden, sodass sich auch Entscheidungen der Sozialversicherungsträger oder Versorgungsämter zu einer Art der Beeinträchtigung nicht unmittelbar auf eine andere übertragen lassen.

Unter Invalidität wird die dauernde Beeinträchtigung der körperlichen und geistigen Leistungsfähigkeit verstanden. Die Allgemeinen Unfallversicherungsbedingungen (AUB 88/94) stellen – im Gegensatz zu den AUB 61 – nicht mehr lediglich auf die dauernde Beeinträchtigung der Arbeitsfähigkeit, sondern vielmehr auf die Einschränkung der gesamten Leistungsfähigkeit sowohl im beruflichen als auch im privaten Bereich ab.

Allerdings sind bei Bestimmung des Invaliditätsgrades die konkreten Verhältnisse des Versicherten – sein Beruf, seine sonstigen Tätigkeiten, seine Arbeitsmarktchancen etc. – außer Acht zu lassen. Der Gutachter hat den Grad der Invalidität abstrakt, d. h. unmittelbar aus den Funktionsausfällen der Körperteile und Sinnesorgane herzuleiten. Die Beeinträchtigungen sind allein an der Leistungsfähigkeit eines gesunden, voll funktionsfähigen Körperteils zu messen. Unbeachtet bleibt, zu welchem Zweck die Körperteile oder Sinnesorgane eingesetzt werden. Daher erhält beispielsweise ein Berufspianist, der einen kleinen Finger verloren hat, grundsätzlich die gleiche Invaliditätsleistung wie ein Büroangestellter mit gleichen Unfallverletzungen.

Die vom Invaliditätsbegriff vorausgesetzte Dauerhaftigkeit der Beeinträchtigung ist gegeben, wenn zu erwarten ist oder feststeht, dass sie lebenslang andauert.

Die Höhe der Leistung richtet sich schließlich nach dem Grad der Invalidität. Dieser wird anhand der in den AUB enthaltenen **Gliedertaxe** festgestellt, die feste Prozentsätze für den Verlust bestimmter Körperteile oder Sinnesorgane enthält. Dadurch ist für typische Verletzungen ein hohes Maß an Gleichbehandlung aller Versicherten gewährleistet. Die Gliedertaxe stellt einen rein abstrakten generalisierenden Maßstab auf. Der Nachweis eines höheren oder geringeren Grades ist ausgeschlossen.

Um die Beeinträchtigung von Körperteilen oder Sinnesorganen bewerten zu können, die nicht in der Gliedertaxe aufgeführt sind, ist maßgebend, inwieweit die normale körperliche oder geistige Leistungsfähigkeit beeinträchtigt ist. Dabei kommt es ausschließlich auf medizinische Gesichtspunkte an.

4.4 Sozialrecht

Im Sozialrecht spielen medizinische Atteste und vor allem medizinische Gutachten in vielen Bereichen eine entscheidende Rolle. Sie werden sowohl im Verwaltungsverfahren von den zuständigen Behörden (LVA, BfA, Versorgungsämter, Berufsgenossenschaften etc.) als auch im gerichtlichen Verfahren von den Sozialgerichten angefordert. Am häufigsten sind die Bereiche des Sozialversicherungsrechtes, des Schwerbehindertenrechtes sowie des sozialen Entschädigungsrechtes betroffen.

Gerade in diesen Rechtsgebieten ist darauf zu achten, dass das Gesetz zwar gleich lautende bzw. ähnliche Begriffe verwendet, die Begriffe aber tatsächlich unterschiedliche Bedeutungen haben. Daraus ergibt sich, dass beispielsweise bei einer Person wegen eines Arbeitsunfalls eine Minderung der Erwerbsfähigkeit (MdE) von 30 % und wegen einer zusätzlichen Wehrdienstbeschädigung von 40 % bestehen kann. Gleichzeitig hat ihr das Versorgungsamt auf Grund sämtlicher Beeinträchtigungen nach dem Schwerbehindertengesetz einen Grad der Behinderung (GdB) von 80 zuerkannt. Dennoch muss diese Person nicht zwangsläufig erwerbsvermindert im Sinne der gesetzlichen Rentenversicherung sein.

Der medizinische Sachverständige verwendet in seinem Gutachten zwar keine Rechtsbegriffe, da er den Sachverhalt lediglich aus medizinischer Sicht zu beurteilen hat. Gleichwohl ist es jedoch unerlässlich, den juristischen Hintergrund des zu erstellenden Gutachtens zu erfassen, um die medizinische Beurteilung an den rechtlichen Anforderungen des jeweiligen Rechtszweiges auszurichten. Die folgende Darstellung soll die Einordnung der einzelnen Rechtsbegriffe erleichtern.

Gesetzliche Rentenversicherung

In der gesetzlichen Rentenversicherung galten bislang die Begriffe „Rente wegen Berufsunfähigkeit" und „Rente wegen Erwerbsunfähigkeit". Zum 01.01.2001 hat der Gesetzgeber das Rentenrecht geändert: Es gibt nunmehr – mit Ausnahme von Übergangsfällen – nur noch die „Rente wegen **verminderter Erwerbsfähigkeit**". Dabei unterscheidet das Gesetz zwischen „teilweiser Erwerbsminderung" und „voller Erwerbsminderung":

Voll erwerbsgemindert ist derjenige, der wegen Krankheit oder Behinderung auf nicht absehbare Zeit außer Stande ist, unter den üblichen Bedingungen des allgemeinen Arbeitsmarktes mindestens 3 Stunden täglich erwerbstätig zu sein. Die jeweilige Arbeitsmarktlage ist ohne Bedeutung.

Teilweise erwerbsgemindert ist derjenige, der außer Stande ist, mindestens 6 Stunden täglich erwerbstätig zu sein. Im Gegensatz zu der früheren Regelung kommt es jetzt nicht mehr auf die berufliche Qualifikation an. Daher können – nach dem 01.01.1961 geborene – Versicherte nunmehr grundsätzlich auf alle Tätigkeiten des allgemeinen Arbeitsmarktes verwiesen werden.

Gesetzliche Unfallversicherung

Die gesetzliche Unfallversicherung tritt bei Arbeitsunfällen und Berufskrankheiten ein. Führt ein solcher Versicherungsfall zu einer **Minderung der Erwerbsfähigkeit**, hat der Versicherte Anspruch auf eine Rente. Die Rente dient dem Ausgleich des durch den Arbeitsunfall oder die Berufskrankheit bedingten abstrakten Schadens im Erwerbseinkommen. Insoweit wird nicht auf den tatsächlichen Entgeltschaden abgestellt, sondern allein auf den abstrakt bemessenen Verlust von Erwerbsmöglichkeiten auf Grund eines verbleibenden Gesundheitsschadens, bezeichnet als MdE.

Die MdE richtet sich nach dem Umfang der sich aus der Beeinträchtigung des körperlichen und geistigen Leistungsvermögens ergebenden verminderten Arbeitsmöglichkeiten auf dem gesamten Gebiet des Erwerbslebens. Es kommt nicht auf den bisherigen Beruf oder die bisherige Tätigkeit an. Damit ist bei identischen Unfallfolgen die MdE aller Verletzten prinzipiell dieselbe. Für die MdE ist die Erwerbsfähigkeit jedes Versicherten vor dem Versicherungsfall mit 100 anzusetzen. Daher führen vorherige Beeinträchtigungen grundsätzlich nicht zu einer niedrigeren MdE.

In der medizinischen Literatur sind einzelne Verletzungen bestimmten „Regelsätzen" zugeordnet. Diese stellen allerdings lediglich Anhaltspunkte für den Normalfall dar und dürfen nicht schematisch angewandt werden. Es sind die individuellen Umstände des Einzelfalles zu berücksichtigen, sodass sich gleiche Schäden auch schwerer oder leichter auswirken können.

Schwerbehindertenrecht

Nach dem Schwerbehindertengesetz sind Menschen behindert, wenn ihre körperliche Funktion, geistige Fähigkeit oder seelische Gesundheit mit hoher Wahrscheinlichkeit länger als 6 Monate von dem für das Lebensalter typischen Zustand abweichen und daher die Teilhabe am Leben in der Gesellschaft beeinträchtigt ist.

Auf Antrag des Betroffenen stellen die Versorgungsämter das Vorliegen einer Behinderung und den **Grad der Behinderung** fest. Der GdB wird nach Zehnergraden abgestuft ausgewiesen. Um eine gleichmäßige Begutachtung und Beurteilung sicherzustellen, hat das Bundesministerium für Arbeit und Sozialordnung „Anhaltspunkte für die ärztliche Gutachtertätigkeit im sozialen Entschädigungsrecht und nach dem Schwerbehindertengesetz" herausgegeben. Das Bundessozialgericht hat diesen Anhaltspunkten rechtsnormähnliche Qualität zuerkannt. Sie binden daher Verwaltung und Gericht und können lediglich im beschränkten Umfang überprüft werden.

Soziales Entschädigungsrecht

Im sozialen Entschädigungsrecht, das beispielsweise die Versorgung der Kriegsopfer, der Opfer von Gewalttaten und der Impfgeschädigten regelt, gilt der Begriff der MdE. Die **Minderung der Erwerbsfähigkeit** wird nach den gleichen Grundsätzen bemessen wie der GdB im Schwerbehindertenrecht. Beide Begriffe unterscheiden sich lediglich dadurch, dass die MdE kausal (nur auf Schädigungsfolgen) und der GdB final (auf alle Gesundheitsstörungen unabhängig von ihrer Ursache) bezogen sind. Beide haben die Auswirkungen von Funktionsbeeinträchtigungen in allen Lebensbereichen und nicht nur die Einschränkungen im allgemeinen Erwerbsleben zum Inhalt. Somit ist – anders als im Rahmen der gesetzlichen Renten- und Unfallversicherung – der Bezug auf das Arbeitsleben nicht das maßgebliche Kriterium, um die MdE zu bemessen, sondern nur ein Teilaspekt. Die Anerkennung von verminderter Erwerbsfähigkeit durch einen Rentenversicherungsträger oder die Anerkennung einer Berufskrankheit durch die Berufsgenossenschaft erlaubt daher keinen Rückschluss auf den GdB/MdE-Grad im Sinne des Schwerbehinderten- und sozialen Entschädigungsrechtes.

5 Literatur

5.1 Referenzen

Andersen K, Mosdal C, Vaernet K: Percutaneous radiofrequency facet denervation in low-back and extremity pain. Acta Neurochi Wien. 1987; 87:48 – 51.

Arzneimittelkommission der deutschen Ärzteschaft: Arzneiverordnung in der Praxis, Kreuzschmerzen, 2. Aufl. 2000.

Baron G: Die Behandlung von exogenen und endogenen Wirbelsäulenschäden mit dem Stabilisationskorsett nach Dr. G. Baron und H. Seitz. OT; 1974: 25.

Baumgartner P et al.: Grundbegriffe der Manuellen Medizin. Berlin: Springer; 1993.

Begerow B, Pfeifer M, Minne HW: Neue Generation von Osteoporose-Orthesen mit Bio-Feedback-System. Orthopädie-Technik. 2003; 53:80 – 85.

Benini A: Das kleine Gelenk der Lendenwirbelsäule. Bern: Huber; 1978.

Benini A: Ischias ohne Bandscheibenvorfall: Die Stenose des lumbalen Wirbelkanals. Bern, Huber; 1986.

Benini A: Der lumbale Bandscheibenschaden. Stuttgart: Kohlhammer; 1991.

Biedermann H: Manualtherapie bei Kindern. Stuttgart: Enke; 1999.

Bogduk N: Klinische Anatomie von Lendenwirbelsäule und Sakrum, 3. Aufl. Berlin: Springer; 2000.

Bowman SJ et al.: Outcome assessment after epidural corticosteroid injection for low back pain and sciatica. Spine. 1993; 18:1345.

Brokmeier AA: Manuelle Therapie, 2. Aufl. Stuttgart: Enke; 1996:80.

Buchmann J: Weiche Techniken in der Manuellen Medizin, 2. Aufl. Stuttgart: Enke; 1997.

Casser H-R, Forst R, Hrsg.: Neuroorthopädie. Rückenschmerz interdisziplinär. Darmstadt: Steinkopff; 2004.

Castro WHM et al., Hrsg.: Das „Schleudertrauma" der Halswirbelsäule. Stuttgart: Enke; 1998.

Dejung B et al.: Triggerpunkt-Therapie. Bern: Huber; 2003.

Denner A: Analyse und Training der wirbelsäulenstabilisierenden Muskulatur. Heidelberg: Springer; 1998.

Destouet J et al.: Lumbar facet injection: indication, technique, clinical correlation and preliminary results. Radiology. 1982; 145:321 – 325.

Di Fabio RP: Manipulation of the cervical spine: risks and benefits. Phys Ther. 1999; 79:50 – 65.

Dvorak J et al.: Manuelle Medizin, 5. Aufl. Stuttgart: Thieme; 1997.

Dvorak J, Hayek K: Diagnostik der Instabilität der oberen Halswirbelsäule mittels funktioneller Computertomographie. Fortschr Röntgenstr. 1986; 145: 582 – 585.

Ernst A, Meyer-Holz J, Weller E: Manuelle Medizin an der Halswirbelsäule. Stuttgart: Thieme; 1998.

Freesmeyer WB: Was man vom Kiefergelenk des Menschen wissen sollte, Teil I. Manu Med. 2000; 38:316 – 328.

Freesmeyer WB: Was man vom Kiefergelenk des Menschen wissen sollte, Teil II. Manu Med. 2001; 39:79 – 85.

Freesmeyer WB: Was man vom Kiefergelenk des Menschen wissen sollte, Teil III. Manu Med. 2001; 39: 126 – 132.

Freesmeyer WB: Was man vom Kiefergelenk des Menschen wissen sollte, Teil IV. Manu Med. 2001; 39:188 – 193.

Freesmeyer WB: Zahnärztliche Funktionstherapie. München, Hanser; 1993.

Frey M: Langzeitsymptome nach HWS-Weichteildistorsionen. In: Graf-Baumann T, Lohse-Busch H, Hrsg.: Weichteildistorsionen der oberen Halswirbelsäule. Berlin: Springer; 1997.

Friedburg H, Nagelmüller T: Welchen Beitrag vermögen CT und MRT zur posttraumatischen Beurteilung der Kopf-Hals-Region zu liefern? In: Graf-Baumann T, Lohse-Busch H, Hrsg.: Weichteildistorsionen der oberen Halswirbelsäule. Berlin: Springer; 1997.

Frisch H: Programmierte Untersuchung des Bewegungsapparates, 8. Aufl. Berlin: Springer; 2001.

Gamer D, Schuster A, Aicher K, Apfelstedt-Sylla E: Horner-Syndrom bei Karotisdissektion nach chiropraktischer Manipulation. Klin Monatsbl Augenheilk. 2002; 219:673 – 676.

Graf-Baumann T, Lohse-Busch H, Hrsg.: Weichteildistorsionen der oberen Halswirbelsäule. Berlin: Springer; 1997.

Gutenbrunner C, Weimann G, Hrsg.: Krankengymnastische Methoden und Konzepte. Berlin: Springer; 2004.

Haldeman S, Kohlbeck FJ, McGregor M: Vertebrobasiliäre Dissektion nach zervikalem Trauma und Wirbelsäulenmanipulation. Manu Med. 2000; 38:2 – 16.

Haynes MJ et al.: Vertebral arteries and cervical rotation: modeling and magnetic resonance angiography studies. J Man Physiol Ther. 2002; 25:370 – 383.

Haynes MJ: Vertebral arteries and cervical movement: Doppler ultrasound velocimetry for screening before manipulation. J Man Physiol Ther. 2002; 25:556 – 567.

Heimann D, Hrsg.: Leitfaden Manuelle Therapie, 2. Aufl. Lübeck: Gustav Fischer; 2001.

Hierholzer G, Heitmeyer U: Schleudertrauma der HWS. Stuttgart: Thieme; 1994.

Hierholzer G, Kunze G, Peters D, Hrsg.: HWS-Beschleunigungsverletzung. Gutachten-Kolloqium 12. Berlin: Springer; 1997.

Hildebrandt H-D, Vogt L, Banzer W: Die Thämert „Osteo-med" – eine multifunktionale Osteoporose-Orthese. Orthoädie-Technik. 2003; 54:86 – 92.

Hohmann G: Orthopädische Apparate und Bandagen. Z orthop Chir. 1936; 64.

Hohmann, G: Orthopädische Technik. Stuttgart: Enke; 1941.

Holten O: Medisinisk Treningsterapi. Fysioterapeuten 1962; 5:114 – 128.

Hüter-Becker A, Hrsg.: Lehrbuch zum Neuen Denkmodell in der Physiotherapie, Bd. 1: Bewegungssystem. Stuttgart: Thieme; 2002.

Jerosch J et al.: Langzeitergebnisse nach perkutaner lumbaler Facettenkoagulation. Z Orthop. 1993; 131:241 – 247.

John H: Überbrückungsmieder im Baukastensystem. Med Techn. 1970;1:12.

Kanis JA: Osteoporose. Berlin: Blackwell Wissenschaft; 1995.

Karppinen J et al.: Periradicular infiltration for sciatia: a randomized controlled trial. Spine. 2001; 26:1059.

Kokemohr H: Praxis der therapeutischen Lokalanästhesie und Neuraltherapie. Berlin: Springer; 2000.

Krämer J, Nentwig CG: Orthopädische Schmerztherapie. Stuttgart: Enke; 1999.

Krämer J: Zur Terminologie und Epidemiologie der Zervikalsyndrome. Z Orthop 1981; 119:593.

Kügelgen B, Hildebrandt J, Hrsg.: Leitlinien zum modernen Rückenmanagement. München: Zuckschwerdt; 2001.

Kügelgen B, Hrsg.: Distorsion der Halswirbelsäule, Neuroorthopädie 6. Berlin: Springer; 1995.

Kügelgen B, Kügelgen C: HWS-Schleudertrauma Begriffsbestimmungen und ätiologische Konzepte. Manu Med. 2002; 40:110 – 110.

Kügelgen B: Die lumbale Bandscheibenerkrankung in der ärztlichen Sprechstunde. Heidelberg: Springer; 1985.

Levi-Strauss C: Das wilde Denken. Frankfurt: Suhrkamp; 1973.

Levi-Strauss C: Strukturale Anthropologie I, 2. Aufl. Frankfurt/M.: Suhrkamp; 1981.

Lewit K: Manuelle Medizin, 7. Aufl. Heidelberg: Barth; 1997.

Licht PB, Christensen HW, Hoilund-Carlsen PF: Carotid artery blood flow during premanipulative testing. J Man Physiol Ther. 2002; 25:568 – 572.

Licht PB, Christensen HW, Hoilund-Carlsen PF: Is there a role for premanipulative testing before cervical manipulation? J Man Physiol Ther. 2000; 23:175 – 179

Lindenbaum A: Lehrbuch für traditionelle Chiropraktik und strukturelle Osteopathie. Minden: Gesellschaft zur Förderung der Heilpraktikeraus- und Fortbildung e. V. und Nachfolger; 2000.

Lohse-Busch H, Graf-Baumann T, Hrsg.: Manuelle Medizin. Behandlungskonzepte bei Kindern. Berlin: Springer; 1997.

Manchikanti L et al.: The diagnostic validity and therapeutic value of lumbar facet nerve blocks with or without adjuvant agents. Curr Rev Pain. 2000; 4:337 – 344

Mann T, Refshauge KM: Causes of complications from cervical spine manipulation. Aust J Physiother 2001; 47:255 – 266.

Matzen KA, Hrsg.: Chronischer Kreuzschmerz alter Menschen. München: Zuckschwerdt; 1996.

McDonald GJ, Lord SM, Bogduk N: Long-term follow-up of patients treated with cervical radiofrequency neurotomy for chronic neck pain. Neurosurgery. 1999; 45:61 – 67.

Meyer-Holz Jm: Diagnostik in der Physiotherapie. Internetbasierter Studiengang Rehabilitation, Fachhochschule Osnabrück, Hochschulen für Gesundheit; 2003.

Meyer-Holz Jf: Eine Trainingsstunde für Osteoprosepatientinnen. In: Ein Leben lang in Schwung, Kongressband II. Aachen: Meyer & Meyer; 2002.

Mumenthaler M: Der Schulter-Arm-Schmerz, 2. Aufl. Bern: Huber; 1982.

Nachemson A, Jonsson E: Neck and back pain. Philadelphia: Lippincott Williams & Wilkins; 2000.

Nentwig CG, Krämer J, Hrsg.: Die Rückenschule. Stuttgart: Enke; 1997.

Oehler J et al.: Beidseitige A.-vertebralis-Dissektion nach chiropraktischer Behandlung. Orthopäde. 2003, 32:911 – 913.

Pfingsten D: Multimodale Behandlungskonzepte. In: Kügelgen B, Hildebrandt J, Hrsg.: Leitlinien zum modernen Rückenmanagement. München: Zuckschwerdt; 2001.

Raspe H, Kohlmann T: Rückenschmerzen – eine Epidemie unserer Tage? Dt. Ärzteblatt 1993; 90/41:2920 – 2926.

Riew KD et al.: The effect of nerve-root injections on the need for operative treatment of lumbar radacular pain. A prospective, randomized, controlled, double-blind study. J Bone Joint Surg. 2000; 82:1589.

Ringelstein EB: Dissektionen der A. vertebralis durch chirotherapeutische Behandlung. Eine unterschätzte Gefahr. Manu Med. 1997; 35:240 – 245.

Rivett DA, Sharples KJ, Milburn PD: Effect of premanipulative tests on vertebral artery and internal carotid artery blood flow: a pilot study. J Man Physiol Ther. 1999; 22:368 – 375.

Sachse J, Schildt-Rudloff K: Wirbelsäule, 3. Aufl. Berlin: Ullstein Mosby 1997.

Sackett D et al.: Evidence-based medicine, 2. Aufl. Edinburgh: Churchill Livingstone; 2000.

Schilgen M, Graf-Baumann T: Vertebralisläsion und Chirotherapie an der Halswirbelsäule. Praktische Konsequenzen. Manu Med. 1997; 35:249 – 253.

Seeger D: Neue Konzepte für in der Physiotherapie bei Rückenschmerzen. In; Kügelgen B, Hildebrandt J, Hrsg.: Leitlinien zum modernen Rückenmanagement. München: Zuckschwerdt; 2001.

Soyka M, Meholm D: Physiotherapie bei Wirbelsäulenerkrankungen. München: Urban & Fischer; 2000.

Stöhr M: Neurogene Formen von Claudicatio intermittens. In: Matzen KA, Hrsg.: Chronischer Kreuzschmerz alter Menschen. München: Zuckschwerdt; 1996.

von Piekartz HJM: Kraniofaziale Dysfunktionen und Schmerzen. Stuttgart: Thieme; 2001.

Waddell G: The Backpain Revolution, 1. Aufl. Edinburgh: Churchill Linvingstone; 1998.

Waddell G: The Backpain Revolution, 2. Aufl. Edinburgh: Churchill Livingstone; 2004.

Weber M, Valentin H, Hrsg.: Begutachtung der neuen Berufskrankheiten der Wirbelsäule. Ulm: Gustav Fischer; 1998.

Weiß H-R et al.: Qualitätskontrolle korrigierender Rumpforthesen in der Skoliosebehandlung. MOT 2003; 123: 39-46.

Weiß H-R, Weiß G: Ein neues Korsett zur Behandlung der idiopathischen Skoliose und anderer Wirbelsäulendeformitäten: „Sagittal Realignement Brace (SRB)". OT 2004; 55: 808-814.

Wieland W: Diagnose. Berlin: Walter de Gruyter; 1975.

Wiesel S, Rothman R: Spinal terms. Philadelphia: Saunders; 1982.

Wolff HD: Neurophysiologische Aspekte des Bewegungssystems. Berlin: Springer; 1996.

Wolter D, Seide K, Hrsg.: Berufsbedingte Erkrankungen der Lendenwirbelsäule. Berlin: Springer; 1998.

Wolter D, Seide K, Hrsg.: Berufskrankheit 2108 Kausalität und Abgrenzungskriterien. Berlin: Springer; 1995.

Wörz R et al.: Rückenschmerzen: Leitlinien der medikamentösen Therapie. MMW. 2000; 142:27 – 33.

5.2 Weiterführende Lektüre: 12 Bücher für den orthopädischen Handapparat

Kap. 1

Evidence-based Medicine

Sackett D et al.: Evidence-based medicine, How to practice and teach EBM, 2. Aufl. Edinburgh: Churchill Livingstone; 2000.
Das Basisbuch der EBM, im handlichen Taschenformat und mit flexiblem Einband, bietet eine komprimierte, aber sehr präzise Anleitung zum evidenzbasierten Vorgehen in Diagnostik und Therapie.
Wer im Englischen nicht so fit ist, findet eine brauchbare Alternative in der deutschen Übersetzung des Buches von:
Greenhalgh T: Einführung in die Evidence-based Medicine. Kritische Beurteilung klinischer Studien als Basis einer rationalen Medizin. Bern: Huber 2000.

Diagnostik

Roth A: Orthopädische Befunde. Berlin: Springer; 2000.
Etwas lieblos ausgestattet, bietet das fragile Paperback einen ziemlich kompletten Überblick über die körperliche Untersuchung der Wirbelsäule und der Extremitäten. Die typischen regelwidrigen Befunde werden den ebenfalls typischen Beschwerden und den Krankheitsbildern zugeordnet. Der klare, systematische Aufbau ermöglicht eine schnelle und sichere Orientierung. Ein gutes Buch für Einsteiger und Nichtorthopäden.
Hoppenfeld S: Orthopädische Neurologie. Ein Leitfaden zur neurologischen Etagendiagnostik. Stuttgart: Enke; 1980.
Ein in der Aufmachung mittlerweile altmodisch wirkendes, typisch amerikanisches Buch: inhaltsreich und trotzdem leicht zu lesen, mit gut nachvollziehbaren Anweisungen, wie bei der Untersuchung vorzugehen ist.
Benini A: Der lumbale Bandscheibenschaden. Stuttgart: Kohlhammer; 1991.
In seiner Aufmachung schon fast nostalgisch wirkend, aber keineswegs veraltet, gibt dieser inhaltsreiche und sehr gut strukturierte Klassiker Antwort auf fast alle für die tägliche Praxis wichtigen Fragen zur Anatomie, Pathophysiologie und Diagnostik bandscheibenbedingter Erkrankungen der LWS.

Kap. 2

Therapieverfahren

Gutenbrunner C, Weimann G, Hrsg.: Krankengymnastische Methoden und Konzepte. Berlin: Springer; 2004.
Wer nicht Facharzt für Physikalische und Rehabilitative Medizin ist, findet in diesem übersichtlich strukturierten Nachschlagewerk alle wichtigen Basisinformationen.

Soyka M, Meholm D: Physiotherapie bei Wirbelsäulenerkrankungen. München: Urban & Fischer; 2000.
Eine Gruppe kompetenter Autoren stellt auf wenig mehr als 200 Seiten das Therapieangebot ihrer Spezialgebiete übersichtlich und für den Einsteiger gut verständlich dar.

Kokemohr H: Praxis der therapeutischen Lokalanästhesie und Neuraltherapie, Berlin: Springer 2000
Zwar unterstützen wir nicht alle Therapievorschläge, aber das Buch bietet einen ausgezeichneten systematischen Überblick aus der Sicht des Neuraltherapeuten, kenntnisreich, vertiefend und neue Aspekte aufzeigend.

Dejung B et al.: Triggerpunkt-Therapie. Bern: Huber; 2003.
Aus verschiedenen Gründen erfreuen sich Nadelungen in der Praxis großer Beliebtheit. Hier wird eine wissenschaftlich vertretbare Methode vorgestellt, die nicht aus dem fernöstlichen Kulturkreis stammt. Sie kann auf der Grundlage konventioneller anatomischer Kenntnisse angewendet werden.

Kap. 3

Krankheitsbilder und ihre Behandlung

Waddell G: The back pain revolution, 2. Aufl. Edinburgh: Churchill Livingstone; 2004.
Der Trendsetter. In erstaunlich schlichtem Muster werden die verschiedenen Formen des Rückenschmerzes dargestellt und die gängigen Therapien evidenzbasiert bewertet. Auch wenn die Evidenz nicht immer überwältigend ist, reicht sie aus, um sich von vielen überkommenen Vorstellungen zu verabschieden.

Sachse J, Schildt-Rudloff K: Wirbelsäule, 4. Aufl. München, Jena: Urban & Fischer; 2000.
Eine kurze, aber umfassende Darstellung der funktionell-anatomischen Grundlagen, der manuellen Diagnostik und Behandlung von Bewegungsstörungen der Wirbelsäule. Die Autoren gehören zur Berliner Schule der DGMM; das sehr instruktive Buch ist allen Manualtherapeuten zu empfehlen.

Kap. 4

Atteste und Gutachten

Rompe G, Erlenkämper A: Begutachtung der Haltungs- und Bewegungsorgane, 4. Aufl. Stuttgart: Thieme; 2004.
Das anerkannte Standardwerk gibt Antwort auf alle wichtigen Fragen zu den betroffenen Rechtsgebieten, zu den rechtlichen Grundlagen und der Durchführung der Begutachtung selbst und natürlich zur Problematik der Beurteilung medizinischer Sachverhalte.

Sachverzeichnis